ÉLÉMENTS

DE

MÉDECINE PRATIQUE.

T. II.

ÉLÉMENTS

DE

MÉDECINE PRATIQUE

DE CULLEN,

Traduits de l'anglais sur la dernière édition, et accompagnés de notes dans lesqnelles se trouve refondue la Nosologie du même auteur ;

PAR BOSQUILLON,

NOUVELLE ÉDITION, REVUE

PAR A. J. DE LENS,

Docteur en Médecine de la Faculté de Paris, Médecin du bureau de Charité du 7e arrondissement, Membre de la Société de Médecine de Paris et de la Société médicale d'Émulation, Secrétaire général de l'Athénée de Médecine, etc.

TOME SECOND.

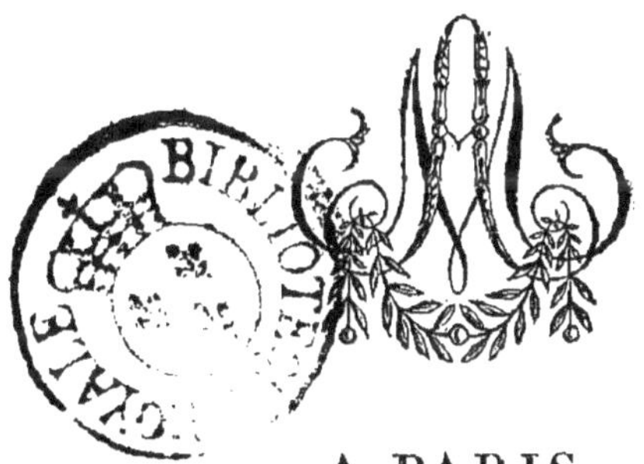

A PARIS,

Chez Méquignon-Marvis, Libraire pour la partie de Médecine, rue de l'École de Médecine, n° 3.

1819.

TABLE DES CHAPITRES

DU TOME SECOND.

Suite de la première Partie et des Pyrexies, ou Maladies fébriles.

LIVRE III.

LIVRE IV.

LIVRE V.

SECONDE PARTIE.

LIVRE PREMIER.

LIVRE II.

ÉLÉMENTS

ÉLÉMENTS

DE

MÉDECINE PRATIQUE.

PREMIÈRE PARTIE.

Des Pyrexies, ou maladies fébriles.

LIVRE III.

Des Exanthèmes ou Fièvres éruptives.

585. Les affections comprises sous ce titre forment le troisième ordre des pyrexies dans notre nosologie, et se distinguent en ce qu'elles ne sont produites en général que par l'action d'une contagion particulière; elles commencent par la fièvre, à laquelle succède une éruption sur la surface du corps; ce genre de maladies n'affecte communément qu'une seule fois les mêmes personnes dans le cours de leur vie.

586. Je ne puis déterminer si le caractère de cet ordre doit être ainsi limité, ou si l'on peut y comprendre aussi les fièvres éruptives, produites par une matière engendrée dans le corps, de même que les éruptions qui ne dépendent pas de contagion, ou d'une matière produite avant la fièvre, mais d'une matière engendrée dans le cours de la fièvre. Les maladies que les nosologistes ont mises au rang des exanthèmes sont certainement de trois genres différents, que l'on peut distinguer par les circonstances indiquées dans ce paragraphe et dans le précédent. La petite-vérole, la petite-vérole volante, la rougeole, la fièvre scarlatine

et la peste sont du premier genre (1) ; l'érysipèle paraît
être du second (2) ; je pense que la miliaire et les pétéchies
sont du troisième (3). Mais comme je ne suis pas suffisamment assuré des faits qui peuvent appuyer ces distinctions,

(1) Ces maladies sont dues à une matière étrangère ; c'est pourquoi elles se propagent par la contagion et l'inoculation. Cette
matière, autant qu'on a pu l'observer, existe toujours. La fièvre a
une certaine durée, et est suivie d'une éruption plus ou moins considérable d'une nature déterminée et particulière. Sydenham prétend qu'il peut exister une fièvre variolique sans petite-vérole ; mais
ce cas, s'il existe, est bien rare. M. Cullen dit n'avoir jamais précisément observé ce qu'on appelle fièvre variolique sans éruption.
Cependant j'ai vu une personne qui n'avait jamais eu la petite-vérole, avoir une fièvre qui ne fût pas suivie d'éruption, et qui ressemblait à celle dont parle Sydenham.

Dans la peste, l'éruption n'a pas toujours la même forme ; elle
ne paraît à aucun jour marqué ; quelquefois même il ne se fait point
d'éruption. En conséquence M. Cullen dit, dans sa Nosologie,
qu'il ne peut déterminer si l'on doit rapporter la peste à l'ordre des
exanthèmes ou des fièvres.

Ce premier genre d'exanthèmes se distingue particulièrement des
suivants, en ce qu'il n'attaque en général qu'une seule fois la
même personne dans le cours de la vie.

(2) Dans l'érysipèle il n'y a pas de contagion spécifique, et l'on
doit regarder la maladie comme sporadique.

(3) Dans ces cas il y a aussi une matière étrangère : la maladie
est contagieuse ; mais elle ne produit pas une éruption uniforme
d'un genre et d'une durée déterminés ; les exanthèmes paraissent
dépendre d'un certain degré de fièvre et de certaines circonstances
accidentelles qui affectent la surface du corps ; c'est pourquoi l'é-
ruption ne dépend pas toujours de la matière introduite et n'est
pas constante. Ainsi, quoique les pétéchies aient uniformément la
même apparence, elles ne se manifestent pas toujours dans les fièvres épidémiques. Les éruptions miliaires ne surviennent pas à la
suite d'une fièvre d'une durée déterminée, mais se manifestent
tantôt plus tôt, tantôt plus tard, et elles paraissent rarement sans
avoir été précédées de sueurs.

ou nous mettre à même d'en faire l'application dans tous les cas, je vais traiter dans ce livre de presque tous les exanthèmes dont les nosologistes qui m'ont précédé ont fait l'énumération; je ferai uniquement quelques changements dans l'ordre que j'avais adopté dans les premières éditions de cet ouvrage.

CHAPITRE PREMIER.

De la Petite-vérole (1).

587. La petite-vérole est une maladie due à une contagion de nature particulière ; elle excite d'abord la fièvre, et

---

(1) La petite-vérole est le dix-huitième genre de la Nosologie de l'auteur, qui en donne le caractère suivant :

Il y a une fièvre inflammatoire contagieuse accompagnée de vomissement et d'une douleur qui se fait sentir quand on comprime l'épigastre.

Le troisième jour il se fait une éruption de pustules inflammatoires qui se termine le cinquième jour : ces pustules suppurent au bout de huit jours, et se changent en croûtes qui, en tombant, laissent souvent des cicatrices enfoncées ou des cavités sur la peau.

Les deux espèces principales de petite-vérole présentent des variétés dont je vais donner les caractères.

I. Dans la petite-vérole discrète il y a un petit nombre de pustules qui sont distinctes, dont la forme est circulaire et élevée : la fièvre cesse dès que l'éruption est achevée.

On doit rapporter à cette espèce :

1º La petite-vérole discrète simple, que Sydenham appelle petite-vérole régulière.

2º La discrète compliquée, nommée discrète maligne et anomale par Sydenham, qui diffère de la première en ce que la fièvre continue après l'éruption et est accompagnée de délire, d'anxiété, de sueurs et d'autres accidents fâcheux qui augmentent lorsque la fièvre secondaire survient.

3º La petite-vérole que Sydenham nomme dysentérique, parce

1.

produit, trois ou quatre jours après, une éruption de petits boutons rouges, lesquels forment ensuite des pustules

---

qu'elle règne dans le temps des dysenteries épidémiques, et qu'elle est souvent accompagnée d'une diarrhée sanguinolente.

4° La crystalline discrète : elle se distingue de la miliaire par des vésicules qui ressemblent par leur grosseur à des pois, et sont remplies, dans le temps de la suppuration, d'une humeur séreuse qui les rend claires et transparentes. Cette espèce est communément funeste.

5° La verruqueuse, dans laquelle les pustules se trouvent racornies et durcies, avec de petites aspérités à leur surface, comme on le remarque sur les verrues : ces pustules noircissent en se desséchant, et sont à peine entièrement tombées au bout d'un mois. On regarde aussi cette espèce comme très-fâcheuse.

6° La siliqueuse, qui approche beaucoup des petites véroles crystalline et verruqueuse, mais qui en diffère parce que les vessies sont vides et molles, et formées par une matière ichoreuse blanchâtre répandue sous la peau.

7° La petite-vérole miliaire, que l'on appelle aussi petite-vérole très-discrète, vésiculaire et pourprée, parce que les pustules sont très-écartées les unes des autres, et qu'il s'y joint souvent une espèce de rougeole pourprée. On aperçoit dans cette espèce, sur différentes parties du corps, et principalement sur la poitrine, une grande quantité de petites vésicules remplies d'une sérosité très-claire, qui rendent la peau rude et raboteuse. Cette espèce n'est pas moins funeste que la précédente.

II. Dans la petite-vérole confluente, les pustules sont nombreuses, se joignent, et ne sont pas régulièrement circonscrites : elles paraissent flasques et peu élevées ; la fièvre continue après l'éruption.

On doit rapporter à cette espèce :

1° La petite-vérole confluente simple, que Sydenham désigne sous le nom de confluente régulière.

2° La confluente crystalline, qui est la première espèce de confluente maligne d'Helvétius ; les boutons en sont clairs, transparents et pleins d'une sérosité limpide : elle est difficile à distinguer

remplies d'une matière qui, dans l'espace de huit jours, à
compter du moment de l'éruption, se change en pus :

les premiers jours, lorsque les pustules commencent. Elle est communément précédée d'une fièvre assez vive, d'un dévoiement séreux très-considérable, de maux de tête et d'une très-grande altération ; la peau est d'un blanc pâle, et toutes les parties sont légèrement bouffies. Quand l'éruption commence, les boutons paraissent d'un rouge plus pâle ; ils croissent plus promptement, s'élèvent davantage, et deviennent plus gros que dans les autres espèces. Le cercle qui est à la base de chaque bouton, conserve toujours une couleur plus pâle. La pellicule qui renferme l'humeur est
très-mince. Plusieurs grains se joignent ensemble, et forment une
grande vessie remplie de sérosité. Lorsque cette vessie est ouverte,
la peau qui est au-dessous paraît pâle, ainsi que le cercle des boutons. Toutes les parties sont extraordinairement gonflées et comme
œdémateuses ; enfin la fièvre est accompagnée des symptômes particuliers au typhus, ou d'un érysipèle miliaire semblable à celui
que l'on observe dans la septième espèce de petite-vérole discrète.

3° La petite-vérole cohérente, qui est la seconde espèce de confluente maligne d'Helvétius. Elle est précédée à peu près des mêmes symptômes que la discrète compliquée ; cependant la fièvre y est
ordinairement plus vive, et ses redoublements sont plus longs et plus
violents. Elle n'est pas accompagnée de symptômes aussi effrayants :
ceux qu'on observe communément, sont le battement des artères
carotides, la rougeur des yeux et la roideur des tendons. L'éruption se complète souvent en fort peu de temps. La forme des boutons y est plus irrégulière que dans toutes les autres espèces. Ils sont
souvent aplatis dans le milieu et ont un cercle d'un rouge foncé ; ils
ne grossissent que médiocrement, surtout au visage, qui se gonfle
et se bouffit dès le premier jour de l'éruption, et dont l'épiderme
s'élève et paraît ne former qu'une seule pustule plate et d'une surface très-unie. Les intervalles que les boutons laissent entre eux
sont marqués de taches érysipélateuses et souvent pourprées. Les
mouvements convulsifs et le délire sont plus fréquents et plus considérables que dans les autres espèces de petite-vérole.

4° La petite-vérole noire ou scorbutique, qui est la troisième espèce de confluente maligne d'Helvétius. Elle est précédée des mê-

après quoi , la matière se dessèche et tombe en croûtes.

588. Telle est l'idée générale de la maladie ; mais il y en a deux formes ou deux variétés particulières , connues sous les noms de *discrète* et de *confluente*, qui exigent une description particulière.

589. Dans la première espèce , ou dans la petite-vérole discrète , la fièvre éruptive est modérée , et paraît évidemment être du genre des fièvres inflammatoires, que nous appelons *synocha*. Cetie fièvre vient généralement vers midi : elle s'annonce par quelques symptômes de l'accès de froid , et est communément accompagnée d'un état de langueur considérable et d'assoupissement; l'accès de chaud se forme promptement , et augmente le second et le troisième jour. Pendant ce temps , les enfants sont sujets à se réveiller fréquemment en sursauts ; et les adultes, si on les retient au lit, sont disposés à suer beaucoup. Le troisième jour, les enfants ont quelquefois un ou deux accès épileptiques. L'éruption paraît communément vers la fin

---

mes accidents que les autres espèces de petites-véroles que l'on désigne sous le nom de malignes. L'éruption se fait souvent dès le second jour. Les grains ont une couleur noire et sont peu élevés. Lorsqu'on les ouvre , il en sort un sang fort noir , très-livide , et le fond en paraît gangréné. Les malades urinent ordinairement du sang; plusieurs en rendent par le fondement, quelques-uns par les narines , et d'autres par la bouche., soit en crachant , soit en toussant, soit en vomissant. On en voit même à qui le sang sort par les yeux. Les intervalles qui séparent les boutons sont d'un noir obscur ; la fièvre est assez vive et les redoublements sont violents.

5° La petite-vérole à placards , qui est la quatrième espèce de eonfluente maligne d'Helvétius , dans laquelle on voit des placards, principalement sur le visage , formés par plusieurs grains qui se rassemblent en certains endroits , et qui sont néanmoins séparés entre eux , quoique fort proches les uns des autres. Entre ces placards, on découvre des intervalles qui ne sont couverts d'aucune pustule. Cette quatrième espèce a beaucoup de rapport avec la discrète compliquée.

du troisième jour, et augmente par degrés dans le cours du quatrième ; elle se manifeste d'abord sur le visage, et successivement sur les parties inférieures, de manière qu'au 5ᵉ jour elle est répandue sur tout le corps.

Dès le troisième jour, la fièvre s'abat ; et cesse entièrement vers le cinquième. L'éruption paraît d'abord sous la forme de petits points rouges, à peine éminents, qui s'élèvent par degrés et forment des boutons. Ces boutons sont, en général, en petit nombre sur le visage ; et lors même qu'ils sont plus nombreux, ils sont séparés et distincts les uns des autres. Le cinquième ou le sixième jour, il paraît sur le sommet de chaque bouton une petite vésicule, qui contient un fluide presque sans couleur ou couleur de miel. Ces vésicules croissent uniquement en largeur pendant deux jours, et présentent une petite dépression à leur centre ; ce n'est que vers le huitième jour qu'elles s'élèvent en pustules sphériques.

Dès que ces vésicules ou ces pustules sont formées, elles sont environnées d'un bord enflammé exactement circulaire, qui communique, lorsque les pustules sont nombreuses, un certain degré d'inflammation à la peau voisine, et donne ainsi une légère couleur de damas rose aux espaces intermédiaires. Lorsque les pustules sont nombreuses sur le visage, à mesure qu'elles augmentent de volume, ce qui arrive vers le huitième jour, toute la face devient considérablement gonflée ; et les paupières en particulier le sont tellement, qu'elles recouvrent entièrement les yeux.

Pendant que la maladie fait ces progrès, la matière renfermée dans les pustules devient par degrés plus opaque et plus blanche, et enfin d'une couleur jaunâtre. Le onzième jour le gonflement du visage diminue, et les pustules paraissent entièrement remplies. On aperçoit sur le sommet de chacune une tache plus noire que le reste ; c'est dans cet endroit que le onzième jour, ou immédiatement après, elle s'ouvre naturellement, et qu'il sort une portion de la matière qui y est contenue. En conséquence, la pustule se ride et s'affaisse ; la matière qui en sort se dessèche et forme une croûte sur sa surface : quelquefois il ne sort qu'une petite quantité de matière ; et celle qui reste dans la pustule devient épaisse, et même dure. Au bout de quelques jours, les croûtes et les pustules durcies tombent, et laissent la surface de la peau qu'elles couvraient d'une couleur rouge brune ; ce n'est qu'après un grand nombre de jours que la peau reprend dans ces endroits sa couleur naturelle. Dans quelques cas, où la matière des pustules était plus liquide, les croûtes qu'elle a formées tombent plus lentement, et la partie qui en était recouverte s'en va, en quelque sorte, en écailles, qui laissent en tombant un petit trou ou une cavité.

Lorsque l'éruption a parcouru ses périodes sur le visage, les pustules du reste du corps éprouvent successivement les mêmes changements. La matière des boutons qui recouvrent les bras et les mains est fréquemment absorbée ; et quand la maladie est à son plus haut période, ils ressemblent à des vésicules vides. Le onzième et le douzième jour, quand le gonflement du visage s'affaisse, les mains et les pieds se tuméfient ; ils diminuent ensuite, à mesure que les pustules viennent à maturité.

Quand les pustules du visage sont nombreuses, il survient le onzième et le douzième jour un état de pyrexie qui disparaît dès que les pustules sont à parfaite maturité ; ou qui subsiste à un degré très-modéré, jusqu'à ce que les pustules des pieds aient parcouru leurs différentes périodes. Il est rare que dans la petite-vérole discrète, la fièvre persiste plus long-temps.

Lorsque les pustules sont nombreuses sur le visage, il survient le sixième ou le septième jour, un malaise dans la gorge, accompagné d'enrouement, et il sort de la bouche

un liquide ténu. Ces symptômes augmentent avec le gonflement du visage ; et les liquides qui sortent de la bouche
et de la gorge devenant plus épais, sont rejetés plus difficilement. Il y a, en même temps, quelque difficulté à
avaler ; les boissons sont fréquemment rejetées, ou passent
par le nez. Mais toutes ces affections du gosier disparaissent
à mesure que le gonflement du visage diminue.

590. Dans l'autre espèce de petite-vérole, ou dans celle
que l'on nomme *confluente*, le cours de la maladie est,
en général, le même que celui que je viens de décrire ;
mais les symptômes de chaque période sont plus violents,
et on observe plusieurs circonstances différentes.

La fièvre éruptive en particulier est plus intense. Le
pouls est plus fréquent et plus serré, et approche de celui
que l'on remarque dans le typhus ; l'assoupissement est
plus considérable, et il y a fréquemment du délire. Le
vomissement est aussi un symptôme commun, surtout dans
le temps de l'invasion de la maladie. Chez les enfants fort
jeunes, les accès épileptiques sont quelquefois fréquents
les premiers jours de la maladie ; on les a vus même devenir mortels avant que l'éruption parût ; ou être le prélude d'une petite-vérole très-putride et très-confluente.

591. L'éruption paraît le troisième jour au plus tôt, et
elle est fréquemment précédée ou accompagnée d'une
efflorescence érysipélateuse. Quelquefois l'éruption forme
des espèces de placards, de même que celle de la rougeole. Lorsque l'éruption est complète, les boutons sont
toujours plus nombreux sur le visage, et en même temps
plus petits et moins proéminents. Après l'éruption la fièvre
éprouve quelque rémission, mais ne se dissipe jamais entièrement ; elle augmente de nouveau passé le cinquième ou
le sixième jour, et continue à être violente le reste du
cours de la maladie.

Les vésicules qui se forment sur le sommet des boutons

paraissent plus tôt : elles ne conservent pas, en augmentant de largeur, leur figure circulaire, mais prennent toutes sortes de formes irrégulières. Un grand nombre se confondent les unes dans les autres, et très-souvent le visage est plutôt couvert d'une seule vésicule que d'un nombre déterminé de pustules. Les vésicules de quelque façon qu'elles soient séparées, ne s'élèvent pas d'une manière sphérique, mais restent aplaties, et quelquefois tout le visage présente une surface unie. Lorsque les pustules sont séparées jusqu'à un certain point, leur circonférence n'est pas bornée par un bord enflammé, et la partie de la peau qui n'est point recouverte de boutons, est communément pâle et flasque.

La liqueur contenue dans les pustules, qui était d'abord claire prend une couleur opaque ; elle devient blanchâtre ou brune, mais n'acquiert jamais la couleur jaune ni la consistance épaisse que l'on remarque dans la petite-vérole discrète.

592. Le gonflement du visage, qui ne s'observe presque jamais dans la petite-vérole discrète, à moins que les boutons ne soient nombreux, est presque toujours un des symptômes de la confluente : il survient de meilleure heure, et parvient à un degré plus considérable ; mais il diminue le dixième jour, et cette diminution est encore plus sensible le onzième. Vers ce temps les pustules ou les vésicules se rompent, se rident et laissent échapper une liqueur qui se change en croûtes brunes ou noires, lesquelles ne tombent que plusieurs jours après. Les croûtes du visage, en se détachant, laissent les parties qu'elles couvraient sujettes à une desquamation, qui est très-certainement la cause des cavités qui restent après la maladie.

Les pustules de la petite-vérole confluente, qui paraissent sur les autres parties du corps, sont plus écartées les unes des autres que sur le visage ; mais le pus qu'elles contiennent n'acquiert jamais la même maturité , ni la même consistance que dans la vraie petite-vérole discrète.

La salivation , qui n'accompagne que rarement cette dernière , survient très-constamment dans la confluente ; ce symptôme et l'affection de la gorge, dont j'ai parlé plus haut, sont fort considérables , sur-tout chez les adultes. Chez les enfants, la diarrhée tient fréquemment lieu de la salivation.

Dans la petite-vérole confluente , il y a souvent une putridité considérable des fluides, comme le prouvent les pétéchies et les vésicules remplies de sérosité, au-dessous desquelles la peau paraît disposée à la gangrène , ainsi que les urines sanglantes ou les autres hémorrhagies, qui sont des symptômes communs dans cette maladie.

Dans la petite-vérole confluente, la fièvre qui n'a éprouvé qu'une rémission depuis le temps de l'éruption jusqu'à celui de maturité , se renouvelle souvent, avec une violence extrême, vers cette période ou immédiatement après ; c'est ce que l'on a appelé la fièvre secondaire , dont la durée et l'issue varient suivant les différents cas.

593. J'ai ainsi tâché de décrire les différentes circonstances de la petite-vérole; elles pourront suffire pour déterminer l'événement de la maladie. Tout le pronostic peut en quelque sorte se réduire aux propositions suivantes :

Plus la maladie conserve exactement le type de petite-vérole discrète, moins il y a à craindre; et plus elle approche de celui de la petite-vérole confluente , plus elle est dangereuse.

La petite-vérole discrète n'est jamais dangereuse que quand il y a un grand nombre de pustules sur le visage , ou plutôt quand elle approche de la confluente , par le degré de fièvre ou de putridité.

La petite-vérole confluente n'est jamais sans danger, mais

le danger est toujours proportionné à la violence et à la durée de la fièvre , et sur-tout au degré d'évidence des signes et des symptômes de putridité.

Lorsque la disposition putride est très-grande , la maladie est quelquefois mortelle avant le huitième jour ; cependant , le plus souvent, la mort n'arrive que le onzième , et quelquefois elle est retardée jusqu'au quatorzième ou au dix-septième jour.

Quoique la petite-vérole ne fasse point périr sur-le-champ le malade , les espèces les plus fâcheuses sont souvent suivies d'un état morbifique du corps, dont le genre et l'événement varient. Ces conséquences peuvent, à ce que je crois , être quelquefois attribuées à une matière âcre produite par la maladie qui a précédé , et qui se jette sur différentes parties ; d'autres fois , ces conséquences sont dues à la diathèse inflammatoire , engendrée dans le cours de la maladie , et déterminée vers certaines parties du corps.

594. Les praticiens conviennent , à ce que je pense , que les différentes espèces de petite-vérole se distinguent particulièrement par leur apparence, qui est discrète ou confluente ; mais , d'après la description que j'ai donnée plus haut de ces espèces, il est évident qu'elles diffèrent principalement par le temps où paraît l'éruption , par le nombre des pustules qui surviennent , par la forme de ces pustules , par la nature de la matière qui y est contenue , par la continuité de la fièvre , et enfin par le danger de la maladie.

595. En recherchant les causes de ces variétés , on pourrait aisément soupçonner qu'elles dépendent de la différence de la contagion qui produit la maladie. Néanmoins, cela n'est pas probable ; car il y a des exemples sans nombre où la contagion , communiquée par des personnes attaquées de la petite-vérole discrète , a produit la confluente , et où cette dernière a au contraire occasioné la petite-vérole discrète. Depuis que la pratique de l'inoculation est devenue fré-

quente, on a vu la même matière variolique produire chez un malade la petite-vérole discrète, et chez un autre la confluente. Il est par conséquent fort probable que les variétés de la petite-vérole ne dépendent d'aucune différence dans la contagion, mais de l'état des personnes sur lesquelles cette contagion agit, ou de certaines circonstances qui concourent avec elle.

596. Pour trouver en quoi consiste la différence de l'état des personnes sur lesquelles la contagion de la petite-vérole agit, j'observerai que la petite-vérole discrète et la confluente diffèrent particulièrement par la quantité des pustules, qui sont généralement en petit nombre dans la petite-vérole discrète, et toujours fort nombreuses dans la confluente. En conséquence, il est probable que, en découvrant ce qui peut, suivant l'état des différents individus, donner lieu à un nombre plus ou moins grand de pustules, l'on pourra rendre compte de toutes les autres différences de la petite-vérole, tant discrète que confluente.

597. Il est évident que la contagion de la petite-vérole agit comme un ferment sur les fluides du corps humain, et en assimile une grande partie à sa propre nature ; il est probable que la quantité de fluide ainsi assimilé, est à peu près la même chez les différentes personnes ; en proportion du volume de leur corps. Ce fluide sort en partie par la transpiration insensible, et se dépose en partie dans les pustules ; mais quoique les quantités de fluide assimilé au levain variolique soient presque égales, celles qui sortent par les deux voies que je viens d'indiquer varient beaucoup chez les différents individus ; c'est pourquoi si l'on peut parvenir à connaître les causes qui déterminent une plus grande quantité de fluide à passer plutôt par une voie que par l'autre, on découvrira celles qui donnent lieu à un plus grand nombre de pustules chez un individu que chez l'autre.

598. Les causes qui déterminent une plus grande quan-

tité de matière variolique à s'échapper par la transpiration, ou à former des pustules, sont probablement certaines circonstancés de la peau, qui déterminent plus ou moins de matière variolique à s'y arrêter, ou à passer librement à travers ses pores.

599. Une des conditions de la peau, qui paraît déterminer la matière variolique à s'y arrêter, est un certain état d'inflammation qui dépend beaucoup de la chaleur (1). Ainsi l'on a vu un grand nombre d'exemples où certaines parties du corps étaient couvertes d'un plus grand nombre de pustules que les autres, parce qu'elles étaient plus échauffées. Dans la pratique actuelle de l'inoculation, où l'on ne produit qu'un petit nombre de pustules, il semble que l'on doit beaucoup au soin que l'on prend d'entretenir la peau fraîche. Les parties couvertes d'emplâtres ont un plus grand nombre de pustules que les autres, surtout si ces emplâtres sont stimulants. En outre, certaines circonstances, telles que l'âge adulte et l'abondance de la nourriture, qui favorisent la diathèse inflammatoire, semblent multiplier les pustules ; tandis que les circonstances contraires produisent des effets opposés.

---

(1) La chaleur favorise la rétention de la matière variolique ; c'est pourquoi l'éruption est, chez les enfants, plus nombreuse sur le côté où ils sont couchés et sur la partie du visage qui porte sur l'oreiller. Le docteur Baker en donne un exemple : un homme avait un côté qui avait été exposé au feu, couvert de pustules, pendant qu'il n'y en avait que très-peu sur l'autre. M. Cullen a vu un serrurier dont le lit était près de sa forge, chez qui la partie exposée à la chaleur de cette forge était plus couverte de pustules que l'autre. Il paraît donc que la chaleur dispose à une éruption plus considérable ; c'est pour cette raison que quand les sudorifiques étaient fort en vogue, les confluentes étaient plus fréquentes. M. Cullen a vu une personne qui portait de la flanelle pour un rhumatisme, avoir une éruption miliaire uniquement sur la partie couverte de flanelle.

600. Il est, en conséquence, probable que l'état inflammatoire de tout le système, et spécialement de la peau, donne lieu à un plus grand nombre de pustules ; et les causes capables de favoriser cet état peuvent également produire la plupart des autres circonstances qui accompagnent la petite-vérole confluente, telles que la période de l'éruption, la continuité de la fièvre, l'épanchement d'une matière plus putride et moins propre à être convertie en pus, et, enfin, la forme et les autres variétés des pustules qui sont les conséquences des symptômes précédents.

601. Après avoir tenté de rendre compte de la différence principale que l'on observe dans l'état de la petite-vérole, je vais essayer de prouver la vérité de ce que j'ai avancé en l'appliquant à la pratique.

602. Je considérerai d'abord la pratique sous un point de vue général, c'est-à-dire, comme capable de rendre la maladie le plus généralement bénigne et sans danger par le moyen de l'inoculation (1).

603. Il n'est pas nécessaire de décrire ici la manière d'inoculer ; ce que nous nommons la pratique de l'inoculation, comprend toutes les différentes mesures qui précèdent ou suivent cette opération, et que l'on regarde comme les causes de ses effets salutaires.

Ces mesures consistent principalement à,

1° Choisir pour sujet de l'inoculation des personnes saines d'ailleurs, et qui ne soient point sujettes par leur âge, ou

----

(1) L'inoculation de la variole, bannie de la pratique médicale par la précieuse découverte de la vaccine, est désormais reléguée dans le domaine de l'histoire de l'art. C'est ce qui nous détermine à supprimer tout ce qui lui est relatif dans les notes de M. Bosquillon, en faisant des vœux pour voir aussi arriver cette époque où les progrès de la vaccine auront rendu plus historique que pratique l'étude de la petite-vérole elle-même. (D. L.)

par d'autres circonstances, à aucune maladie accidentelle ;

2° Choisir l'âge le plus favorable pour obtenir une maladie bénigne ;

3° Pratiquer l'inoculation dans la saison la plus convenable pour rendre la maladie bénigne ;

4° Préparer, quelque temps avant, la personne que l'on doit inoculer, par l'abstinence de la nourriture animale ;

5° Préparer par l'usage des mercuriaux et des antimoniaux ;

6° Avoir soin, dans le temps de l'inoculation, d'éviter le froid, l'intempérance, la crainte, ou d'autres circonstances qui pourraient aggraver la maladie future ;

7° Choisir ensuite une matière propre à l'inoculation. Il faut, pour qu'elle ait cette qualité, la prendre sur une personne de constitution saine, qui ait une petite-vérole très-bénigne, et qui d'ailleurs soit exempte de maladie, ou du soupçon même de maladie, et prendre cette matière dès qu'elle a commencé à paraître dans les pustules, soit dans l'endroit de l'insertion, soit dans d'autres parties du corps ;

8° N'introduire par l'inoculation qu'une petite portion de la matière contagieuse ;

9° Continuer, après l'inoculation, le régime végétal ; faire usage des préparations mercurielles et antimoniales, et en même temps employer fréquemment les purgatifs ;

10° Éviter, avant et après l'inoculation, la chaleur externe ; ainsi on évitera avec soin le soleil, le feu artificiel, les chambres chaudes ; le malade ne sera pas trop couvert, ou ne restera pas trop au lit ; au contraire, on l'exposera à l'air libre et frais ;

11° Modérer la fièvre éruptive, dès qu'elle commence à paraître, par les purgatifs, par l'usage des acides rafraîchissants et antiseptiques ; et surtout, en exposant fréquemment le malade à l'air frais ou même froid, en même temps que l'on donnera librement des boissons froides ;

12°. Continuer, après l'éruption, l'application de l'air froid et l'usage des purgatifs, pendant le cours de la maladie, jusqu'à ce que les pustules soient parvenues à leur parfaite maturité.

604. Telles sont les mesures que l'on a proposées et pratiquées dans la méthode d'inoculer la plus récente et la plus perfectionnée, et il paraît aujourd'hui certain, d'après une longue expérience, que les avantages que l'on retire de l'ensemble de la pratique de l'inoculation, ou au moins de la plus grande partie des mesures indiquées ci-dessus, se réduisent à ce que sur cent inoculations, il y en a quatre-vingt-dix-neuf qui ne produisent qu'une petite-vérole discrète, qui même est communément des plus bénignes ; mais il est encore utile, pour diriger convenablement l'inoculation, de considérer l'importance et l'utilité des différentes mesures dont j'ai parlé, afin de pouvoir mieux déterminer d'où dépendent particulièrement les avantages de cette pratique.

605. L'infection commune peut souvent affecter des personnes attaquées d'une autre maladie, capable de rendre la petite-vérole plus violente, d'où il est évident qu'un des grands avantages de l'inoculation est d'éviter un pareil concours. Mais, comme en l'évitant on expose fréquemment les malades à l'infection commune, il est avantageux de déterminer si tout état morbifique doit détourner de la pratique de l'inoculation, ou quelles sont les maladies particulières qui doivent la faire rejeter : l'observation n'a encore rien décidé d'une manière positive sur cet objet. J'ai fréquemment vu la petite-vérole survenir dans le temps où le corps était dans un état morbifique, sans en devenir plus violente. J'ai observé, en particulier, que la disposition aux écrouelles, ou même la présence de cette maladie, ne rendait point la petite-vérole plus violente, et que les différentes maladies de la peau n'en augmentaient pas non plus le danger. Je pense que ce sont les maladies fébriles, ou les maux

2.   2

capables de produire ou d'aggraver l'état fébrile, qui, quand ils se rencontrent avec la petite-vérole, donnent spécialement lieu au concours le plus dangereux. Je n'ose tenter d'établir aucune règle générale; mais je suis disposé à soutenir que, quand une personne est dans un état morbifique, dont la nature et l'effet sont incertains, il est toujours plus sûr de donner la petite-vérole par l'inoculation, que d'abandonner le malade au danger de la gagner par l'infection commune, dans le temps surtout où la petite-vérole est tellement épidémique, qu'il est extrêmement difficile de se mettre à l'abri de l'infection commune.

606. L'inoculation a été pratiquée, sans danger, sur des personnes de tout âge; néanmoins, d'après ce que l'on a remarqué jusqu'ici dans les cas d'infection commune, et d'après plusieurs autres considérations, on est fondé à conclure que les adultes sont plus exposés que d'autres à avoir une maladie violente. On a même observé que le temps de la première dentition chez les enfants, les rendait sujets, à raison de l'irritation qui existe alors, à avoir une petite-vérole plus violente; et ceux qui, avant ce temps, gagnent cette maladie par la contagion, sont exposés à des accès épileptiques, qui sont fréquemment mortels. Il est donc, en général, évident que l'inoculation peut se pratiquer, et convenir même à tout âge; néanmoins il est communément plus prudent de choisir, pour inoculer, ceux qui ont passé le temps de la première dentition, ou qui n'ont pas encore atteint l'âge de puberté.

607. L'inoculation a été pratiquée sans danger dans toutes les saisons de l'année; mais comme il est certain que le froid de l'hiver peut augmenter l'état inflammatoire de la petite-vérole, et les chaleurs de l'été celui de putridité, il est très-probable que l'inoculation peut avoir quelque avantage en évitant les extrémités du chaud ou du froid.

608. Le tempérament originel et la constitution particu-

lière de chaque individu ne changent pas facilement ; néanmoins, il est assez certain que différentes causes peuvent, à plusieurs égards, modifier accidentellement le corps humain :
ainsi l'usage de la nourriture animale, en augmentant l'état
inflammatoire et celui de putridité, doivent mettre ceux
qui gagnent la petite-vérole par contagion moins à l'abri
d'une maladie violente. L'inoculation peut donc tirer quelque avantage de l'abstinence de la nourriture animale, que
l'on recommande quelque temps avant de la pratiquer ; je
pense même qu'un temps plus long que celui que l'on prescrit communément peut être souvent nécessaire ; et je suis
persuadé que les Ecossaises rendent la petite - vérole plus
bénigne pour leurs enfants, en évitant de leur donner des
nourritures animales avant qu'ils aient eu cette maladie.

609. Je ne saurais nier que les mercuriaux et les antimoniaux ne puissent contribuer à déterminer une transpiration
plus abondante, et être de quelque utilité dans la préparation de l'inoculation ; néanmoins plusieurs observations me
font douter de leur effet. On donne communément ces médicaments, notamment l'antimoine, en trop petite quantité,
pour qu'ils puissent produire aucun effet. Les mercuriaux,
il est vrai, ont souvent été employés à plus grande dose,
mais alors même leur action salutaire n'a pas été évidente,
et l'on s'est quelquefois aperçu qu'ils étaient pernicieux.
C'est pourquoi je doute, en général, que l'inoculation ait
retiré aucun avantage de l'usage de ces prétendus médicaments préparatoires.

610. On a observé, dans presque toutes les épidémies
contagieuses, que le froid, l'intempérance, la crainte, et
quelques autres circonstances, en concourant avec l'action
de la contagion, aggravaient considérablement la maladie
future. Il doit en être de même à l'égard de la petite-vérole ; et il est hors de doute qu'un des grands avantages de
l'inoculation, et peut-être le principal, est de mettre à

l'abri du concours des circonstances dont je viens de parler.

611. On croit communément que l'inoculation tire quelque avantage du choix de la matière que l'on emploie pour la pratiquer; mais, d'après ce que j'ai observé, § 595, il paraît fort douteux qu'aucun choix soit nécessaire, ou puisse être de quelque utilité pour déterminer la nature de la maladie.

612. Quelques médecins ont supposé qu'un des avantages de l'inoculation était de n'introduire qu'une petite portion de la matière contagieuse; mais cela ne paraît pas bien prouvé. On ne sait quelle est la quantité de matière introduite par l'infection commune; elle peut n'être que médiocre; mais quand elle serait plus considérable que celle que l'on fait pénétrer par l'inoculation, il n'est pas décidé que la quantité de matière soit une circonstance qui puisse produire quelque effet. Il est possible qu'une certaine quantité de levain soit nécessaire pour exciter la fermentation dans une masse donnée; mais cette quantité y étant une fois introduite, la fermentation et l'assimilation se communiquent à toute la masse; et l'on ne remarque pas qu'une quantité plus grande que celle qui est absolument nécessaire, augmente l'activité de la fermentation, ou rende plus certaine l'assimilation de toute la masse (1). On n'a pas observé, dans le cas de la petite-vérole, qu'une différence considérable dans la quantité de la matière contagieuse introduite fût suivie d'aucune modification dans la maladie.

613. L'effet des purgatifs est de diminuer l'activité du système sanguin, et de prévenir son état inflammatoire. Il est par conséquent probable que le fréquent usage des purgatifs rafraîchissants, qui est une pratique usitée dans l'ino-

____

(1) Sous le rapport chimique, cette comparaison est entièrement dépourvue d'exactitude; mais elle établit un fait qui est vrai en médecine; c'est que la quantité du *contagium* ne paraît influer en rien sur l'intensité de la maladie contagieuse. (D. L.)

culation , peut avoir un avantage considérable , et être même utile en diminuant la détermination qui se fait vers la peau. Il me paraît que les mercuriaux et les antimoniaux, de la manière dont on les prescrit communément , ne sont utiles que comme purgatifs.

614. Il est probable que la nature de la petite-vérole dépend beaucoup de celle de la fièvre éruptive, et particulièrement de l'art de modérer l'état inflammatoire de la peau ; en conséquence , il y a lieu de croire que les mesures que l'on prend pour diminuer la fièvre éruptive et l'état inflammatoire de la peau , sont un des plus grands avantages que procure l'inoculation. On voit suffisamment quel est l'effet des purgatifs, et l'avantage des acides en pareil cas ; on pourrait , d'après les mêmes principes , regarder la saignée comme utile ; mais probablement on l'a omise, pour la même raison qui a déterminé à s'abstenir des autres remèdes, c'est-à-dire, que l'on a trouvé un moyen plus puissant et plus efficace dans l'application de l'air froid et dans l'usage des boissons froides. Les doutes ou les difficultés qui pourraient résulter de notre théorie sur cet objet, ne doivent nullement nous arrêter. On ne peut douter que ce remède soit sans danger et efficace, d'après la pratique usitée depuis long-temps dans l'Indostan , et adoptée récemment dans notre pays, où elle est confirmée par une expérience étendue et réitérée ; néanmoins ce moyen peut et doit être employé avec plus de certitude dans la pratique de l'inoculation , que dans les cas d'infection commune ; il doit, en conséquence, donner un avantage singulier à la première.

615. Lorsqu'il ne s'est manifesté, après l'éruption, qu'un petit nombre de boutons sur le visage , beaucoup d'inoculateurs continuent l'application de l'air froid et l'usage des purgatifs ; mais je pense que l'on ne peut dire qu'il résulte de ces pratiques aucun avantage particulier pour l'inoculation ; car lorsque la nature de l'éruption est déterminée,

lorsque le nombre des pustules est très-petit, et que la fièvre
a cessé entièrement, je regarde comme absolument décidé
que la maladie est bénigne, et il est entièrement inutile de
continuer plus long-temps l'usage des remèdes. Il me paraît
que, dans ces cas, les purgatifs non-seulement ne sont pas
nécessaires, mais souvent même peuvent être nuisibles.

616. J'ai considéré les circonstances qui accompagnent
l'inoculation et les différentes pratiques dont on a fait usage,
et j'ai tâché de déterminer l'utilité et l'importance de chacune. Je pense avoir suffisamment prouvé, par tout ce que
j'ai dit, que l'utilité générale et le grand avantage de l'inoculation consistent en ce que, s'il y a des précautions, des
préparations et des remèdes capables de modérer la violence de la maladie, on peut les employer tous avec plus
de certitude en inoculant, que dans le cas de l'infection
commune.

Il ne me reste plus qu'à donner quelques remarques sur
la manière dont on doit conduire la petite-vérole gagnée
par la contagion, ou même celle qui, après l'inoculation,
est accompagnée de symptômes fâcheux ; ce qui survient
quelquefois, quoique l'on ait employé toutes les précautions
et tous les remèdes convenables. La cause n'en est pas bien
connue ; mais il me paraît que cela est communément dû à
une disposition des fluides à la putridité. De quelque manière que cet accident arrive, on verra que, non-seulement
dans le cas d'infection commune, mais même dans celui de
l'inoculation, on trouve des occasions d'étudier la marche
de cette maladie, et de connaître toutes les circonstances
capables d'y occasioner des variétés.

617. Quand la variole règne d'une manière épidémique,
et surtout lorsqu'une personne qui n'a pas encore eu la maladie a été exposée à l'infection, et présente des symptômes
fébriles, on ne peut guère douter que ce ne soit une attaque
de petite-vérole ; en conséquence, il faut à tous égards

traiter le malade comme s'il avait été inoculé, l'exposer librement à l'air frais, le purger, et lui donner abondamment des acides rafraîchissants.

618. Si ces mesures suffisent pour modérer la fièvre, il n'est pas nécessaire d'en faire davantage; mais si l'on est incertain sur la nature de la fièvre, ou si, lorsque l'on soupçonne la petite-vérole, les symptômes de la fièvre sont violents; si même, la petite-vérole s'étant manifestée, les moyens indiqués dans le § 597 ne modèrent pas suffisamment la fièvre, il est convenable de tirer du sang, particulièrement chez les adultes d'une constitution pléthorique, et accoutumés à manger beaucoup (1).

619. Dans ces circonstances, je pense qu'il convient tou-

---

(1) Les circonstances qu'indique ici M. Cullen exigent spécialement la saignée; mais de plus je pense, avec Sydenham, qu'elle est toujours utile et souvent même absolument nécessaire dès le premier jour de la fièvre éruptive. C'est un des plus grands moyens de prévenir la violence de la fièvre ou de la diminuer et de rendre la maladie bénigne. J'ai un père qui, pendant plus de soixante ans de pratique, en a fait toujours usage avec succès, et j'en ai aussi constamment retiré de grands avantages. C'est à tort que l'on craint que la saignée ne retarde l'éruption; cette objection n'est fondée que sur un préjugé populaire qu'un médecin doit toujours se garder de prendre pour règle de sa conduite. Il est certain que la violence de la fièvre, loin de déterminer l'éruption, y forme un obstacle; car l'éruption ne se fait jamais que dans le temps de la rémission et de la solution du spasme entretenu par la fièvre. J'ai toujours remarqué que la saignée, même réitérée, calmait en peu de temps les accidents les plus fâcheux, et aidait l'éruption au lieu de la retarder : on doit recourir à la saignée dans le temps même de l'éruption, lorsque la fièvre est très-violente; alors elle relâche la peau, rend la respiration plus libre et modère la fièvre. D'ailleurs la petite-vérole tient beaucoup aux maladies inflammatoires, et sa violence est en général l'effet de la diathèse phlogistique, d'où l'on doit conclure que la saignée y est nécessaire.

jours de donner un vomitif; car il est utile dans le commencement de toutes les fièvres , et spécialement dans celle-ci, où la détermination vers l'estomac est évidente, par la douleur que le malade ressent vers la région épigastrique , et par les vomissements spontanés.

620. Il arrive fréquemment, surtout chez les enfants, que pendant la fièvre éruptive de la petite-vérole, il survient des convulsions. S'il n'en paraît qu'un accès ou deux le soir qui précède l'éruption , elles sont un pronostic favorable d'une maladie bénigne, et n'exigent aucun remède ; mais lorsqu'elles paraissent plus tôt, qu'elles sont violentes et fréquemment réitérées , elles sont très-dangereuses et exigent un prompt remède. Il est très-rare que la saignée puisse être utile dans ce cas ; le vésicatoire vient toujours trop tard ; et le seul moyen que j'ai trouvé efficace, est un narcotique donné à grande dose (1).

621. Tels sont les remèdes à employer pendant la fièvre éruptive ; mais si , lorsque l'éruption se fait, les boutons sont en petit nombre et séparés sur le visage , il n'y a plus aucun danger à redouter ; la maladie n'exige plus de remèdes , et les purgatifs , que quelques praticiens continuent à donner , comme je l'ai dit plus haut, sont souvent nuisibles.

Si , au contraire, dans le temps de l'éruption , les boutons du visage sont très-nombreux, s'ils ne sont pas séparés, et

---

(1) J'ai fait usage avec succès de la saignée dans ce cas. Je n'ai jamais donné les narcotiques. Sydenham jette beaucoup de doutes sur cette pratique. Cependant M. Cullen dit avoir connu un médecin de réputation qui, dans ces circonstances, a tiré de grands avantages des narcotiques, lors même que le malade semblait entièrement désespéré. Lui-même a vu des accès longs et fréquents dissipés par une seule prise de laudanum , et il paraît le regarder comme un souverain remède.

surtout si le cinquième jour la fièvre n'éprouve aucune rémission considérable, la maladie exige encore beaucoup d'attention.

622. Quand la fièvre continue après l'éruption, il est encore convenable d'éviter la chaleur, et de continuer à exposer le corps à l'air frais. Chez les adultes, lorsque la fièvre est considérable, le pouls plein et dur, la saignée est nécessaire, et un purgatif rafraîchissant l'est encore plus. Il est cependant rare que l'on puisse réitérer la saignée, parce que la perte de forces vient d'ordinaire très-promptement; mais il est communément utile de réitérer le purgatif, ou de faire un usage fréquent des lavements laxatifs.

623. Lorsque la perte des forces et d'autres marques de la tendance des fluides à la putridité se manifestent, il est nécessaire de donner l'écorce du Pérou en substance, et en grande quantité. Il est utile, dans le même cas, d'user librement des acides et du nitre; et il est encore communément convenable de donner du vin hardiment.

624. Pendant tout le cours de la maladie, à compter du cinquième jour, il est bon de donner un narcotique une ou deux fois le jour. On aura soin, en même temps, de prévenir la constipation par les purgatifs, ou les lavements laxatifs.

625. Il convient, quand la maladie est violente, d'appliquer, depuis le huitième jusqu'au onzième jour successivement, les vésicatoires sur différentes parties du corps, sans avoir égard aux pustules dont les parties sont recouvertes.

626. Lorsque, pendant la maladie, la tumeur de la gorge est considérable et la déglutition difficile; lorsque la salive et le mucus sont visqueux, et que l'expectoration s'en fait difficilement, il faut appliquer extérieurement les vésicatoires sur le cou, et employer promptement les gargarismes détersifs.

627. On a remarqué que l'usage fréquent des antimo-

niaux, donnés à des doses capables d'exciter la nausée, avait été utile pendant tout le cours de la maladie, lorsque la fièvre était considérable ; en effet, ces remèdes répondent, en général, suffisamment au but que l'on se propose par l'usage des purgatifs.

628. Les remèdes indiqués depuis le § 622 jusqu'au 626e, sont fréquemment nécessaires, à compter du cinquième jour, jusqu'à la fin de la suppuration. Mais passé cette période, la fièvre continue quelquefois et augmente ; ou bien, quoiqu'il n'y ait eu avant que peu ou point de fièvre, elle survient alors, et continue avec un danger considérable : cet état s'appelle la fièvre secondaire, et exige un traitement particulier.

629. Lorsque la fièvre secondaire survient dans la petite-vérole discrète, et que le pouls est plein et dur, on doit la traiter comme une affection inflammatoire, par la saignée et les purgatifs. Mais si la fièvre secondaire survient dans la petite-vérole confluente, et si elle est une continuité ou un redoublement de la fièvre qui subsistait avant, on doit la considérer comme une fièvre du genre putride, et alors la saignée ne convient pas (1) ; il peut être nécessaire de donner quelques purgatifs ; mais les remèdes sur lesquels on doit particulièrement compter, sont l'écorce du Pérou et les acides.

Dès que la fièvre secondaire paraît dans la petite-vérole discrète ou dans la confluente, il est utile de donner un émétique antimonial à des doses capables d'exciter la nausée, mais cependant de manière à produire quelques vomissements.

---

(1) Ces cas sont toujours très-dangereux, mais fort rares ; on les reconnaît à la prostration des forces, à la faiblesse du pouls, et à la pâleur du visage, qui n'est pas gonflé ; l'épidémie régnante, la saison et le tempérament du malade peuvent aussi aider dans le diagnostic.

63o. On a proposé un grand nombre de moyens différents pour éviter les marques qui restent fréquemment à la suite de la petite-vérole ; mais aucun de ces moyens ne me paraît suffisamment certain.

CHAPITRE II.

De la petite-vérole volante (1).

631. **C**ETTE maladie paraît dépendre d'une contagion particulière , et n'affecter qu'une seule fois la même personne dans le cours de sa vie. Il est très-rare qu'elle soit

---

(1) Cette maladie se nomme aussi *vérette* et *vérolette*. Quelques auteurs l'appellent *crystalline*. Les Anglais donnent aussi le nom de swine-pox à une variété de la vérolette. Elle est le vingt-neuvième genre de la Nosologie de M. Cullen , qui en donne le caractère suivant :

La fièvre est du genre des fièvres inflammatoires. Il survient , après une fièvre légère , des petits boutons qui se changent en pustules semblables à celles de la petite-vérole , mais qui suppurent à peine ; au bout de quelques jours ces pustules s'en vont en écailles et ne laissent aucune cicatrice. N. C.

Cette maladie affecte particulièrement les enfants de trois à quatre mois : elle règne communément au printemps. On croit qu'elle n'a été connue que dans le seizième siècle , à moins qu'on ne regarde comme de ce genre les pustules vulgairement appelées *volaticæ* , du temps de Fracastor , que cet auteur prétend être les *papulæ* de Celse , c'est-à-dire les échauboulures ou *sudamina* de Pline. Prosper Martian parle aussi de pustules qui surviennent fréquemment sans fièvre aux enfants ; mais je pense que l'on ne peut pas plus rapporter ces pustules à cette maladie , que les échauboulures dont parle Pline.

Les pustules de la vérolette se dissipent plus rapidement que celles de la petite-vérole. C'est ce qui a fait dire à Amatus qu'en

accompagnée d'aucun danger ; mais, comme il paraît qu'elle a souvent donné lieu de croire que la même personne avait eu deux fois la petite-vérole, il est bon d'étudier cette maladie, et de la distinguer de la vraie petite-vérole.

632. On peut y parvenir en général, en faisant attention aux circonstances suivantes.

L'éruption de la petite-vérole volante est précédée de très-peu de fièvre, ou d'une fièvre dont la durée n'est pas déterminée.

Les boutons de la petite-vérole volante se changent plus promptement en petites vésicules ou en pustules, que ceux de la vraie petite-vérole.

La matière de ces pustules reste fluide, et n'acquiert

1551, à Ancône, tous les enfants, et la plupart des adultes qui avaient déjà eu la petite-vérole et la rougeole, essuyèrent ces maladies pour la deuxième fois.

Il est aisé de distinguer cette maladie de la petite-vérole, par la nature de la fièvre, qui est légère, qui est quelquefois accompagnée de malaise et de dégoût, mais très-rarement de vomissement. Les boutons ne sont point rouges, enflammés, rénitents, d'une forme conique ou lenticulaire, et ne semblent pas poindre de l'intérieur de la peau; mais ils sont mous, détachés de la peau, plus sphériques que lenticulaires, en un mot, plus larges dans leur corps qu'à leur base; et s'ils paraissent rougeâtres dans la première heure, ils deviennent avant la fin du jour pâles, ternes, et n'offrent plus que des vésicules remplies d'une lymphe purement séreuse et blanchâtre ; c'est alors qu'ils sont plus exactement ronds. Dès le lendemain de l'éruption, il transsude des pustules une humeur lymphatique; elles s'affaissent et se flétrissent à la fin du troisième ou du quatrième jour, elles tombent en croûtes ou en écailles, et laissent des taches livides sans profondeur, moins étendues que celles de la petite-vérole.

jamais la couleur ou la consistance du pus, qui paraît dans les pustules de la petite-vérole.

Les pustules de la petite-vérole volante forment toujours des croûtes trois ou quatre jours après s'être manifestées. *Voyez* le docteur Heberden, dans les Transact. méd. vol. 1, art. XVII (1).

CHAPITRE III.

De la Rougeole (2).

633. Cette maladie dépend aussi d'une contagion particulière, et n'affecte la même personne qu'une seule fois pendant la vie.

---

(1) L'ensemble des symptômes, et plus encore la marche de la maladie, sont le seul signe auquel on puisse juger de son véritable caractère; et combien il importe de ne point s'y méprendre, pour ne pas accuser la vaccine d'impuissance dans ces cas de variole équivoque, que le vulgaire se hâte tant d'accueillir, et qu'il oppose inconsidérément au bienfait inappréciable de la découverte de Jenner. (D. L.)

(2) La rougeole est précédée d'une fièvre inflammatoire contagieuse, accompagnée d'éternuement, de larmoiement, et d'une toux sèche et rauque.

Le quatrième jour, ou un peu plus tard, paraissent de petits boutons fort serrés, à peine élevés, qui, au bout de trois jours, tombent en petites écailles semblables à de la farine. N. C. Genre xxx.

Il y a deux espèces de rougeole ; savoir, I la rougeole ordinaire ; II la rougeole boutonnée.

I. La rougeole ordinaire se reconnaît à de petits boutons serrés, qui forment des espèces de placards et sont à peine apparents.

Elle varie 1° en ce qu'elle est accompagnée de symptômes graves,

634. On l'observe plus fréquemment chez les enfants ; néanmoins aucun âge n'en est exempt, lorsqu'on ne l'a pas encore eue.

---

et que son cours est irrégulier. Alors elle se nomme rougeole maligne. Dans cette espèce , l'éruption se fait plus tard ou plus tôt que de coutume ; souvent elle ne paraît que le cinquième ou le septième jour , et elle est précédée de symptômes très-fâcheux. J'ai vu une femme âgée de vingt-neuf ans chez qui , après un accès de fièvre léger , l'éruption s'étant faite sur le visage , les symptômes les plus fâcheux , tels que le mal de tête , les vomissements d'une matière verdâtre , la toux catarrhale , les convulsions accompagnées d'un pouls petit , vif , irrégulier et précipité , ont continué pendant sept jours avec plus ou moins de violence ; au commencement du huitième les boutons du visage , qui étaient d'abord fort rouges et étendus , se sont contractés , sont devenus violets , le délire est survenu , enfin tous les accidents ont augmenté au point d'annoncer une mort prochaine ; alors l'éruption s'étant manifestée en peu de temps sur tout le corps , l'orage s'est calmé , les vomissements n'ont cessé que quand les boutons sont tombés en farine , et la malade s'est rétablie très-promptement. La poitrine n'est pas restée affectée ; ce que j'attribue à deux saignées du pied que j'ai fait faire le sixième jour , et aux vésicatoires que je fis appliquer aux jambes à la fin du septième ; car je regarde ce remède comme le plus propre à mettre la poitrine à l'abri des suites fâcheuses de cette maladie. Les narcotiques et les sels neutres m'ont paru calmer les vomissements ; mais leur effet était de peu de durée.

2° Cette espèce de rougeole est aussi quelquefois accompagnée d'esquinancie.

3° Elle se réunit encore à la diathèse putride , comme l'a observé Watson.

II. La rougeole boutonnée se distingue de la rougeole ordinaire par les boutons , qui sont beaucoup plus éminents et laissent des marques après leur exsiccation : cette rougeole diffère de la vérolette en ce que les boutons , en se desséchant , forment une espèce de farine , ce qui n'arrive pas dans la vérolette. M. Cullen doute beaucoup que l'on doive rapporter cette espèce à la rougeole , parce

635. Elle paraît communément comme épidémique, d'abord dans le mois de janvier, et cesse immédiatement après le solstice d'été; mais différentes circonstances, qui donnent lieu à la contagion, peuvent produire la maladie dans d'autres temps de l'année.

636. La rougeole commence toujours par un accès de froid, qui est bientôt suivi de celui de chaud, et des symptômes ordinaires d'altération, de chaleur, d'anorexie, d'anxiété, de mal-aise et de vomissement, qui sont plus ou moins considérables, suivant les différents cas. Quelquefois la fièvre est vive et violente dès son commencement; souvent elle est obscure et peu considérable les deux premiers jours; mais elle devient toujours violente avant l'éruption, qui communément se fait le quatrième jour.

637. Cette fièvre éruptive est toujours, dès son commencement, accompagnée d'enrouement avec une toux fréquente, sèche et rauque, et il y a souvent quelque difficulté de respirer. Les paupières sont en même temps légèrement gonflées, les yeux un peu enflammés et larmoyants. A ces symptômes, se joignent un coryza, et un éternuement fréquent. Le commencement de cette maladie est, en général, accompagné d'un assoupissement continuel.

638. L'éruption, comme nous l'avons dit, paraît communément le quatrième jour, d'abord sur le visage, et successivement sur les parties inférieures du corps. Elle se manifeste premièrement par de petits points rouges, dont un certain nombre forment, peu de temps après,

---

qu'elle n'est pas accompagnée des symptômes de catarrhe qui sont particuliers à cette dernière. Cependant Sauvages dit positivement qu'elle est précédée de ces symptômes, et il renvoie au Journal de médecine de 1758, juillet, pag. 81.

des placards ; ces boutons ne sont pas fort apparents, mais paraissent un peu proéminents au toucher, surtout sur le visage ; car cette proéminence, ou cette rudesse est à peine perceptible sur les autres parties du corps. La rougeur subsiste sur le visage, ou bien elle augmente pendant deux jours. Mais, le troisième jour, le rouge vif se change en un rouge brun ; au bout d'un jour ou deux, l'éruption disparaît entièrement, et est remplacée par une desquamation farineuse. Pendant tout le temps de l'éruption, le visage est légèrement enflé, mais il est rare que le gonflement soit considérable.

639. Quelquefois la fièvre cesse entièrement, dès que l'éruption a paru : mais cela est rare; communément elle continue ou augmente après l'éruption, et ne cesse qu'après la desquamation. Alors même la fièvre subsiste quelquefois et varie quant à sa durée et quant à ses effets.

640. Quoique la fièvre cesse dès que l'éruption paraît, la toux continue souvent jusqu'après la desquamation, et quelquefois plus long-temps.

Dans tous les cas, la toux subsiste, tant que la fièvre dure, et généralement la difficulté de respirer augmente ; ces deux symptômes sont quelquefois portés à un degré qui indique une affection des poumons. Cette affection peut survenir dans une période quelconque de la maladie ; mais on ne l'observe le plus souvent qu'après la desquamation.

Fréquemment la diarrhée survient aussi, passé cette période, et continue quelque temps.

641. Il succède souvent à la rougeole, lors même qu'elle n'a pas été violente, une affection inflammatoire, particulièrement l'ophthalmie et la phthisie.

642. Si l'on tire du sang pendant la rougeole, avec les circonstances nécessaires pour favoriser la séparation du

gluten, ce dernier paraît toujours séparé, et réside sur la surface du *crassamentum*, comme dans les maladies inflammatoires.

643. En général, la rougeole, lors même qu'elle est violente, n'a aucune tendance à la putridité ; mais dans quelques cas cette tendance se manifeste, non-seulement pendant le cours de la maladie, mais spécialement après que son cours ordinaire est fini. *Voyez* le D. Watson, dans les observ. méd. de Londres, vol. IV. art. XI (1).

---

(1) Morton dit que dans l'automne de 1672 il régna une rougeole épidémique qui enlevait plus de trois cents malades par semaine ; mais il paraît que ce fait n'est fondé que sur un bruit populaire, comme l'a prouvé le docteur Dickinson dans les Observations de médecine de Londres, tome IV ; car les bills mortuaires de 1672 portent qu'il ne mourut que cent dix-huit malades de la rougeole pendant toute l'année ; il n'en était mort que sept l'année précédente, et en 1673 il n'en mourut que quinze ; mais en 1670 il en périt deux cent quatre-vingt-quinze ; et en 1674 la rougeole enleva sept cent quatre-vingt-quinze malades qui furent affectés de l'espèce que Sydenham nomme anomale ou irrégulière. Jamais l'épidémie ne fut plus funeste, excepté en 1742, où le nombre de ceux qui sont morts à Londres de la rougeole monta à neuf cent quatre-vingt-un, ce qui est un peu plus que le quart du nombre dont parle Morton. Il ne faut donc pas s'arrêter à ce que dit cet auteur sur la mortalité de la rougeole.

Le docteur Watson, dans l'ouvrage cité ici, observe que la rougeole putride diffère autant de la rougeole ordinaire que les petites-véroles confluentes diffèrent des discrètes. Il a deux fois vu cette maladie portée à un degré considérable dans l'hôpital des Enfants-Trouvés, dont il était le médecin. En 1763, sur trois cent douze enfants qui étaient alors dans l'hôpital, il y en eut cent vingt attaqués de cette maladie depuis le 4 mai jusqu'au 9 juin ; trois l'avaient été depuis le 1er avril jusqu'au 4 mai. Il en mourut dix-neuf, et un grand nombre de ceux qui réchappèrent avaient été vivement affectés, et restèrent si affaiblis que l'on fut obligé de les

644. D'après ce qui a été dit (du § 637 au § 642), il paraît que la rougeole se distingue par une affection catar-

---

envoyer à la campagne, où ils se rétablirent très-lentement. En 1768, il y eut cent trente-neuf enfants d'attaqués, sur quatre cent trente-huit qui étaient alors à l'hôpital, et il n'en mourut que six. Ainsi, en 1763, il en périt un sur dix, et, en 1768, un sur vingt-trois; et quoique la maladie régnât dans la même saison, la convalescence fut beaucoup plus prompte.

Les premiers symptômes qui annonçaient cette espèce de rougeole étaient le larmoiement et l'inflammation des yeux, une toux et une faiblesse universelle, auxquels succédait généralement une nuit fort agitée. Le lendemain la fièvre était portée à un degré considérable, il y avait douleur et pesanteur de tête, et l'éruption se manifestait, de manière que, communément, la rougeole paraissait le second jour sur presque tout le corps. La toux et l'inflammation des yeux augmentaient. Le malade se plaignait d'une chaleur considérable et d'oppression, et était fort agité. La respiration était généralement gênée, et il n'y avait pas d'expectoration. Communément la peau était sèche, la gorge d'une couleur rouge foncé et la langue chargée. La soif était considérable, le pouls très-vif, mais rarement plein, et les malades se plaignaient d'une grande faiblesse. Ces symptômes se dissipaient au bout de quatre ou cinq jours et quelquefois plus tard; mais, chez le plus grand nombre des malades, l'éruption disparaissait à la fin du quatrième jour. Telle était la première période de la maladie.

La seconde période de cette rougeole maligne commençait lorsque la chaleur fébrile était abattue et que l'éruption avait disparu. Chez un grand nombre, le larmoiement des yeux se changeait en une maladie fort incommode de cet organe. La toux, l'oppression et la difficulté de respirer continuaient avec la même violence, et étaient même quelquefois plus considérables que dans le temps de l'éruption; il y avait en même temps une agitation et une anxiété considérables, et presque pas d'expectoration : la soif se dissipait, le pouls était prompt, mais lent et souvent irrégulier : chez plusieurs la faiblesse était extrême, surtout chez ceux qui étaient tourmentés de dévoiement. Alors les malades étaient réduits à une

rhale et par une diathèse inflammatoire portée à un degré considérable ; en conséquence, le danger qui accompagne

maigreur considérable. Lorsque le délire survenait, dans ce cas, il indiquait une mort prochaine ; mais si ces symptômes se modéraient ou disparaissaient, les malades guérissaient.

Peu de malades périrent dans la première période de la maladie ; il en mourut plusieurs les deux ou trois premiers jours de la seconde période ; mais le plus grand nombre fut enlevé dans l'espace de la seconde ou de la troisième semaine ; quelques-uns même moururent plus d'un mois après la première attaque de la maladie. La mort a été précédée chez quelques-uns d'une respiration laborieuse, chez d'autres d'un flux dysentérique, qui indiquait que la maladie avait affecté les intestins ; il y en eut un de ces derniers dont le rectum se gangréna, et six autres eurent quelques parties du corps sphacelées. Chez la plupart des petites filles qui périrent, les parties de la génération étaient dans un état de mortification. Deux eurent des ulcères dans la bouche, qui corrodèrent l'intérieur des joues au point que l'extérieur était ulcéré avant la mort. Il y en eut même une dont les gencives et l'os de la mâchoire furent tellement corrodés, que la plupart des dents tombèrent d'un côté avant la mort. Les lèvres et la bouche de ceux qui guérirent restèrent long-temps ulcérées. Huxham avait déjà observé des symptômes semblables chez ceux qui furent attaqués de la petite-vérole maligne qui régna à Plimouth en 1755.

Quelques malades se trouvèrent tellement affaiblis, lorsque tous les symptômes les plus fâcheux furent dissipés, qu'ils refusèrent toute espèce de nourriture, et périrent dans un état d'émaciation extrême ; il y en eut même un qui mourut six semaines après l'attaque.

On ouvrit plusieurs de ceux qui succombèrent. Chez quelques-uns de ceux qui étaient morts de la difficulté de respirer, après que la chaleur fébrile et l'éruption avaient disparu, on trouva les bronches peu chargées de *mucus* ; mais la substance des poumons était mollasse, et les vaisseaux sanguins très-obstrués et distendus. Chez une petite fille qui mourut le dix-neuvième jour, avec une respiration difficile et une faiblesse extrême, on trouva un grand

cette maladie est particulièrement dû à l'inflammation de poitrine, qui y survient.

645. Il est aisé de voir, d'après cette observation, que les remèdes les plus nécessaires dans la rougeole, sont ceux qui peuvent prévenir et modérer la diathèse inflammatoire; en conséquence, la saignée surtout y est convenable. On peut y recourir dans un temps quelconque pendant le cours de la maladie, ou après qu'elle a parcouru ses périodes ordinaires. Il faut la réitérer plus ou moins, suivant que les symptômes de la fièvre, la toux et la dyspnée, sont plus ou moins urgents; on peut en général saigner très-librement (1). Mais, comme les symptômes

---

nombre d'adhérences considérables entre les poumons et la plèvre. Les poumons étaient gorgés de sang et le lobe gauche commençait à se sphaceler. Une partie du jéjunum était fort enflammée et contenait plusieurs vers.

Un autre mourut au bout de trois semaines; durant tout ce temps la respiration avait été très-difficile. Le malade avait eu pendant plusieurs jours un dévoiement colliquatif, et il périt tout à coup sans paraître plus mal qu'il n'était quelques jours avant. Il s'était plaint d'une douleur vive au-dessous de l'épaule gauche. En ouvrant le thorax, on trouva les vaisseaux sanguins du poumon très-distendus, et une partie considérable du lobe gauche était sphacelée; ce qui, en corrodant les vaisseaux sanguins, avait produit une hémorrhagie par laquelle presque toute la cavité gauche de la poitrine avait été remplie. La partie sphacelée des poumons contenait une quantité considérable d'une sanie putride, noire et très-fétide.

On ne trouva dans les cadavres aucun amas de matière purulente; au contraire, dans cette espèce de rougeole putride, toutes les apparences morbifiques annonçaient le sphacèle.

(1) Sydenham n'hésitait pas à réitérer la saignée, même chez les jeunes enfants, et dit qu'il en a sauvé par ce moyen plusieurs qui étaient sur le point de périr. La saignée est le souverain remède dans la rougeole qui est accompagnée de quelques symp-

d'inflammation de poitrine ne surviennent pas communément pendant la fièvre éruptive, et que cette fièvre est quelquefois violente, immédiatement avant l'éruption, lors même qu'il doit survenir une maladie assez bénigne ; la saignée est rarement fort nécessaire pendant la fièvre éruptive, et on peut souvent la réserver pour les périodes plus dangereuses qui peuvent suivre.

646. Dans toutes les rougeoles, où il n'y a aucune marque de putridité, et où il n'y a aucune raison de la redouter d'après la nature connue de l'épidémie, la saignée est le remède sur lequel on doit compter, mais on peut aussi tirer parti des purgatifs rafraîchissants, et surtout

---

tômes fâcheux ; car il est inutile d'observer que l'on doit abandonner la maladie à la nature quand elle paraît avec une fièvre très-modérée et une toux légère, et que l'épidémie est bénigne.

La saignée est plus avantageuse quand l'éruption a paru, qu'elle ne l'est avant ; on dissipe par son moyen la diathèse inflammatoire qui produit les symptômes les plus graves. Enfin, depuis la première attaque de la rougeole jusqu'à ce qu'elle disparaisse, la saignée est utile toutes les fois qu'il y a dyspnée, fièvre violente ou autres symptômes fâcheux. Néanmoins M. Cullen s'en abstient autant que possible, jusqu'au temps où les boutons disparaissent entièrement ; car, vers cette période, la diathèse inflammatoire est dangereuse ; elle produit des déterminations locales et affecte les poumons ou quelque autre viscère.

Souvent on aperçoit avant l'éruption une anxiété et une dyspnée qui semblent exiger la saignée ; mais comme ces symptômes se dissipent dès que l'éruption paraît, elle est alors moins nécessaire que le quatrième jour où les boutons disparaissent entièrement. Si ce quatrième jour la fièvre continue avec la difficulté de respirer, il faut absolument faire une copieuse saignée. M. Cullen regarde la saignée comme si essentielle le quatrième jour, qu'il s'en abstient, s'il est possible, le précédent, ou au moins ne fait tirer que peu de sang.

des vésicatoires appliqués sur les côtés, ou entre les deux épaules (1).

647. On peut modérer la toux sèche, en donnant une grande quantité de pectoraux adoucissants, mucilagineux, huileux, ou doux. Cependant il faut observer que ces remèdes ne sont pas aussi puissants qu'on l'a imaginé pour envelopper et corriger l'acrimonie de la masse du sang ; leur principale action consiste à empâter la gorge, et à la défendre de l'irritation des matières âcres qui viennent des poumons, ou tombent de la tête.

648. Les narcotiques sont certainement les moyens les plus efficaces, pour modérer et calmer la toux dans cette maladie, toutes les fois que l'on peut les employer sans danger. Mais on doit les regarder comme inadmissibles dans les rougeoles, où l'état inflammatoire est porté à un degré considérable ; et je pense qu'ils peuvent nuire beaucoup, dans les cas où un degré violent de pyrexie et de dyspnée annonce la présence d'une inflammation de la poitrine, ou donne lieu de la redouter. Néanmoins, dans les cas où la dyspnée n'est pas considérable, si après avoir convenablement saigné pour prévenir ou dissiper l'état inflammatoire, la toux et l'insomnie sont les symptômes urgents, on peut donner les narcotiques sans danger et avec beaucoup d'avantage. Bien plus, je crois que dans tous les exanthèmes, il y a une acrimonie répandue dans le système, qui produit une irritation considérable ; les narcotiques sont utiles pour prévenir les effets de cette irrita-

---

(1) Outre les remèdes dont parle ici M. Cullen, il est avantageux de donner le tartre stibié à petites doses dans le temps où l'éruption est sur le point de paraître : ce remède la facilite et prévient la diarrhée, qui, dans quelques épidémies, succède à la desquamation.

tion , et ils conviennent toujours lorsqu'il ne domine aucune contre-indication particulière (1).

649. On a pensé qu'après la desquamation de la rougeole , lorsque tous les symptômes étaient dissipés , il devenait nécessaire de purger plusieurs fois le malade , dans la vue d'entraîner les restes de la maladie, c'est-à-dire, une portion de la matière morbifique que l'on supposait rester long-temps dans le corps. Je ne puis rejeter cette supposition , ni cependant croire que les restes de la matière morbifique, répandue dans toute la masse du sang , puissent être em-portés entièrement par les purgatifs ; et il me semble que , pour éviter les suites de la rougeole, on doit moins s'étudier à entraîner la matière morbifique, qu'à prévenir et détruire l'état inflammatoire du système auquel la maladie a donné lieu. Certainement , les purgatifs peuvent être convenables dans cette vue; mais la saignée l'est encore davantage , à raison des symptômes qui indiquent la disposition in-flammatoire.

650. D'après l'expérience , que nous avons depuis peu , sur les avantages de l'air froid, dans la fièvre éruptive de la petite-vérole, quelques médecins ont pensé que cette pratique pourrait s'appliquer à la rougeole ; mais nous n'avons pas encore d'expériences suffisantes pour pouvoir l'assurer. Il n'y a pas de doute que la chaleur externe peut être très-nuisible dans la rougeole , comme dans la plupart des maladies inflammatoires ; en conséquence , il faut en-tretenir le corps dans une température modérée pendant

---

(1) C'est à tort que l'on redoute les narcotiques ; on gagne plus en enlevant par ce moyen l'irritation locale qu'on ne produit de mal en augmentant la diathèse inflammatoire. M. Cullen dit les avoir employés , à l'exemple de Sydenham , en assez grande dose et toujours avec succès. Ils m'ont surtout réussi dans les cas où la toux était considérable.

tout le cours de cette maladie ; mais l'on ne sait pas encore avec certitude jusqu'à quel point l'air froid peut s'employer sans danger, dans quelque période que ce soit de la rougeole. L'analogie, qui a été si souvent la ressource des médecins, induit généralement en erreur; en outre, quoique l'analogie de la rougeole avec la petite-vérole puisse indiquer l'application de l'air froid pendant la fièvre éruptive de la première, son analogie avec le catarrhe semble s'opposer à cette pratique. Plusieurs exemples m'ont prouvé que l'air froid faisait disparaître l'éruption, lorsqu'elle s'était manifestée, et qu'il en résultait beaucoup de désordres dans le système ; j'ai aussi vu fréquemment ces désordres se dissiper, en rétablissant la chaleur du corps, et en faisant, par ce moyen, reparaître de nouveau l'éruption (1).

---

(1) Le docteur Home a fait des tentatives pour inoculer la rougeole. Il faisait pour cet effet une incision à chaque bras, dans laquelle il introduisait un peu de coton trempé dans le sang d'un malade dont on avait ouvert légèrement la peau dans l'endroit où les boutons paraissaient le plus multipliés. Mais M. Cullen observe que cette méthode a des effets variables, et qu'il est rare que l'on puisse la pratiquer. Il a vu douze enfants à qui l'on avait inoculé cette maladie ; il n'y en eut qu'un qui la gagna, et il était douteux qu'elle fût l'effet de l'inoculation. Néanmoins le docteur Percival, dans le cinquième volume des Observations de médecine de Londres, vante beaucoup la méthode de M. Home, et dit qu'on l'a perfectionnée en se servant pour inoculer, d'un linge humecté des larmes qui coulent des yeux dans la première période de la rougeole. Cependant on a négligé cette pratique, ce qui semble confirmer qu'elle réussît rarement.

CHAPITRE IV.

De la Fièvre scarlatine (1).

651. On peut douter qu'il y ait une différence spécifique entre la fièvre scarlatine et l'esquinancie maligne, dont j'ai donné plus haut la description. La dernière est presque toujours accompagnée d'une éruption scarlatine ; et toutes

---

(1) Elle s'annonce par une fièvre inflammatoire contagieuse. Le quatrième jour le visage est légèrement gonflé, et l'on aperçoit dans différents endroits de la peau de larges taches d'un rouge vif, qui ensuite se réunissent et tombent au bout de trois jours en écailles farineuses ; souvent l'anasarque succède à cette maladie. N. C. Genre xxxii.

Il y a deux espèces de scarlatine ; savoir, 1° la scarlatine simple ; 2° la scarlatine accompagnée de mal de gorge, que je nommerai *angineuse.*

La scarlatine simple se nomme aussi fièvre rouge, et est une maladie très-légère ; la seconde espèce est plus grave.

Sauvages admet une scarlatine qu'il nomme *porriginosa*, prurigineuse, et une autre qu'il désigne sous le nom de *variolique.* M. Cullen dit qu'il ne connaît pas ces deux espèces.

La scarlatine prurigineuse est une maladie peu commune ; elle affecte en général certains endroits de la poitrine ; cependant on la voit aussi quelquefois sur d'autres parties du corps ; elle forme des taches larges, à peine élevées au-dessus de la peau, d'une couleur jaunâtre. Cette éruption survient sans troubler la santé ; mais, lorsqu'elle se dissipe, le malade éprouve quelque malaise, l'urine devient plus trouble, et d'une couleur rouge foncé.

La scarlatine variolique est précédée de fièvre, de nausée, de vomissements, de délire et d'autres symptômes semblables à ceux qui annoncent la petite-vérole, et le tronc devient d'un rouge qui approche de la couleur des écrevisses cuites ; la maladie se dissipe au bout de trois jours, mais la rougeur dure quelquefois davantage.

les fois que j'ai observé la maladie que l'on peut appeler fièvre scarlatine, elle était réunie à l'esquinancie maligne, chez la plupart de ceux qui en étaient attaqués.

652. Néanmoins je pense qu'il existe une fièvre scarlatine, qui diffère spécifiquement de l'esquinancie maligne.

Sydenham a vu une fièvre scarlatine, épidémique, dont il a donné la description : elle était accompagnée de toutes les circonstances de la fièvre et de l'éruption, sans aucune affection de la gorge; au moins il ne parle pas de cette affection, ce qu'un observateur aussi exact n'aurait pas manqué de faire, si ce symptôme, que j'ai communément vu constituer une partie principale de la maladie, s'était rencontré dans les cas qu'il a observés. Plusieurs autres écrivains ont décrit la fièvre scarlatine de la même manière, et je connais des médecins qui l'ont vue sous cette forme; on ne peut, en conséquence, douter qu'il y a une fièvre scarlatine qui n'est pas nécessairement réunie au mal de gorge gangréneux, et qui est une maladie différente de l'esquinancie maligne.

653. Bien plus, dans tous les exemples de fièvre scarlatine dont j'ai été témoin (et, dans le cours de quarante ans, je l'ai vue six ou sept fois régner épidémiquement en Écosse), la maladie était, chez presque tous les malades, accompagnée d'un mal de gorge gangréneux , ou de ce que Sauvages appelle *scarlatina anginosa*; dans quelques cas, les ulcères de la gorge étaient d'un genre putride et gangréneux , et la maladie ressemblait exactement à l'esquinancie maligne par tous ses symptômes. Néanmoins je suis persuadé que, non-seulement la scarlatine de Sydenham , mais même la *scarlatina anginosa* de Sauvages , sont des maladies différentes de l'esquinancie maligne; les considérations suivantes m'ont déterminé à adopter cette opinion.

654. Premièrement, il y a une fièvre scarlatine entièrement exempte de toute affection de la gorge, qui est quel-

quefois épidémique ; d'où l'on doit conclure qu'il y a une contagion particulière qui produit l'éruption scarlatine sans aucune détermination vers la gorge.

Secondement, on a vu plusieurs fois dans la même épidémie, l'affection de la gorge ne pas accompagner toujours l'espèce de scarlatine, que l'on peut proprement appeler *angineuse*, parce que la matière qui la produit est généralement déterminée vers la gorge ; en conséquence on peut supposer que la nature particulière de la contagion est de produire uniquement l'éruption.

Troisièmement, dans toutes les épidémies que je pourrais rapporter à la scarlatine angineuse, j'ai vu quelques individus dont la maladie ressemblait exactement, par la nature des ulcères et par d'autres circonstances, à l'esquinancie maligne ; mais j'ai constamment remarqué qu'il n'y en avait pas plus d'un ou deux sur cent, et que chez tous les autres la scarlatine était accompagnée d'ulcères d'une espèce bénigne, et de quelques circonstances dont je donnerai la description, qui différaient de celles qu'on observe dans l'esquinancie maligne.

Quatrièmement, d'une autre part, j'ai vu deux ou trois fois l'esquinancie maligne régner épidémiquement ; et alors la maladie était, chez quelques personnes, aussi bénigne que l'est communément la scarlatine angineuse, mais dans une proportion inverse ; car les cas où l'esquinancie était une maladie bénigne ne formaient pas le cinquième du total, et tous les autres étaient de nature putride et maligne.

En dernier lieu, on peut encore alléguer à l'appui de l'opinion que j'adopte, que la plupart des esquinancies malignes se terminent par la mort, ce qui arrive très-rarement dans la scarlatine angineuse.

655. Quoique l'on puisse, d'après ces observations, apercevoir quelque affinité entre l'esquinancie maligne et la scarlatine angineuse, il est toujours probable que ces deux ma-

ladies diffèrent essentiellement. Je suis entré dans quelque détail pour tâcher d'établir cette opinion , parce que l'expérience m'a toujours prouvé que ces deux maladies exigeaient un traitement différent ; en conséquence je vais exposer, en particulier ,les circonstances qui accompagnent la scarlatine angineuse.

656. Cette maladie paraît communément vers le commencement de l'hiver (1), et continue de régner pendant

---

(1) M. Rosen, dans son Traité des maladies des enfants , a très-bien décrit cette éruption. La scarlatine , dont parle cet auteur, a été très-épidémique à Upsal en 1741. Elle commençait toujours par une affection du gosier , elle était suivie de faiblesse, et d'une sensibilité extrême de tout le corps. Au bout de douze heures il survenait des nausées. violentes et des vomissements quelquefois bilieux. Il y avait le premier jour des frissons , mal de tête , et une grande propension au sommeil. En même temps le mal de gorge augmentait promptement ; de manière qu'en vingt-quatre heures l'intérieur du gosier était rouge et enflammé. Dans l'intervalle du sommeil, les malades étaient agités , se plaignaient de malaise , et avaient la respiration courte et difficile ; mais aucun n'eut de convulsions. L'éruption se faisait généralement le second jour , rarement le troisième.

Les malades avalaient difficilement jusqu'à la fin du quatrième jour , la parole était embarrassée , et leur voix était semblable à celle de ceux qui ont le nez bouché. Alors ils commençaient à tousser et à expectorer une matière visqueuse qui sortait plus facilement en faisant des injections dans la gorge ; la difficulté d'avaler et de parler cessait dans ce temps , et les yeux commençaient à paraître plus vifs ; il survenait un dévoiement naturel , qui, après cinq ou six selles , cessait spontanément et modérait la maladie.

Vers le commencement du cinquième jour il survenait chez quelques-uns un saignement de nez avantageux. La chaleur et la fièvre, qui avaient jusqu'alors été assez fortes , surtout le soir , commençaient à se modérer, mais ne cessaient entièrement que le septième jour. Le délire, qui avait paru le soir des quatre premiers jours , se dissipait aussi avec la fièvre.

toute cette saison. Elle commence par le frisson, et par les autres symptômes de la fièvre qui précède communément

---

Le pouls était toujours plus ou moins vif, mais il était élevé chez quelques malades, et chez d'autres faible : ces derniers étaient plus vivement affectés.

Les sueurs et les crachats ne parurent qu'à la fin du quatrième jour, l'intérieur du nez était généralement sec, et il n'y avait ni éternuement ni larmoiement des yeux comme dans la rougeole.

Le cinquième jour au matin, la rougeur commençait à diminuer d'abord sur le visage, et ensuite par degrés sur les autres parties du corps, de manière qu'il ne restait plus de rougeur le huitième jour. Vers le sixième ou septième jour on apercevait quelques petites vessies blanchâtres qui ne contenaient aucun liquide. Ces vessies s'élevaient particulièrement autour des oreilles, sur le cou, les poignets et les pieds ; elles s'élargissaient par degrés, et précédaient la desquamation de l'épiderme, qui était surtout remarquable sur les mains et les pieds : dans ces endroits il ne tombait pas en farine ou en écailles, mais on pouvait en enlever de grands morceaux. La desquamation se faisait très-promptement chez quelques-uns, mais chez d'autres elle était très-lente et durait quinze jours ou trois semaines.

Les malades étaient très-sensibles au chaud et au froid pendant la desquamation et quelque temps après, au point qu'ils ressentaient de la douleur si la porte de la chambre restait ouverte, ou si on les touchait avec une serviette chaude.

La fièvre scarlatine paraissait entièrement dissipée le huit ou le neuvième jour ; mais si le malade n'était pas suffisamment purgé, s'il s'exposait trop tôt à l'air froid, ou s'il ne vivait pas de régime, il survenait un gonflement des glandes maxillaires et des parotides, qui néanmoins se dissipait facilement sans aucun remède. D'autres, qui avaient négligé l'avis du médecin, paraissaient, entre le vingt ou vingt-deuxième jour, abattus, se plaignaient de faiblesse ; le visage, et ensuite le corps, se gonflaient comme dans l'anasarque ; la fièvre, l'anxiété, le malaise, l'oppression et l'asthme survenaient ; les urines coulaient en petite quantité, ou étaient, chez quelques malades, rouges comme de l'eau dans laquelle on aurait mis de la chair fraîche. Plusieurs périrent dans cette période de la maladie.

les autres exanthèmes ; mais il n'y a pas de toux, ni aucun des symptômes de catarrhe qui accompagnent la rougeole ; on n'y observe pas non plus l'anxiété, ni les vomissements qui précèdent communément la petite-vérole confluente, et encore plus fréquemment l'esquinancie maligne.

Dès le commencement de la maladie, on ressent un embarras dans la gorge ; fréquemment la déglutition est difficile, et elle l'est généralement plus que dans l'esquinancie maligne. En examinant l'intérieur de la gorge, on y observe de la rougeur, et un gonflement dont la couleur et le volume approchent par leur nature des symptômes de ce genre, qui caractérisent l'esquinancie tonsillaire ; mais dans la scarlatine, il y a toujours une plus ou moins grande quantité d'aphthes qui se voient rarement dans l'esquinancie tonsillaire, et qui sont communément plus blancs que ceux que l'on observe dans l'esquinancie maligne.

En même temps que ces changements se manifestent dans la gorge, il paraît, vers le troisième ou quatrième jour, une éruption scarlatine sur la peau, semblable à celle qui est décrite § 314. Cette éruption est communément plus considérable et plus universelle que dans l'esquinancie ; mais elle modère rarement la fièvre. Elle subsiste le plus souvent deux ou trois jours, disparaît ensuite, et se termine par une desquamation farineuse. Alors la fièvre cesse communément, et il survient en général, vers cette époque, un certain degré de sueur.

Les aphthes de la gorge, qui s'étaient manifestés dès le commencement de la maladie, tombent au bout de quelques jours ; alors le gonflement étant diminué, l'on aperçoit sur l'une des amygdales, ou sur toutes les deux, un ulcère dont le pus est louable ; ces ulcères se guérissent entièrement aussitôt après que la fièvre a cessé. En général, le coryza est beaucoup moindre dans cette maladie que dans l'esquinancie maligne ; et lorsqu'il l'accompagne, la matière qui sort est moins âcre, et n'a point l'odeur fétide qu'elle exhale dans l'autre maladie.

Il arrive fréquemment dans la scarlatine, que, peu de jours après la disparition complète de l'exanthème, tout le corps est affecté d'une espèce d'anasarque ; mais elle se dissipe insensiblement au bout de quelques jours.

Je viens de décrire les symptômes les plus communs de la scarlatine angineuse ; j'ajouterai que, lorsqu'elle est épidémique, il y a toujours, surtout quand l'épidémie commence, un petit nombre de cas où ses symptômes approchent beaucoup de ceux de l'esquinancie maligne ; ce n'est qu'alors qu'elle est dangereuse.

657. Quant à la cure de cette maladie, lorsque ses symptômes sont à-peu-près les mêmes que ceux de l'esquinancie maligne, elle exige en tout le traitement indiqué § 317.

658. Lorsque la fièvre scarlatine n'est accompagnée d'aucune affection de la gorge, le traitement en est très-simple, et on le trouvera dans Sydenham (1). Le régime

---

(1) Sydenham évite dans cette maladie la saignée et même les lavements ; il défend surtout les cordiaux et tout ce qui peut contribuer à augmenter la fièvre. Il faut ne donner ni viande, ni liqueur spiritueuse au malade, et ne pas le laisser sortir ; néanmoins ne pas le tenir toujours au lit. Lorsque la desquamation est finie, et que les symptômes urgents sont dissipés, on donne un léger purgatif. La maladie traitée de cette manière est toujours des plus bénignes.

Quelquefois le commencement de l'éruption est accompagné de convulsions. Alors il faut appliquer à la nuque du cou un large épispastique, que l'on ôtera dès que la peau commencera à s'enflammer, et donner sur-le-champ un léger narcotique, tel que le sirop diacode, que l'on réitérera tous les soirs ; on peut prescrire pour boisson ordinaire du lait bouilli avec trois fois autant d'eau.

Souvent, après l'éruption, la fièvre augmente et laisse de petites rougeurs semblables à celles de la rougeole ; dans ce cas la saignée est le seul remède, surtout chez les adultes. Chez les enfants on

antiphlcgistique suffit communément; il faut d'une part éviter l'air froid , et de l'autre toute augmentation de la chaleur
externe.

659. Le même traitement suffit dans la plupart des cas
de la scarlatine angineuse ordinaire ; mais comme dans cette
maladie la fièvre est communément plus considérable , et
qu'il y a également une affection de la gorge , il est souvent
nécessaire de donner quelques remèdes.

660. Lorsqu'il y a un degré assez violent de fièvre , avec
un pouls plein et un gonflement considérable des amygdales,
la saignée est très-convenable , surtout chez les adultes, et
on l'a souvent employée avec avantage; mais de même que
dans l'esquinancie tonsillaire, il est rarement nécessaire de
saigner beaucoup (§ 3o5); ainsi , dans la scarlatine, lorsque
l'état de la fièvre et l'inspection de la gorge rendent la nature de la maladie douteuse, on peut négliger la saignée ;
s'il n'est pas absolument possible de l'éviter, il faut au
moins qu'elle soit médiocre , et ne pas la réitérer.

661. Le vomissement et particulièrement les émétiques
donnés à des doses capables d'exciter la nausée, out été
reconnus comme très-utiles dans cette maladie, malgré
l'état inflammatoire de la gorge. Il est convenable, quel
que soit le type de la maladie, de tenir le ventre libre ;
et lorsque les émétiques donnés à petite dose opèrent un
peu par bas , ils n'en sont que plus utiles.

662. Quel que soit le type de la scarlatine angineuse ,
on doit employer plus ou moins pendant toute sa durée les

---

appliquera les sangsues au-dessous des oreilles; c'est l'unique
moyen de les sauver , lorsque la scarlatine survient dans le temps
de la dentition.

Lorsque le malade est rétabli, et que l'appétit commence à revenir , il ne faut l'exposer à l'air qu'avec précaution , et lui donner modérément à manger pendant quinze jours ou trois semaines.

gargarismes détersifs, suivant que paraissent l'exiger le nombre des aphthes et la quantité de mucus visqueux que l'on aperçoit dans la gorge.

663. Les praticiens ont coutume de donner pendant tout le cours de la scarlatine angineuse l'écorce du Pérou, même lorsque la maladie est très-bénigne; mais une longue expérience m'a convaincu que l'on pouvait sans danger se passer alors de ce remède; néanmoins il ne serait pas prudent de le négliger dans les cas douteux.

664. L'espèce d'anasarque qui succède fréquemment à la scarlatine angineuse, exige rarement quelque remède; ou au moins, les purgatifs que l'on a tant recommandés, et que l'on donne si communément, dissipent promptement l'anasarque.

CHAPITRE V.

De la Peste.

SECTION PREMIÈRE.

Des phénomènes de la Peste.

665. La peste est une maladie toujours engendrée par la contagion, qui affecte beaucoup de personnes en même temps, qui est fatale à un grand nombre; produit généralement la fièvre; et est, chez la plupart des malades, accompagnée de bubons ou de charbons (1).

---

(1) La peste est une fièvre très-contagieuse, accompagnée d'une faiblesse extrême, où il survient des bubons ou des charbons dans différents jours de la maladie. N. C.

Il est difficile de décider s'il y a réellement différentes espèces

666. Telles sont les circonstances dont l'ensemble forme
le caractère de la peste ; mais il y a plusieurs symptômes

---

de peste. Toutes paraissent n'être que différens degrés de la même
maladie : 1° Il y en a dont l'action est si terrible , que la mort vient
tout-à-coup avant que les vaisseaux aient pu produire une réaction.
Cette mort soudaine est une conséquence de la même cause qui
donne lieu à la maladie primitive. Mais il y a une disposition particulière qui empêche les autres symptômes de se manifester ; elle
forme la première classe que MM. Chicoyneau et Verny , qui ont
décrit la peste de Marseille , nomment *peste interne* , parce qu'ils
n'avaient aperçu sur les cadavres aucune éruption , et qu'ils avaient
observé des pétéchies et d'autres éruptions imparfaites sur les parties internes. M. Samoëlowitz observe au contraire que , dans la
peste de Moscou, ceux qui sont morts subitement portaient des
bubons sur différentes parties du corps. Il ajoute que quand cette
maladie a infecté quelqu'un , elle ne le fait jamais périr tout à coup,
mais qu'elle peut séjourner jusqu'à dix ou quinze jours sans que le
malade s'en aperçoive, et sans se manifester extérieurement par
des symptômes assez graves pour faire connaître l'infection ; alors
elle fait périr si subitement, qu'il n'est pas possible d'y apporter
aucun remède. D'après cette observation, il paraît qu'il y avait
quelques différences entre la peste de Moscou et celle de Marseille ;
en outre, dans cette dernière, les symptômes furent très-graves
dans le commencement de l'épidémie , et M. Samoëlowitz a remarqué le contraire à Moscou.

2° Il y en a où la réaction a lieu et produit la fièvre. Alors il se
dépose une certaine portion de matière , on peut apercevoir les
symptômes qui dépendent des effets sédatifs de la contagion, et
même ceux qui sont une conséquence de son action. C'est la
deuxième, troisième et quatrième classe de ceux qui ont écrit sur
la peste de Marseille , et on l'a nommée *peste vulgaire.*

3° Il y a une peste si légère, qu'à peine elle agit sur le système
nerveux, et produit la fièvre ; son action paraît se borner aux fluides;
elle est suivie d'un dépôt et donne lieu au bubon. C'est la troisième
classe de ceux qui ont écrit sur la peste de Marseille , et M. de
Sauvages la nomme *peste bénigne ;* elle régnait dans le même temps

qui lui sont presque particuliers, dont le nombre et le degré
de violence varient singulièrement suivant les différents

---

que la précédente, ce qui est encore contraire à ce que M. Samoëlowitz a observé à Moscou.

La peste observée en Egypte, par Prosper Alpin, paraît être la
même que celle qui a ravagé Marseille en 1720.

M. Cullen doute que l'on puisse rapporter à ce genre les espèces
suivantes, savoir :

1º La peste sporadique de Sydenham, appelée par d'autres,
fièvre maligne ; cette maladie n'est pas épidémique ; elle produit
souvent une tuméfaction des parotides, et rarement le bubon dans
les autres parties ; elle ne diffère des fièvres lentes nerveuses qui la
caractérisent, et des hémitritées, que par la tumeur parotidienne.

2º Le charbon pestilentiel : le charbon est un des signes ordinaires de la peste, lorsqu'il se trouve réuni aux autres symptômes.
Mais on ne doit pas regarder comme tel celui qui affecte ceux qui
mangent les chairs des animaux qui sont morts de l'anthrax, ou qui
en manient les cadavres ou la laine. Cette espèce est connue sous
le nom de pustule maligne, et s'annonce par une démangeaison
vive, à laquelle succède un vrai charbon, accompagné de symptômes plus ou moins graves.

3º Le mal de Siam, qui tantôt paraît avec les signes de la fièvre
lente nerveuse, d'autres fois est accompagné d'une hémorrhagie
universelle, c'est-à-dire que, dans cette maladie, le sang sort par
les narines, la bouche, les pores de la peau, le canal de l'urètre,
l'anus, etc. Quelquefois il survient, dans les aines ou sous les aisselles, des bubons qui sont pleins d'un sang noir et fétide, ou de
vers. Cette maladie dure six ou sept jours.

4º La peste scorbutique, qui paraît être le scorbut porté au plus
haut degré ; alors les aines et les aisselles sont affectées de bubons
qui suppurent facilement.

M. Samoëlowitz, dans son Mémoire sur la peste de Moscou, rejette les différentes espèces de peste ; mais il en reconnaît trois degrés : savoir, le premier degré, ou le commencement de la peste ;
le second degré, ou celui du milieu ; le troisième, qui est le déclin
de la peste.

4.

individus, et exigent une étude particulière. Je désirerais pouvoir en établir la base ; mais, persuadé qu'il ne convient

La peste de Moscou, dans son premier degré, était légère, l'infection moins prompte et moins vive ; il n'y avait d'autres signes externes que des bubons accompagnés de quelques pétéchies toujours très-petites ; ces bubons restaient ainsi jusqu'à quinze jours sans affecter vivement ceux qui en étaient atteints, et se guérissaient même quelquefois sans aucun secours. Les symptômes les plus considérables que les malades éprouvaient, étaient la douleur de tête et le vomissement accompagnés de bubons. Quand les bubons ne suppuraient pas, on pouvait en attendre la maturité avec patience, et même les percer avec une aiguille s'ils ne s'ouvraient pas d'eux-mêmes, sans employer les secours de l'art.

Le second degré de la peste, ou le milieu de son cours, était le temps le plus terrible pour chaque individu ; il était très-difficile d'échapper à la contagion, et elle produisait les symptômes les plus graves : la douleur de tête était continuelle ; le vomissement cessait à peine ; les signes externes se manifestaient en grand nombre : il survenait des charbons qui quelquefois affectaient différentes parties du corps ; les pétéchies étaient très-noires et larges ; elles s'étendaient et se transformaient assez souvent en charbons aux approches de la mort. Alors trois ou quatre grandes pétéchies commençaient à devenir confluentes et formaient une pustule jaunâtre ; chacune présentait aussi quelquefois une pustule élevée. En ouvrant ces pustules, on trouvait au-dessous un véritable charbon.

M. Samoëlowitz a observé que, dans ce temps, les personnes d'un tempérament délicat et d'une constitution molle gagnaient facilement la maladie, mais guérissaient plus aisément ; le contraire arrivait à celles qui étaient robustes, d'un tempérament sec et vigoureux.

Dans le troisième degré de la peste, ou dans son déclin, on voyait reparaître les mêmes symptômes qui s'étaient manifestés au commencement de son invasion *.

* Plusieurs autres notes de M. Bosquillon étant littéralement extraites du Mémoire de Samoëlowitz sur la peste qui, en 1771, ravagea l'empire de Russie (Paris, 1783), nous croyons ne point devoir les reproduire ici, et en conséquence nous renvoyons le lecteur à ce travail, qu'il importe d'ailleurs de connaître en entier. (D. L.)

pas de tenter l'histoire particulière d'une maladie que l'on n'a pas vue, je suis obligé de renvoyer, sur cet objet, aux auteurs qui s'en sont occupés ; en conseillant cependant de ne consulter que ceux qui ont eux-mêmes vu et traité la maladie, sous toutes ses différentes formes.

667. Il me paraît, d'après ce que ces auteurs ont écrit, que les circonstances qui distinguent particulièrement cette maladie, et surtout ses états les plus violents et les plus dangereux, sont :

Premièrement, la perte considérable de force dans les fonctions animales, qui souvent se manifeste dès les premiers instants de la maladie.

Secondement, la stupeur, le vertige, auxquels succèdent une marche chancelante semblable à l'ivresse, ou le mal de tête et différents délires, qui sont tous des symptômes d'un grand désordre dans les fonctions du cerveau.

Troisièmement, l'anxiété, la palpitation, la syncope, et surtout la faiblesse et l'irrégularité du pouls, qui indiquent une gêne considérable dans l'action du cœur.

Quatrièmement, la nausée et le vomissement, particulièrement le vomissement de bile, qui prouve que cette liqueur est viciée et accumulée dans la vésicule du fiel et les conduits biliaires, d'où elle se porte dans les intestins et l'estomac ; je pense que tous ces symptômes dénotent un spasme considérable, et une perte de ton dans l'extrémité des vaisseaux de la surface du corps.

Cinquièmement, les bubons ou les charbons qui annoncent qu'une acrimonie domine dans les fluides.

Et, en dernier lieu, les pétéchies, les hémorrhagies, et la diarrhée colliquative, qui indiquent que la tendance à la putridité domine à un grand degré dans la masse du sang.

668. En examinant tous ces symptômes, il paraît que la peste se distingue spécialement par une contagion particu-

lière, qui souvent produit subitement les symptômes les plus considérables de débilité dans le système nerveux, ou dans les puissances motrices, et donne lieu à une putridité générale des fluides; c'est en considérant ces circonstances comme la cause prochaine de la peste, que l'on doit, je pense, se diriger dans le choix des moyens de la prévenir et de la guérir.

669. Si la peste vient à reparaître dans les parties du nord de l'Europe, il est probable qu'il ne se trouvera alors aucun médecin qui puisse dès la première apparence de cette maladie, être guidé d'après sa propre expérience; il faudra qu'il soit instruit par l'étude de ceux qui ont écrit sur ce sujet et par l'analogie. Je crois, en conséquence, pouvoir, d'après les mêmes principes, offrir ici mon opinion sur la manière de prévenir et de guérir cette maladie.

J'ai écrit ce paragraphe avant que d'avoir aucune connaissance de la peste qui a régné à Moscou en 1771; mais je pense qu'on pourra en faire l'application à la Grande-Bretagne et à beaucoup d'autres Etats du nord.

SECTION II.

De la manière de prévenir la Peste.

670. JE suis très-persuadé que cette maladie ne paraît jamais dans les parties du nord de l'Europe, qu'elle n'y ait été apportée de quelque autre climat : ainsi le premier moyen nécessaire pour la prévenir exige les soins du magistrat, pour empêcher qu'elle ne soit apportée de l'étranger; et l'on peut en général y parvenir, en examinant attentivement les registres de santé, et en assujettissant exactement a ux quarantaines.

671. Je suis persuadé que l'on peut sans danger réduire

la quarantaine à beaucoup moins de quarante jours pour les hommes (1) ; et si l'on convenait de cela, l'exécution en serait plus exacte et plus certaine, parce que l'on serait beaucoup moins tenté de la rompre.

672. L'observation de la quarantaine, pour les mar-

---

(1) Le virus pestilentiel se transporte communément par les hardes infectées, et rarement par les hommes, parce qu'ils ne peuvent soutenir de longs voyages avec cette maladie. C'est pourquoi Chenot dit que si l'on permettait à ceux qui sortent d'un endroit où est la peste d'aller nus, ils ne la communiqueraient point. Dans la Moldavie, lorsqu'on ne garde pas chez soi le malade attaqué de la peste, on se contente, dès qu'il est guéri, de le laver plusieurs fois dans la rivière, ainsi que ses hardes, et on le renvoie chez lui, sans l'assujettir aux quarantaines ; et ces moyens suffisent pour empêcher l'action de se communiquer. Dans la dernière peste de Moscou, on permit à ceux qui demeuraient dans cette ville de se transporter dans les différents endroits de l'empire de Russie, en usant de certaines précautions : le citoyen qui voulait sortir de la ville, avertissait de son départ l'inspecteur du quartier, qui était chargé de venir, avec le médecin ou le chirurgien, pour le visiter, ainsi que tous ceux qui habitaient dans sa maison. S'ils se trouvaient comme lui en bonne santé, l'inspecteur en faisait son rapport à la commission que l'on avait établie contre la peste, et donnait un registre exact de tout ce que le voyageur devait emporter ; ensuite on lui faisait faire, hors de la ville, une quarantaine de quinze jours, dont quatre étaient employés à exposer son bagage aux fumigations, et on le laissait le reste de ce temps à l'air libre. On réitérait ces quarantaines plusieurs fois, de manière cependant que l'exportation des marchandises n'en reçût aucune atteinte. Dans le plus fort de la peste de Moscou, les quarantaines étaient de quatre semaines dans les différents endroits où passaient les voyageurs ; mais on les diminua ensuite. On pourrait user de semblables précautions pour les vaisseaux qui porteraient des pestiférés, et éviter de les livrer aux flammes, ou de les couler à fond avec tout leur équipage, comme cela s'est quelquefois inhumainement pratiqué, même sur de simples soupçons.

chandises , ne peut être parfaite, à moins que les effets
que l'on soupçonne d'être infectés ne soient développés
et exposés convenablement à l'air, et que l'on n'emploie
les autres moyens capables de corriger l'infection qu'ils
peuvent apporter; si tout cela était convenablement exé-
cuté , il est probable que l'on pourrait aussi abréger le
temps communément prescrit pour la quarantaine des marchandises (1).

673. Le second moyen de prévenir la peste, devient
nécessaire , lorsque l'infection a gagné un endroit et y
domine , afin d'éviter qu'elle ne se répande plus loin.
On ne peut y parvenir qu'en empêchant les habitants , ou
les effets d'un endroit infecté , d'en sortir avant qu'ils aient
été assujettis à une quarantaine convenable.

674. Le troisième moyen de prévenir la peste, qui exige
beaucoup de soin , consiste à empêcher l'infection de se
répandre parmi les habitants de l'endroit où elle s'est manifestée. On doit diriger les mesures nécessaires pour y
parvenir d'après les principes établis § 82 ; et je conclus de
ces principes que tous ceux qui peuvent éviter toute espèce
de communication intime avec les personnes , ou avec
les effets infectés , peuvent se mettre à l'abri de l'infection.

675. Le magistrat peut beaucoup contribuer à empêcher
cette communication. Il faut pour cet effet, 1° laisser sortir
tous les habitants qui sont exempts de l'infection, et qui
ne sont pas nécessaires pour le service de la place ; 2° em-

___

(1) L'exemple de la peste de Moscou est une preuve de ce que
dit ici M. Cullen. On se contentait d'exposer les marchandises que
l'on voulait exporter aux fumigations, ensuite on les laissait à l'air
libre pendant trois , quatre , cinq ou six jours, suivant leur qualité.
Par ce moyen, le commerce de Moscou continua dans toutes ses
branches , et aucune ville ne fut empestée.

pêcher toutes les assemblées , ou toutes les allées et venues
inutiles du peuple(1); 3° prendre soin que les communications
nécessaires se fassent sans contact ; 4° prendre des arran-
gements et faire des provisions capables de donner aux
familles , qui restent dans la ville, la facilité de demeurer
renfermées dans leurs maisons ; 5° permettre aux habitants
de quitter les maisons où la peste a régné , à condition
qu'ils iront dans des lazarets ; 6° ventiler et purifier, ou
détruire aux frais du public , tous les effets infectés ; enfin
éviter les hôpitaux , et donner des appartements séparés aux
personnes infectées (2).

(1) On a observé à Moscou que les processions multipliées avaient
contribué à propager la peste.

(2) Il est cruel d'enlever les malades de force à leur famille , surtout lorsqu'il y en a un grand nombre dans une ville : on ôte souvent , par ce moyen , la seule consolation qui reste à des malheureux , et on les réduit au désespoir. Il arrive communément de là
qu'un grand nombre cachent leur maladie et restent privés de secours. Il serait plus salutaire de laisser chaque pestiféré chez lui ,
lorsqu'il pourra s'y faire soigner ; il respirerait un air plus pur, serait plus tranquille et guérirait plus facilement. On enjoindrait
seulement de mettre une marque à la porte de la maison qui en in-
terdirait l'entrée aux étrangers. Rien ne serait plus avantageux
pour arrêter les progrès de la contagion , que de mettre les malades
sous des tentes , comme le recommande Mead , et comme on le
pratique dans la Moldavie ; mais cela est souvent impossible : c'est
pourquoi il faut au moins avoir soin de tenir les fenêtres et les
portes de la chambre du malade ouvertes. Ainsi , en laissant les
malades chez eux , on diminuera la désolation générale , le gouvernement s'épargnera beaucoup de difficultés , on ne propagera pas
la contagion par le transport des pestiférés, et on pourra en connaître plus facilement le nombre. On aura seulement l'attention de
fournir aux maisons infectées tout ce qui est nécessaire pour que
ceux qui y sont n'aient aucun besoin d'en sortir jusqu'à ce qu'ils
aient fini le terme de la quarantaine , que M. Samoëlowitz fixe entre
quinze et vingt jours.

L'exécution de ces mesures exige une grande autorité , et beaucoup de vigilance et d'attention de la part du magistrat; mais il n'est pas de notre ressort d'entrer dans aucun détail sur cet objet de police publique.

676. Le quatrième et dernier moyen pour prévenir la peste, regarde la conduite de ceux qui sont obligés de rester dans les places infectées , spécialement de ceux qui ont été obligés d'avoir quelque communication avec les malades.

677. Ceux qui sont obligés de rester dans les endroits infectés , sans avoir aucune proche communication avec les malades , peuvent être préservés de la contagion , en évitant tout contact avec les autres personnes , ou avec leurs effets ; et il est probable qu'une petite distance remplira cet objet , si en même temps il n'y a pas de courant d'air qui puisse porter à quelque distance les vapeurs qui s'élèvent des malades ou de leurs effets.

678. Il faut que ceux qui sont nécessairement obligés d'avoir une proche communication avec les malades, sachent que quelques-unes des contagions les plus puissantes n'agissent que quand le corps de l'homme exposé à la contagion se trouve dans certaines circonstances qui le rendent plus susceptible d'en être affecté , ou quand certaines causes concourent à exciter l'action de la contagion; en conséquence, en évitant ces circonstances et ces causes , on peut souvent échapper à l'infection (1).

---

(1) Il ne faut entrer chez un pestiféré qu'après en avoir fait ouvrir les fenêtres et les portes, afin que l'air y circule librement, ne toucher à rien , et avoir soin de ne pas y aller l'estomac vide ; mais prendre , immédiatement avant de sortir de chez soi, quelques tasses de thé acidulé, ou un verre d'eau pure et fraîche , également acidulée. On peut tenir dans sa bouche quelque aromate, tel que le gingembre, le girofle , la cannelle, etc.; porter un vase rempli de

679. Le corps de l'homme est particulièrement sujet à être affecté des contagions, lorsqu'il est affaibli d'une manière quelconque par le défaut de nourriture, et même par un régime austère ou peu nourrissant ; ou bien par l'intempérance dans la boisson, qui, quand la stupeur produite par l'ivresse est dissipée, laisse le corps dans un état de faiblesse ; l'excès des plaisirs de Vénus, les grandes fatigues, ou toute évacuation considérable disposent aussi le corps à recevoir la contagion.

680. Les causes qui, en concourant avec la contagion, la rendent beaucoup plus active, sont le froid, la peur, et l'excès de nourriture.

En conséquence, il faut étudier avec soin les différents moyens exposés § 94, 95 et 96 d'éviter le froid, ou de se mettre en garde contre son action.

---

vinaigre ou d'eau salée, et mettre devant soi un linge trempé dans l'une de ces liqueurs. Si on est obligé de toucher le malade, on se lavera sur-le-champ avec du vinaigre ou de l'eau fraîche. Les médecins de Moscou portaient un surtout trempé dans du vinaigre, et une chaussure enduite de poix. Ceux de Marseille méprisèrent toutes ces précautions.

M. Samoëlowitz observe qu'une précaution générale pour tout citoyen est d'éviter la chaleur dans ses appartements, et d'y entretenir un air frais. Les cuisiniers, les orfévres, en un mot tous les ouvriers qui travaillent au feu ont les premiers ressenti les symptômes de la peste. La chaleur des bains, tels qu'on les prescrit en Russie, a été très-dangereuse, surtout aux tempéraments sanguins ; en un mot, il paraît que tout ce qui est capable d'ouvrir les pores de la peau et de raréfier le sang, favorise l'action de la contagion. On a aussi remarqué à Moscou que la peste n'avait pas fait tant de ravages dans les quartiers habités par les tanneurs ; ce que l'auteur cité donne comme une preuve que la chaleur facilite autant les progrès de la contagion pestilentielle, que l'acidité et la fraîcheur les retardent.

681. Il faut fortifier l'esprit contre la peur autant qu'il est possible ; et, pour cet effet, inspirer une idée favorable de la vertu des moyens préservatifs ; détruire l'opinion que la maladie est incurable de sa nature ; occuper l'esprit d'affaires ou de travaux ; et éviter tous les objets effrayants, tels que les funérailles, le bruit des cloches mortuaires, et les nouvelles de la mort des amis particuliers.

682. L'excès de la nourriture animale augmente l'irritabilité du corps, favorise l'action de la contagion ; et les indigestions occasionées par la quantité ou par la qualité des aliments, produisent le même effet.

683. Outre l'attention que l'on doit avoir d'éviter les différentes circonstances (§ 610, 679 à 682) qui favorisent l'action de la contagion, on peut encore employer quelques moyens capables de fortifier le corps, et de le mettre en état de résister à la contagion.

Il est probable que l'usage modéré du vin ou des liqueurs spiritueuses, peut avantageusement remplir cet objet.

L'exercice, lorsqu'on est en état d'en faire usage, peut aussi, comme il est probable, être avantageux, s'il est dirigé de manière à ne pas trop échauffer ni trop fatiguer.

Ceux qui ont tenté les bains froids, et qui en ont communément éprouvé les effets fortifiants, peuvent par leur usage se mettre en état de résister à l'infection, s'ils se sont assurés d'une manière quelconque qu'ils n'en sont pas déjà atteints.

Il est probable que quelques médicaments peuvent aussi être utiles pour mettre l'homme en état de résister à l'infection : mais il ne m'est guère possible de ranger dans cette classe les nombreux alexipharmaques que l'on a autrefois proposés ; ou, au moins, je n'en admettrai qu'un petit nombre, et ceux seulement qui ont une vertu tonique, tels que l'écorce du Pérou, qui est peut-être le plus efficace

de tous. Si l'on peut espérer quelque effet des antiseptiques , je pense que le camphre donné intérieurement ou
appliqué à l'extérieur, est un de ceux qui promettent le
plus.

On ne doit empêcher à qui que ce soit de se servir des
préservatifs dont il a conçu une bonne idée , soit que ce
soit un charme, ou un médicament, pourvu que ce dernier
ne soit pas directement nuisible.

Je ne puis décider, d'après les observations que j'ai lues
jusqu'ici , si les cautères sont utiles pour préserver de la
contagion , ou pour en modérer les effets (1).

684. Comme ni l'air en général , ni aucune portion
considérable de l'atmosphère n'est corrompue ou imprégnée
de la matière des contagions , l'usage d'allumer des feux
dans une grande partie de la ville infectée (2) , ou les autres
fumigations générales faites à l'air libre , ne sont d'aucune
utilité pour prévenir la maladie , et peuvent même être
nuisibles.

____

(1) M. Samoëlowitz observe que tous les sous-chirurgiens d'un
hôpital, qui portaient jusqu'à deux ou trois cautères , et qui fai-
saient usage de préservatifs, furent, au nombre de quinze, affectés
de la peste, et l'on ne put en sauver que trois. D'autres, qui n'a-
vaient ni cautères, ni préservatifs, furent exempts de la maladie.

Il était autrefois d'usage, dans les temps de peste, de faire une
large incision à la cuisse pour y mettre un morceau d'ellébore noir.
Cette opération occasionait une telle douleur, que l'on était obligé
de lier le malade. On dit que cette racine produisait de très-bons
effets quand on pouvait la supporter. La suppuration qui survenait
pouvait prévenir la diathèse inflammatoire et rendre la maladie
moins terrible.

(2) Voyez la note de la pag. 1 du Discours préliminaire, en
ajoutant que les feux que l'on a allumés à Moscou dans le commencement de la peste n'en ont pas arrêté les progrès, au rapport de
Mertens, et que la même remarque a été faite dans la peste de
Toulon. (D. L.)

685. Il est probable que l'on pourrait beaucoup contribuer à modérer les progrès de l'infection, si on enjoignait aux pauvres de changer fréquemment de vêtements, et s'ils en avaient suffisamment pour le faire ; il faudrait aussi leur persuader en même temps, de renouveler souvent l'air de leurs maisons et d'y exposer leurs meubles.

SECTION III.

De la Cure de la Peste.

686. LES indications à remplir pour la cure de la peste, sont les mêmes que celles qui conviennent dans les fièvres en général (§ 126); mais ici ces indications ne sont pas toutes également nécessaires et importantes.

687. Les moyens de modérer la violence de la réaction, qui agissent en diminuant l'action du cœur et des artères (§ 128), ont rarement lieu dans la peste , excepté quand le régime antiphlogistique y convient en général. Il est vrai que quelques médecins ont recommandé la saignée ; et il peut y avoir des circonstances où elle est utile ; mais le plus souvent elle n'est pas nécessaire , et elle peut même , dans beaucoup de cas, être très-nuisible.

On a aussi recommandé les purgatifs, et ils peuvent, jusqu'à un certain degré, être utiles , pour entraîner la bile , ou les autres matières en putréfaction qui se trouvent fréquemment dans les intestins ; mais une évacuation considérable de ce genre serait certainement nuisible.

688. Il est de la plus grande nécessité, dans le traitement de la peste , de modérer la violence de la réaction, autant qu'on peut le faire en détruisant le spasme de l'extrémité des vaisseaux (§ 151); et tous les moyens (§ 152 à 200) qui tendent à remplir cette indication sont extrêmement convenables.

689. Il est probable qu'il serait très-utile de donner un émétique dès les premières approches de la maladie ; et il y a apparence que les vomitifs pourraient être utiles dans d'autres périodes de la maladie, en évacuant la bile contenue dans le canal alimentaire, et en dissipant le spasme des petits vaisseaux (1).

---

(1) Lind a proposé les émétiques pour dissiper le froid des intermittentes. On a vu que le spasme acquérait beaucoup de force en durant long-temps ; c'est pourquoi on doit tâcher de le faire cesser le plus tôt possible. On appelle en général les médecins trop tard pour donner le vomitif dans le temps convenable. Dans une épidémie ce remède devrait être entre les mains de tout le monde. Les vomissements spontanés, violents, qui accompagnent communément la première attaque de la peste, ne doivent pas toujours détourner de l'usage des vomitifs, parce que l'on sait que, dans les fièvres, ces vomissements peuvent déterminer l'humeur vers la surface, et il faut les aider par l'ipécacuanha. Il faut prescrire le vomitif lorsque la fièvre est parvenue à un certain degré de chaleur, lorsqu'il y a un froid considérable, frisson, faiblesse, syncope, etc. On doit néanmoins observer que, dans la peste, la détermination qui se fait vers les parties internes a été quelquefois si violente, qu'on a trouvé un épanchement de sang dans l'estomac, quoique les symptômes n'eussent pas duré vingt-quatre heures : dans de pareils cas, l'émétique hâterait la mort. Mais cet épanchement n'est pas général lorsque la peste est légère ; c'est pourquoi elle se guérit souvent. On pourrait donc, d'après l'analogie, traiter la peste, de même que les fièvres, par les vomitifs, donnés tantôt pour vomir., tantôt pour exciter la nausée.

M. Samoëlowitz a toujours donné les vomitifs à forte dose. Dès qu'il se présentait à son hôpital un malade qui avait des vomissements, surtout si la maladie se déclarait après le repas, il donnait aussitôt un vomitif composé de quatorze grains d'ipécacuanha en poudre, de deux grains de tartre stibié, et de huit grains de crême de tartre, le tout pour une dose : il faisait boire par-dessus de l'eau d'orge, ou simple ; et si le malade n'avait pas assez vomi, il réitérait la même dose vers le soir ou le lendemain matin.

690. Quelques principes relatifs à la fièvre en général , et à la peste en particulier , me donnent lieu de croire qu'il faut, après avoir donné le premier vomitif, disposer le corps à la sueur , que l'on ne doit pousser qu'à un degré modéré , mais entretenir au moins pendant vingt-quatre heures ou même plus , si le malade la supporte facilement.

691. Il faut exciter et diriger cette sueur suivant les règles établies § 168 ; la favoriser par l'usage abondant des délayants, rendus plus agréables par les acides végétaux , ou plus puissants , en y faisant dissoudre une petite quantité de sels neutres.

692. Pour entretenir le malade dans une sueur continuelle, on peut donner fréquemment un peu de bouillon léger , acidulé avec le jus de limon , et permettre quelquefois un peu de vin , si la chaleur du corps n'est pas considérable.

693. Lorsque l'on juge les sudorifiques nécessaires , les narcotiques sont les plus efficaces et les plus sûrs ; mais il ne faut pas les combiner avec les aromatiques , et il est probable que l'on pourrait les rendre plus actifs , en les joignant à une certaine quantité d'émétiques et de sels neutres.

694. Si, malgré l'usage des émétiques et des sudorifiques , la maladie continue, il faut recourir aux moyens capables de prévenir la faiblesse et la putridité ; et, pour cet effet, on peut administrer tous les différents remèdes proposés plus haut (du § 201 au § 227) ; mais spécialement les toniques , dont les principaux sont les boissons froides et l'écorce du Pérou.

695. Dans la cure de la peste, il faut aussi faire quelque attention au traitement des bubons et des charbons; mais nous ne nous en occuperons pas, parce que cet objet est du ressort de la chirurgie.

CHAPITRE VI.

De l'Erysipèle ou feu Saint-Antoine (1).

696. J'ai parlé , § 279 ; de la distinction que je crois que l'on doit faire entre les maladies qui méritent d'être appelées *érythème et érysipèle ;* d'où il est aisé de voir que le

---

(1) Le terme d'érysipèle a été donné indifféremment à la phlogose de la peau et à la fièvre érysipélateuse ; mais M. Cullen appelle, avec Sauvages , *érysipèle* , la rougeur de la peau qui est précédée de la fièvre , et il désigne sous le nom d'*érythème* , une affection cutanée , où la fièvre n'est que symptomatique.

L'érysipèle est caractérisé par une fièvre inflammatoire , qui dure deux ou trois jours, qui est communément accompagnée d'assoupissement et souvent de délire ; il survient ensuite une rougeur sur une partie de la peau , le plus communément sur le visage. N. C.

Il y a deux espèces d'érysipèles.

I. Dans la première espèce, ou dans l'*érysipèle vésiculaire* , la peau est d'un rouge tirant sur le rose ; cette couleur s'étend , occupe un espace considérable , et se termine dans quelques endroits par de larges vessies.

Cette espèce comprend , 1º la fièvre érysipélateuse de Sydenham ;

2º La fièvre maligne érysipélateuse , qui ne diffère de la précédente que par la violence de ses symptômes ;

3º Le feu Saint-Antoine , appelé aussi *feu sacré* et *mal des ardents* , qui, en 1130, sous Louis VII, fut épidémique en Lorraine. Les malades, tourmentés par des douleurs atroces , poussaient des gémissements sous les portiques des temples et dans les places publiques. Cette maladie pestilentielle corrodait les pieds ou les mains , et quelquefois le visage. Sauvages n'ose décider si on doit rapporter cette affection à l'érysipèle ou à l'anthrax. M. Cullen observe avec raison qu'il y a souvent dans l'érysipèle une disposition à la putridité et à la gangrène ; ce qui doit occasioner des

dernier peut avoir sa place ici, parce qu'il est un érythème qui succède à la fièvre.

---

variétés considérables dans l'érysipèle, en raison des climats : ainsi, dans les pays froids, cette maladie se trouve communément réunie à la diathèse inflammatoire, et dans les pays chauds, à la disposition putride. On pourrait peut-être admettre deux espèces d'érysipèles, l'une inflammatoire, l'autre putride ; mais M. Cullen avoue que la dernière espèce ne lui est pas bien connue ; c'est pourquoi il n'en a pas parlé.

M. Cullen soupçonne avec raison que le feu Saint-Antoine, de même que l'érysipèle contagieux de Sauvages, ne sont que des fièvres accompagnées d'un érythème symptomatique.

II. M. Cullen doute que la seconde espèce d'érysipèle, qu'il appelle *phlyctenodes erysipelas*, soit du même genre que l'érysipèle vésiculaire ; néanmoins il en donne le caractère suivant, afin de mettre les savants en état d'en juger.

Dans l'érysipèle *phlyctenodes*, il y a une rougeur qui succède à de petits boutons qui occupent particulièrement différents endroits du tronc, et se terminent en peu de temps par des phlyctènes ou de petites vessies.

On doit rapporter à cette espèce le *zoster* de Pline ; et l'*herpes zoster* de Sauvages, ou la ceinture dartreuse. Ces deux maladies ne diffèrent de l'érysipèle phlyctenodes qu'en ce qu'elles occupent le milieu du corps, où elles forment comme une espèce de ceinture.

On doit regarder comme symptomatique l'érysipèle produit par certains poissons. Ainsi Sauvages rapporte que deux personnes qui avaient mangé du foie de chien de mer frit, furent immédiatement après attaquées d'un assoupissement et d'un délire qui durèrent trois ou quatre jours, et furent suivis d'un érysipèle universel accompagné d'une démangeaison considérable, qui se termina par la chute totale de l'épiderme, qui se fit en six jours chez l'un des malades, et en un mois chez l'autre.

Sauvages a vu d'autres poissons, pris en aliment, produire un érysipèle qui n'affectait que le cou et le visage.

Les moules occasionent aussi quelquefois, à ceux qui en ont mangé, un prurit considérable, qui dure plusieurs jours, et est ac-

697. Je suppose que l'érysipèle dépend d'une matière engendrée dans le corps, qui, en conséquence de la fièvre ,
se porte vers la surface d'une manière analogue à celle des
autres exanthèmes. J'avoue qu'il peut être difficile de faire
l'application de ceci à chaque espèce particulière d'érysipèle ; mais je choisis celle où l'on croit généralement que
cette application peut se faire , savoir l'érysipèle du visage,
que je vais en conséquence examiner ici.

698. L'érysipèle du visage commence par le frisson, et
par les autres symptômes de pyrexie : l'accès de froid est
fréquemment accompagné d'un embarras de la tête, de quelque degré de délire , et presque toujours d'assoupissement,
ou même de coma. Le pouls est toujours fréquent , et communément plein et dur.

699. Lorsque ces symptômes ont continué un , deux , ou
trois jours au moins, il paraît sur quelque endroit du visage une rougeur semblable à celle qui est décrite § 275.
Cette rougeur , qui imite l'érythème , n'a pas d'abord une
grande étendue ; mais elle s'étend par degrés du lieu qu'elle
occupait premièrement aux autres parties du visage , communément jusqu'à ce qu'elle l'ait couvert en entier ; elle gagne fréquemment le cuir chevelu , ou descend sur quelque
partie du cou. La rougeur , en s'étendant, disparaît communément , ou au moins diminue sur les parties qu'elle oc-

---

compagné d'une rougeur vive de la peau. D'autres fois cet aliment
produit une rougeur semblable , accompagnée de fièvre , de vomissements violents et d'autres symptômes effrayants qui se dissipent en peu d'heures, comme j'ai eu occasion de l'observer plusieurs
fois. Les huîtres ont produit aussi quelquefois les mêmes effets.
J'ai vu certains végétaux, tels que les fraises , produire constamment des accidents à peu près semblables , mais de peu de durée ,
chez quelques personnes. Ces symptômes paraissent dépendre de
la disposition particulière de l'estomac, et sont une des preuves de
la sympathie qui existe entre ce viscère et la surface du corps.

cupait d'abord. Toutes celles qui deviennent rouges sont en même temps affectées d'un gonflement qui subsiste encore après que la rougeur est abattue. Tout le visage se gonfle considérablement, et les paupières sont souvent tellement enflées, qu'elles recouvrent entièrement les yeux.

700. La rougeur et le gonflement augmentent pendant quelque temps, et communément il paraît plus tôt ou plus tard, sur différentes parties du visage, des vessies plus ou moins larges, remplies d'une liqueur ténue jaunâtre, ou presque sans couleur, qui en sort plus ou moins promptement. La surface de la peau, dans les endroits où s'élèvent les vessies, devient quelquefois livide et noirâtre ; mais il est rare que cette lividité s'étende au-delà de la surface, ou qu'elle indique qu'un certain degré de gangrène affecte la peau. La cuticule éprouve, vers la fin de la maladie, une desquamation considérable sur les parties du visage où il n'a pas paru d'ampoules.

Quelquefois la tumeur des paupières se termine par la suppuration.

701. L'inflammation du visage ne produit aucune rémission de la fièvre qui dominait avant ; quelquefois même celle-ci devient plus forte à mesure que l'inflammation augmente et s'étend.

702. L'inflammation persiste communément huit ou dix jours ; la fièvre et les symptômes qui l'accompagnent subsistent aussi autant de temps.

703. A mesure que l'inflammation fait des progrès, le délire et l'affection comateuse augmentent quelquefois, et le malade périt d'apoplexie le septième, le neuvième ou le onzième jour. On suppose communément que, dans ces cas, la maladie se porte des parties externes sur les parties internes, mais je n'ai vu aucun exemple où l'affection du cerveau ne me parût pas être simplement une suite de l'affec-

tion externe, qui se communiquait à ce viscère ; car la première augmentait en même temps que la dernière.

704. L'inflammation cesse , lorsque la maladie n'est pas mortelle , après avoir affecté une partie, communément tout le visage , et quelquefois les autres parties externes de la tête. La fièvre se dissipe aussi avec l'inflammation , et le malade recouvre la santé sans aucune crise évidente.

705. Cette maladie n'est pas communément contagieuse ; mais elle peut être produite par une matière âcre appliquée extérieurement ; il est en conséquence possible qu'elle se communique quelquefois d'une personne à l'autre.

Ceux qui ont été une fois attaqués d'érysipèle sont sujets à en éprouver des retours.

706. On peut prévoir l'événement de cette maladie , d'après la nature de ses symptômes , qui indiquent une affection plus ou moins grave du cerveau; il est rare que l'érysipèle soit dangereux lorsqu'il ne survient ni délire, ni affection comateuse ; mais quand ces symptômes paraissent dès les premiers instants de la maladie, et qu'ils sont portés à un degré considérable, il y a tout à craindre.

707. Les considérations suivantes me donnent lieu de douter que l'on soit fondé à séparer, dans la nosologie, l'érysipèle des autres phlegmasies ; cette maladie paraît souvent en même temps que la pyrexie. Je l'ai vue produite avec tous les symptômes qui la caractérisent, par l'application d'une matière âcre (1) sur une partie ; elle est communément accompagnée d'un pouls plein et souvent dur ; la surface du

------

(1) L'onguent mercuriel produit assez souvent cet effet : j'ai vu son application sur la jambe être suivie d'un érysipèle accompagné d'une fièvre considérable qui a duré plusieurs jours ; l'inflammation a en peu de temps gagné la cuisse , ensuite le tronc, et ne s'est dissipée que très-difficilement ; le scrotum surtout est resté très-long-temps affecté.

sang que l'on tire à ceux qui en sont attaqués est couverte d'une croûte semblable à celle qu'il présente dans les autres phlegmasies ; enfin le gonflement des paupières se termine fréquemment par la suppuration. De quelque manière qu'on considère la maladie que je viens de décrire, je pense que c'est celle que les médecins ont nommée érysipèle phlegmoneux , et qu'elle tient beaucoup de la nature des phlegmasies.

708. Il résulte de cette conclusion, que l'érysipèle du visage doit en grande partie se traiter, de même que les inflammations phlegmoneuses , par la saignée, les purgatifs rafraîchissants et le régime antiphlogistique dans toute son étendue ; et l'expérience m'a confirmé les avantages de cette méthode curative.

709. On doit recourir plus ou moins à la saignée et aux purgatifs , en raison de la violence des symptômes ; particulièrement de ceux de pyrexie et de ceux qui indiquent l'affection du cerveau ; mais comme la pyrexie continue, et s'accroît souvent avec l'inflammation du visage (1) , il faut faire usage des évacuations dont je viens de parler dans quelque temps que ce soit de la maladie.

710. Dans l'érysipèle, de même que dans toutes les au-

---

(1) Quand le visage est affecté, les saignées surtout produisent une révulsion avantageuse ; les doutes que l'on a élevés à leur égard ne sont pas fondés : c'est à tort que l'on s'est imaginé que la fièvre était nécessaire pour aider l'éruption, et que cette dernière devait cesser en même temps que la fièvre ; car la fièvre dure tant que l'éruption est forte , et elle n'en est que la conséquence. On doit donc toujours employer la saignée dans l'érysipèle , de même que dans les autres inflammations , et la réitérer en raison de la violence de la fièvre. Rien n'a été plus pernicieux en médecine, que de considérer la fièvre comme nécessaire pour aider toutes les éruptions : cette opinion a fait douter des avantages de la saignée, et a introduit l'usage funeste des aromatiques chauds et des cordiaux stimulants.

tres maladies de la tête, il est bon de faire tenir le malade, aussi souvent qu'il peut le supporter, dans une position un peu droite.

711. Il y a toujours dans cette maladie une affection externe, et souvent même il n'en existe pas d'autre ; l'on a en conséquence proposé d'appliquer différents remèdes sur la partie affectée ; mais l'effet de presque tous est douteux. On soupçonne les narcotiques, les rafraîchissants et les astringents de disposer à la gangrène ; les spiritueux paraissent augmenter l'inflammation ; et tous les huileux ou les aqueux semblent donner lieu à la maladie de s'étendre. L'application qui paraît la plus sûre, et qui est aujourd'hui employée le plus communément, est celle qui consiste à saupoudrer fréquemment la partie enflammée avec de la farine desséchée.

712. L'érysipèle phlegmoneux paraît fréquemment sur d'autres parties du corps que le visage ; et ces sortes d'inflammations érysipélateuses se terminent fréquemment par la suppuration. Ces cas sont rarement dangereux ; ils commencent quelquefois par l'assoupissement, et même le délire ; mais cela arrive rarement ; et ces symptômes cessent lorsque l'inflammation est formée. Je n'ai pas vu d'exemple où cette inflammation, après avoir affecté les extrémités, se soit jetée sur une partie interne ; et ces inflammations des extrémités, quoique accompagnées de pyrexie, exigent rarement les mêmes évacuations que l'érysipèle du visage. On doit d'abord uniquement les saupoudrer de farine desséchée, et éviter toutes les applications humides, telles que les fomentations ou les bouillies, à moins que la continuité de la maladie, l'augmentation du gonflement ou le battement que l'on ressent dans la partie n'indiquent une suppuration prochaine.

713. J'ai jusqu'ici considéré l'érysipèle comme étant en grande partie de nature phlegmoneuse ; c'est d'après cette

opinion que j'ai proposé ma méthode curative. Il est cependant probable que l'érysipèle est quelquefois accompagné de fièvre putride, ou qu'il en est un symptôme ; les évacuations que j'ai proposées plus haut, peuvent alors ne pas convenir, et l'usage de l'écorce du Pérou être nécessaire ; mais je ne puis rien dire de précis sur cet objet, parce que je n'ai pas encore observé de cas où l'érysipèle fût compliqué de putridité.

CHAPITRE VII.

De la Fièvre miliaire (1).

714. On dit que cette maladie a été inconnue aux anciens, et qu'elle parut pour la première fois en Saxe, vers le mi-

---

(1) Quoique Cullen, à l'exemple de de Haen, regarde la miliaire comme symptomatique, il a cru devoir la placer, dans sa Nosologie, au rang des exanthèmes, pour ne pas induire ses lecteurs en erreur, dans le cas où il se serait trompé, comme il avoue que cela peut être ; en conséquence, il en donne le caractère que pourraient donner ceux qui regardent cette maladie comme idiopathique, et laisse aux savants à décider cette question d'une manière plus précise.

Je ne puis m'empêcher d'adopter l'opinion de M. Cullen sur la fièvre miliaire : les observations que nous avons jusqu'à présent, ne suffisent pas pour la détruire ; on a publié en France, depuis quelques années, un grand nombre de traités sur la fièvre miliaire, et il me paraît que tous les auteurs ont donné ce nom à des fièvres putrides ou inflammatoires, où l'éruption miliaire était réellement symptomatique ; car leurs descriptions diffèrent à raison des épidémies qu'ils ont observées, et on ne peut y reconnaître aucun symptôme pathognomonique de la miliaire.

Caractère de la Fièvre miliaire.

Cette maladie commence par une fièvre putride, accompagnée d'anxiétés, d'une sueur fétide et de picotements à la peau. Il sur-

lieu du dernier siècle, d'où elle s'est répandue dans toutes les autres parties de l'Europe, et l'on ajoute qu'elle a depuis régné dans plusieurs contrées où on ne l'avait jamais vue.

---

vient, dans une période indéterminée de la maladie, de petits boutons rouges séparés les uns des autres, qui sont en grand nombre sur toute la peau, excepté sur le visage; au bout d'un ou de deux jours il se forme, sur le sommet de ces boutons, de petites pustules blanches qui durent peu de temps. N. C.

La fièvre miliaire se nomme aussi le millot, maladie miliaire, pourpre blanc, millet, suette. On doit rapporter à la miliaire, que l'on croit idiopathique, les espèces suivantes :

1° La miliaire bénigne, qui est précédée d'une fièvre légère, et qui succède le troisième ou le quatrième jour à des sueurs abondantes. Les pustules croissent promptement, elles sont remplies d'une sérosité limpide, la base en est enflammée, l'éruption dure trente heures : alors les symptômes qui l'accompagnaient se dissipent; mais la sueur continue jusqu'au septième jour, où l'épiderme tombe en écailles.

2° La miliaire maligne, dans laquelle tous les symptômes, tels que le délire, les convulsions, la vitesse du pouls, la sécheresse de la langue, la douleur de tête, etc., augmentent après l'éruption, et particulièrement trois jours après qu'elle s'est manifestée. Souvent l'éruption cesse et reparaît jusqu'à trois ou quatre fois, et le malade n'en est délivré que le quatorzième ou le vingtième jour. Plus les pustules sont nombreuses et précoces, plus il y a de danger pour le malade.

3° La miliaire suivie de récidive; cette espèce ne diffère de la précédente qu'en ce qu'elle est plus longue : on y voit aussi quelques pustules plus larges.

4° La miliaire d'Allemagne, qui était une fièvre inflammatoire qui régnait dans le mois de janvier, et se masquait tantôt sous la forme de fièvre intermittente, tantôt sous celle de pleurésie. Elle était accompagnée d'une douleur de tête considérable, de sécheresse de la langue et de mouvements convulsifs : l'éruption se faisait le onzième, le quinzième ou le dix-huitième jour. La plupart des malades avaient une hémorrhagie du nez et une diarrhée qui

715. Depuis qu'elle a été particulièrement observée pour la première fois, un grand nombre d'auteurs différents l'ont décrite et traitée ; tous, excepté quelques-uns de ceux qui ont écrit très-récemment, l'ont considérée comme une maladie idiopathique particulière.

On dit qu'elle est constamment accompagnée de symptômes particuliers ; elle commence par un accès de froid, souvent violent ; l'accès de chaud qui lui succède est joint à une grande anxiété et à des soupirs fréquents. La chaleur du corps devient considérable, et produit bientôt une sueur copieuse, qui néanmoins est précédée d'un sentiment de picotement dans toute la peau, semblable à des piqûres d'épingles ; et la sueur a une odeur particulière qui est forte et

---

duraient trois jours, et quelquefois même huit jours, et étaient remplacées par l'éruption miliaire ; alors tous les autres symptômes se dissipaient.

On doit certainement regarder comme symptomatiques, 1º la miliaire qui a régné en 1756 à Cusset dans le Bourbonnais : elle était une vraie fièvre inflammatoire qui exigeait des saignées réitérées ; 2º la miliaire qui a régné en Bretagne en 1757, laquelle était une fièvre inflammatoire, catarrhale et putride ; 3º la nouvelle fièvre miliaire de Sydenham, qui paraît être aussi une fièvre inflammatoire ; 4º la suette miliaire, appelée la suette et fièvre putride maligne : cette maladie s'annonce d'abord par des symptômes d'inflammation très-violents, auxquels succèdent très-promptement ceux de putridité ; 5º la miliaire aiguë scorbutique ; 6º la miliaire pourprée, qui est un des symptômes de la fièvre des prisons ; 7º la miliaire des femmes en couche, connue sous le nom d'éruption laiteuse ; il est aisé de voir, d'après ce que nous avons dit sur la fièvre puerpérale, que c'est sans fondement que l'on attribue au lait toutes les affections de la peau qui surviennent à la suite des couches ; 8º la miliaire scorbutique chronique ; 9º la miliaire critique, qui est survenue, au bout de six jours, à un homme qui avait pris deux gros d'arsenic, et a fait disparaître les symptômes terribles que ce poison avait produits.

désagréable. L'éruption ne se manifeste dans aucune période déterminée de la maladie ; mais elle survient plus tôt ou plus tard , suivant les individus. Elle ne paraît que rarement ou jamais sur le visage ; on l'aperçoit d'abord sur le cou et la poitrine , d'où elle se répand souvent sur tout le corps.

716. On dit que l'éruption que l'on désigne sous le nom de miliaire est de deux espèces , dont l'une se nomme la miliaire rouge (1), et l'autre la miliaire blanche.

On convient communément que la première est une affection symptomatique ; la dernière est la seule que l'on puisse considérer comme idiopathique ; c'est pourquoi je me bornerai à la décrire particulièrement, et à en parler dans ce chapitre.

717. Ce que l'on appelle éruption miliaire blanche (2), se manifeste d'abord de même que la rouge , par de très-petits boutons rouges, le plus souvent séparés, mais quelquefois rassemblés en forme de placards ; ces boutons s'élèvent très-peu et se distinguent mieux au tact qu'à la vue. Immédiatement après que cette éruption s'est manifestée, ou au moins le second jour, on aperçoit sur le sommet de chaque bouton une petite vésicule. D'abord la vésicule est couleur de miel; mais bientôt elle devient blanche , et s'élève comme un petit globule sur le sommet du bouton. Au bout de deux ou trois

---

(1) La miliaire rouge n'est pas suffisamment caractérisée pour pouvoir la distinguer ; quelques-unes de ses pustules contiennent du pus et d'autres du sérum. D'ailleurs elle ne diffère de la miliaire blanche qu'en ce que les boutons sont rouges : quelques auteurs admettent une espèce de miliaire à base rouge , dont le sommet est semblable à celui de la miliaire blanche : ils regardent cette espèce comme plus dangereuse ; mais tout ce qu'on a dit à ce sujet mérite d'être confirmé par de nouvelles observations.

(2) On doit rapporter, je crois, à cette espèce la miliaire crystalline.

jours, ces globules se rompent ou s'enlèvent par le frotte-
ment, et ils sont remplacés par de petites croûtes, qui,
bientôt après, tombent en petites écailles. Pendant qu'une
certaine quantité de boutons suit ce cours, il en succède un
autre ordre ; de manière que la maladie continue ainsi sur
la peau plusieurs jours de suite. Quelquefois lorsqu'une première éruption a disparu, il s'en reproduit une autre au
bout d'un certain intervalle. On observe même chez certaines personnes une telle tendance à cette maladie, que
souvent elles en sont affectées plusieurs fois dans le cours de
leur vie.

718. On dit que cette maladie affecte les deux sexes, et
qu'aucun âge, ni aucune constitution n'en sont exempts.
Néanmoins on a observé de tout temps, qu'elle attaquait
spécialement et plus fréquemment les femmes qui relevaient
de couche.

719. Cette maladie est souvent accompagnée de symptômes
violents, et a été fréquemment mortelle. Cependant ses
symptômes sont très-variés ; quelquefois ils sont les mêmes
que ceux que l'on observe dans les maladies fébriles ;
mais je n'ai pu trouver aucun symptôme ou aucun concours de symptômes, qui fût constamment semblable
chez les différents individus, de manière à pouvoir servir
de caractère spécifique à la maladie. Lorsqu'elle est violente, les symptômes les plus communs sont la phrénésie,
l'affection comateuse et les convulsions, qui tous surviennent également dans les fièvres traitées par un régime fort
échauffant.

720. Les symptômes de cette maladie étant aussi variés,
on ne doit pas s'attendre que l'on puisse proposer aucune
méthode curative particulière. En conséquence, différents
écrivains ont proposé des méthodes et des remèdes différents;
on a fréquemment disputé sur ceux qui étaient les plus convenables ; et les médicaments reçus et mis en usage par

quelques médecins, ont été rejetés par d'autres qui en ont adopté d'opposés.

721. Je viens de rapporter ce que j'ai trouvé chez les auteurs qui ont considéré la fièvre miliaire blanche comme une maladie idiopathique ; mais, après l'avoir souvent observée, je suis obligé de diré ici que je doute beaucoup qu'il ait jamais existé une semblable maladie idiopathique, telle qu'on l'a supposée ; et je soupçonne qu'il y a beaucoup d'erreurs dans ce que l'on a écrit sur ce sujet.

722. Il ne me paraît nullement probable que cette maladie fût réellement nouvelle dans le temps où on a commencé à la considérer comme telle. Il me semble que l'on en trouve des indices très-clairs dans les auteurs qui ont écrit long-temps avant cette époque (1) ; et quand bien même on n'en trouverait aucune trace, cela ne suffirait pas pour assurer qu'elle était inconnue aux anciens ; on sait que leurs descriptions des maladies étaient peu exactes et imparfaites, surtout relativement aux affections cutanées ; l'on n'ignore pas non plus que ces affections qui ne paraissaient ordinairement que comme symptomatiques, étaient communément négligées ou confondues sous un même nom générique.

723. Les anxiétés, les soupirs, et le picotement de la peau, symptômes qui précèdent cette maladie et que l'on a prétendu lui être particuliers, sont également communs à beaucoup d'autres, et peut-être à toutes celles où l'on excite les sueurs par un régime échauffant.

---

(1) Il est faux que la fièvre miliaire ait paru pour la première fois à Leipsic, vers la fin du dernier siècle. Hippocrate, Arétée, Ætius, Cælius Aurelianus et les médecins arabes en ont désigné les principaux caractères : elle était connue de Forestus, de Rivière et de Fernel. Il est vrai cependant que personne n'en avait donné une bonne description avant Sydenham.

Aucun des phénomènes que l'on dit accompagner cette éruption, ne peut être regardé comme constant et particulier ; il faut en excepter les sueurs qui, en effet, la précèdent et l'accompagnent toujours. Il y a un grand nombre de maladies différentes, où cette éruption se manifeste, mais ce n'est jamais qu'après les sueurs ; et elle ne paraît pas chez les personnes attaquées de ces mêmes maladies lorsqu'on évite les sueurs (1) ; il est par conséquent probable qu'elle en est l'effet, et qu'elle est produite par une matière qui n'existait pas avant dans la masse du sang, mais qui est engendrée dans la peau même par des circonstances particulières. Pour prouver que cette éruption est due à ces circonstances, on peut ajouter qu'elle ne se manifeste que rarement ou jamais sur le visage, quoiqu'elle affecte tout le reste du corps ; en outre, elle vient particulièrement sur les endroits qui sont le plus exactement couverts ; et on peut la faire paraître sur certaines parties par des applications externes.

724. On observera que cette maladie éruptive diffère des autres exanthèmes par un grand nombre de circonstances ; par exemple, elle n'est pas contagieuse, ni par conséquent jamais épidémique ; l'éruption ne paraît dans

---

(1) Il y a même des personnes chez lesquelles les sueurs sont toujours accompagnées d'une espèce d'éruption miliaire, comme on l'observe particulièrement dans le temps où règnent les maladies catarrhales, et à la fin de l'été. Je pense qu'Hippocrate a désigné une affection de ce genre sous le nom d'ἵδρωα, *sudamina*, dans l'aph. 21, sect. III.

Les éruptions miliaires rouge et blanche se manifestent fréquemment chez les nouvelles accouchées, sans aucune fièvre et sans aucun danger : j'ai vu plusieurs femmes faibles y être sujettes à la suite de leurs règles ; ce qui prouve que le millet est dû à un état particulier de la peau qui est trop relâchée, ou dont le ton est détruit par un régime échauffant, ou par toute autre cause.

aucun temps déterminé de la maladie ; la durée n'en est pas fixe ; on voit fréquemment des éruptions se succéder dans le cours de la même fièvre ; et souvent cette maladie revient plusieurs fois dans le cours de la vie chez la même personne.

Il est très-probable, d'après toutes ces circonstances, que, dans la fièvre miliaire, la matière morbifique n'est pas une contagion particulière, qui, en se communiquant à la masse du sang, s'assimile à nos humeurs, et donne lieu à une fièvre qui détermine son transport vers la surface du corps ; mais il paraît que cette matière est engendrée accidentellement dans la peau même, par les sueurs.

725. Cette conclusion devient encore plus probable, en ce que l'éruption miliaire n'a aucun symptôme particulier, ou aucun concours de symptômes qui lui soit propre ; et cependant elle survient accidentellement dans presque toutes les maladies fébriles, inflammatoires ou putrides, qui sont accompagnées de sueurs ; d'où l'on peut présumer que l'éruption miliaire n'est qu'une affection symptomatique produite de la manière que nous avons dit.

726. Mais comme cette affection symptomatique n'accompagne pas toujours les sueurs, il est utile de rechercher quelles sont les circonstances qui déterminent particulièrement cette éruption à paraître. Je suis obligé de convenir qu'il ne m'est pas possible de répondre, d'une manière positive et convenable, à cette question. Je ne puis dire qu'il existe une circonstance quelconque, qui, dans tous les cas, donne lieu à cette éruption ; et j'ignore quelles sont les causes qui, dans différents cas, peuvent la produire. Je ne puis offrir qu'une seule observation relative à cette recherche ; par exemple, les personnes qui suent dans les maladies fébriles, sont particulièrement sujettes à l'éruption miliaire, lorsqu'elles ont été déjà affaiblies par des

évacuations considérables , surtout par les hémorrhagies :
ceci explique pourquoi la miliaire arrive plus fréquemment
aux nouvelles accouchées qu'à toute autre personne. Ce
qui confirme l'explication que je·viens de donner, c'est
que j'ai observé cette éruption chez des femmes qui n'étaient
pas accouchées , mais qui avaient été fort sujettes à des
règles fréquentes et copieuses, et à des flueurs blanches
presque continuelles. J'ai eu aussi occasion de remarquer
la même chose chez des hommes attaqués de fièvre,
qui avaient perdu beaucoup de sang (1) à la suite des
plaies.

De plus, il paraît probable que cette éruption est produite par un certain état de faiblesse ; car elle survient
souvent dans les fièvres putrides , qui sont toujours accompagnées d'une grande faiblesse. Il est vrai qu'elle se
manifeste aussi quelquefois dans les maladies inflammatoires, où l'on ne peut en rendre raison de la même manière;
mais je pense que l'on pourra se convaincre facilement que
la miliaire paraît particulièrement dans les maladies inflammatoires où les sueurs prolongées long‑temps, ou fréquemment réitérées, ont donné lieu à la faiblesse , et peut‑être
à une diathèse putride qui avait affaibli le système.

727. Il me paraît tellement évident que cette éruption
est toujours symptomatique et factice , que je suis persuadé

(1) M. White assure aussi avoir souvent vu des éruptions miliaires se manifester dans les fièvres symptomatiques qui surviennent à la suite de quelques opérations de chirurgie , quoique les malades parussent d'ailleurs jouir d'une bonne santé ; de manière
qu'on ne pouvait attribuer cette éruption qu'au relâchement de la
peau et à la sueur, occasionés par la chaleur du lit. Il remarque
aussi qu'il n'a jamais vu la fièvre miliaire paraître sans sueur ,
comme on l'observe à l'égard de la petite-vérole, de la rougeole
et des autres exanthèmes.

qu'il ne suffit, le plus souvent, pour la prévenir, que d'é-
viter les sueurs (1). Les sueurs spontanées sont très-rarement
critiques dans le commencement des maladies. On doit les
arrêter toutes quand il est évident qu'elles ne sont pas de
ce genre; et il est communément très-pernicieux de les
exciter, en augmentant la chaleur externe ; on ne doit même
que rarement aider les sueurs critiques par de pareils
moyens. En conséquence, s'il survient des sueurs spontanées, on doit les arrêter, et, pour cet effet, entretenir
un air frais dans la chambre du malade, diminuer le poids
et la quantité des couvertures, faire tenir les mains et les
bras hors du lit, et donner des boissons froides : je pense,
à l'aide de ces précautions, avoir fréquemment prévenu
les éruptions miliaires, qui seraient vraisemblablement sur-

---

(1) On ne peut douter que la fièvre miliaire, de même que
quantité d'autres fièvres putrides, ne puisse être engendrée par
un mauvais traitement ; c'est pourquoi ceux qui prescrivent aux
accouchées un régime échauffant, observent beaucoup plus communément la miliaire que ceux qui suivent une méthode opposée.
Un médecin de Chester, suivant le rapport de M. White, a remarqué que cette fièvre, qu'on regardait comme endémique dans
cette ville, et qui enlevait beaucoup de monde, avait presque disparu, ou était sans danger, depuis qu'il avait fait usage des rafraîchissants. On a fait la même remarque à Manchester, où une
sage-femme qui faisait beaucoup d'accouchements, tenait ses malades fort chaudement. Hulme a aussi fait disparaître la miliaire
de l'hôpital des accouchées, dont il était le médecin, en renouvelant l'air et en prescrivant un régime rafraîchissant. Enfin les médecins les plus célèbres sont d'accord sur cet objet, et il y a lieu
d'espérer que tous, uniquement guidés par l'expérience, se réuni-
ront pour détruire les préjugés et bannir entièrement la méthode
pernicieuse adoptée encore par les vieilles femmes, qui peut-être
ne permettront pas, comme l'observe White, qu'on leur ôte la
licence de faire périr impunément le genre humain.

2.   6

venues sans cela, surtout chez les femmes nouvellement
accouchées.

728. Mais il peut arriver que, par le défaut de ces
précautions, ou par d'autres circonstances, l'éruption miliaire survienne; et alors il s'agit de déterminer quel est
le traitement que l'on doit suivre ? Cette question est im-
portante, car je pense que la matière engendrée dans cette
maladie est souvent d'une espèce virulente; elle est fréquemment l'effet de la putridité; et quand on la traite en
augmentant la chaleur externe du corps, elle paraît acquérir
une virulence qui produit les symptômes indiqués § 719, et
elle est toujours mortelle.

Un grand nombre de médecins ont cru que le froid était
nuisible dans les maladies éruptives; et qu'il fallait, en
conséquence, bien couvrir le corps, de manière à augmenter la chaleur externe. Cette opinion a été funeste (1);
mais l'erreur est maintenant reconnue : on sait qu'il est
souvent très-dangereux d'augmenter la chaleur externe du

____

(1) David Hamilton, qui est le premier qui a écrit sur la miliaire des femmes, dit qu'il a toujours employé les stimulants;
mais on ne peut douter aujourd'hui que sa pratique n'ait été funeste à un grand nombre ; car il est constant, d'après les observations faites dans différents hôpitaux, tant en Angleterre qu'en
Ecosse, que la mortalité des femmes en couche est presque réduite
à zéro, depuis qu'on y observe un régime rafraîchissant; à peine y
voit-on la fièvre miliaire et la fièvre puerpérale, qui toutes deux
sont produites par les mêmes causes. Le docteur Young tenait les
accouchées aussi fraîchement que celles qu'il inoculait de la petite-vérole; par ce moyen elles étaient exemptes des fièvres, qui
leur sont communément très-funestes, et elles relevaient beaucoup
plus promptement que celles qui, étant uniquement abandonnées
au soin des garde-malades, étaient tenues chaudement et buvaient
abondamment du vin animé par des épices.

corps , et que les différentes éruptions , non – seulement permettent , mais même exigent l'application de l'air froid. On est aujourd'hui persuadé que la pratique anciennement adoptée , dans le cas d'éruption miliaire , de couvrir parfaitement le corps et d'exciter par des moyens externes et par des remèdes internes , les sueurs qui accompagnent cette éruption , était très-pernicieuse et communément mortelle. C'est pourquoi je pense qu'il faut , même lorsque l'éruption miliaire a paru , employer tous les moyens indiqués plus haut pour arrêter les sueurs toutes les fois qu'il n'est pas évident qu'elles sont critiques. J'ai eu occasion d'observer quelquefois , que l'admission même de l'air froid était sans danger et utile.

729. Tel doit être , en général , le traitement des éruptions miliaires ; mais il faut en même temps , employer les remèdes convenables à la maladie primitive ; en conséquence , lorsque l'éruption accompagne les affections inflammatoires , et que la plénitude et la dureté du pouls , ou d'autres symptômes , indiquent la présence de l'état inflammatoire , il faut recourir à la saignée , aux purgatifs , et aux autres remèdes antiphlogistiques (1).

---

(1) La saignée convient lorsqu'il y a des signes d'inflammation , surtout chez les jeunes gens , chez les pléthoriques et chez les femmes dont les lochies sont supprimées. Les sueurs ni l'éruption miliaire ne doivent point faire rejeter la saignée dans ce cas ; souvent il est essentiel d'y recourir dès les premiers instants de la maladie , comme l'a observé mon père dans la suette miliaire qui a régné en Picardie en 1747 : il faisait faire de larges saignées du bras et du pied , en raison de la violence de la fièvre , de la force du pouls et du mal de tête , qui était considérable chez tous les malades ; il administrait un vomitif immédiatement après , et donnait ensuite un purgatif. Souvent il n'était pas possible , le second jour , de recourir à la saignée , parce que les signes de putridité se manifestaient , la tête se prenait davantage , et il survenait une

6,

D'une autre part, lorsque l'éruption miliaire survient dans des maladies où la faiblesse et la putridité dominent, il est bon d'éviter toute évacuation, et d'employer les toniques et les antiseptiques, particulièrement l'écorce du Pérou, les boissons froides, et l'air froid.

Je terminerai cet article en observant qu'un vénérable praticien octogénaire, de Fischer, qui a fait un traité sur cette maladie, a, en parlant des indications curatives, donné entre autres celle-ci : « *Excretionis periphericæ non »primariam habere rationem* (1). »

---

sueur colliquative qui faisait périr le malade en peu d'heures. M. Boyer, qui fut quelque temps après envoyé par le roi aux environs de Beauvais pour traiter la même maladie, adopta cette méthode, qui fut la seule efficace : tous ceux qui voulurent éviter la saignée et faire usage des cordiaux périrent.

Cette maladie a plusieurs fois paru dans la Picardie, et s'est toujours manifestée dans les plus grandes chaleurs de l'été ; elle commençait par un mal de tête considérable, et enlevait très-promptement les hommes les plus robustes.

(1) De Fischer dit que les indications curatives, dans cette maladie, sont de dissiper le spasme, et de traiter l'éruption comme symptomatique ; il ajoute cependant qu'elle mérite quelque attention, et qu'il faut éviter l'application de l'eau froide chez les femmes nouvellement accouchées, qui sont affaiblies par le travail et par l'hémorrhagie qui l'a suivi : le froid est dangereux quand la miliaire paraît ; mais le même auteur veut que l'on évite avec soin un régime trop chaud. La remarque qu'il fait au sujet des fièvres éruptives, est très-juste, et ne se trouve dans aucun praticien. Dans la petite-vérole, la rougeole et la fièvre miliaire, le danger et la mortalité sont, en général, proportionnés à la quantité de l'éruption ; par conséquent, il faut plutôt s'occuper de la modérer que de l'aider.

CHAPITRE VIII.

*Des autres genres d'Exanthèmes. De l'urticaria ou fièvre
ortiée, de la Fièvre vésiculaire et des Aphthes.*

730. On a donné le nom d'*urticaria* à deux maladies
différentes : l'une est une éruption chronique, décrite par
le docteur Heberden, dans les transactions médicales, article XVII ; cette espèce n'étant pas une maladie fébrile,
n'appartient pas à cet article (1). L'autre est l'urticaria ou
la fièvre ortiée de notre synopsis (2), qui est regardée par
tous les nosologistes comme un exanthème fébrile, et demande par conséquent à être traitée ici.

731. Je n'ai jamais vu cette maladie contagieuse et épidémique, et dans le petit nombre de cas où je l'ai observée sporadique, elle a rarement tenu la marche régulière

---

(1) Elle paraît être une espèce de dartre.

(2) Cette maladie commence par une fièvre continue avec rémission. Le second jour il survient des taches rouges, qui disparaissent presque entièrement le jour, reviennent le soir avec la fièvre,
et s'en vont, au bout de peu de jours, en écailles très-petites.

Tel est le caractère que M. Cullen donne de la fièvre ortiée, plutôt d'après les auteurs que d'après ses observations, parce qu'il ne
l'a jamais vue telle qu'elle est décrite.

Sauvages regarde cette fièvre comme une espèce de scarlatine, et
la nomme scarlatine ortiée. Sydenham, sect. VI, chap VI, la considère comme une seconde espèce de fièvre érysipélateuse ; quelques auteurs l'ont désignée sous le nom de fièvre rouge prurigineuse ; Meyzeray, dans son Traité des maladies des armées, tom. II,
pag. 291, la nomme fièvre ortiée.

Cette fièvre est quelquefois accompagnée de tumeurs érysipélateuses, et elle excite une démangeaison incommode, surtout le
soir : elle dure communément trois ou quatre jours.

décrite par les auteurs. Je ne puis considérer plus au long cet objet, parce que les récits que les différents écrivains en ont donnés ne sont pas uniformes, et qu'ils sont à peine d'accord : d'ailleurs, je pense que cela n'est pas fort nécessaire ; car on convient généralement que cette maladie est tellement bénigne, qu'elle n'exige guère d'avoir recours à aucun remède. Il suffit, en général, de suivre un régime antiphlogistique, et de tenir le malade dans une température qui ne soit ni chaude ni froide.

732. Le pemphigus, ou la fièvre vésiculaire (1), est une maladie rare et extraordinaire ; on en trouve très-peu d'exemples dans les écrits des médecins ; je n'ai jamais eu occasion de la voir ; en conséquence, il ne me conviendrait pas d'en parler, car je ne puis répéter ce que d'autres en ont dit, parce qu'elle a été jusqu'ici peu observée, et que son caractère ne me paraît pas être exactement déterminé.- *Vid. Acta Helvetica*, vol. II, pag. 260 ; *Synop. nosolog.*, vol. II, pag. 149 (2).

733. Les aphthes sont une maladie mieux connue (3).

---

(1) La fièvre vésiculaire est une espèce de typhus contagieux. Le premier, le second ou le troisième jour il s'élève, sur différentes parties du corps, des vésicules de la grosseur d'une aveline, qui durent plusieurs jours, et se terminent par l'épanchement d'une sérosité limpide. N. C.

(2) Cette maladie, qui, de nos jours, du moins en France, est loin d'être très-rare, a été décrite avec beaucoup de soin par plusieurs écrivains modernes, et notamment par M. St-Gilibert, qui en a fait l'objet d'un travail trop étendu sans doute, mais d'ailleurs justement estimé. (D. L.)

(3) Cette maladie est précédée d'une fièvre putride, à la suite de laquelle la langue se gonfle et prend une couleur pourpre, ainsi que l'intérieur de la gorge ; il se manifeste des escharres, d'abord dans la gorge et sur les rebords de la langue ; ces escharres occupent bientôt tout l'intérieur de la bouche ; elles sont blanches, quel-

On la voit communément chez les enfants, où elle est si
aisée à distinguer qu'il n'est pas nécessaire de nous en oc-

---

quefois séparées, souvent réunies ; si on les enlève, elles reviennent promptement, et leur durée n'est pas déterminée. N. C.

Ce caractère des aphthes convient particulièrement à la maladie
de ce genre qui affecte les enfants : M. Cullen ne parle pas des
aphthes fébriles des adultes, parce qu'il ne les a jamais vus idiopathiques. Cependant on ne peut douter que cette maladie ne soit
fréquente en Hollande, d'après la description qu'en ont donnée
Boërhaave et Ketelaer. J'ai eu occasion de l'observer en France,
dans le mois d'août 1783, temps où il régnait beaucoup de maladies catarrhales : elle s'est manifestée de la manière suivante. Un
jeune homme qui s'était souvent exposé au froid le soir, et qui
avait fait beaucoup d'exercice à la campagne, revint chez lui avec
un frisson considérable, auquel succéda une fièvre violente ; la
peau était sèche et brûlante, il avait une anxiété et un malaise
considérables, la respiration était très-gênée, il se plaignait de ressentir un poids considérable sur la poitrine et une chaleur brûlante
dans l'intérieur de la bouche ; il avait été fort agité la nuit, il cra-
chait fort peu, et les crachats étaient légèrement teints de sang,
ce qui me détermina à le faire saigner deux fois le second jour. Le
troisième il n'y avait plus de sang dans les crachats, la langue se
tuméfia, l'intérieur de la bouche devint fort douloureux, quoique
la fièvre et l'anxiété fussent un peu modérées. Au commencement du
quatrième jour il se manifesta des aphthes blanchâtres sur la langue,
les gencives, le palais et toutes les parties internes de la bouche ;
il s'établit en même temps une salivation très-abondante qui ressemblait, tant par la couleur que par l'odeur, à celle qui survient
à ceux qui ont fait usage du mercure : la quantité de matière que
le malade rendait, pouvait d'abord être de trois ou quatre livres par
jour ; mais elle se modéra le cinquième, et finit du sept au huit, à
compter du jour où elle s'était manifestée. Il ne fut pas possible de
rien appliquer sur les petits ulcères, ils se dissipèrent d'eux-mêmes
avec la salivation : tant que cette dernière subsista, la sensibilité de
la bouche et de l'œsophage était extrême ; le bouillon ou la tisane
la plus légère excitait des douleurs insupportables ; on ne put

cuper ici. Je ne l'ai pas observée en Ecosse comme maladie idiopathique qui affectât les adultes : mais elle me paraît

---

donner que du petit-lait clarifié et des émulsions de loin en loin ; j'y joignis des lavements pour modérer la fièvre et la constipation. Le pouls, dans tout le cours de la maladie, fut fort élevé, excepté vers le temps de l'apparition des aphthes, où il était serré et très-précipité. Le malade éprouva quelques douleurs de bas-ventre, la peau fut presque toujours sèche, la déglutition devint plus aisée à mesure que la salivation diminua ; la fièvre cessa en même temps, l'appétit revint, et le douzième jour les aliments solides passaient facilement.

Il y a lieu de croire que, dans ce cas, la maladie s'étendait tout au plus jusqu'à l'œsophage, puisqu'il n'y eut que des coliques légères, et qu'il ne survint ni diarrhée ni dysenterie, comme cela arrive lorsque les aphthes affectent les intestins. Elle ne fut pas précédée du hoquet, que M. van Swieten dit avoir observé souvent, et qu'il regarde comme un signe que l'orifice supérieur du ventricule est affecté. Il me paraît que cette observation est un exemple des aphthes idiopathiques chez les adultes. En conséquence, je crois utile d'en donner une description plus détaillée, avant que de parler des autres espèces.

Des Aphthes des adultes.

Les aphthes se manifestent souvent sans fièvre, et en sont fréquemment la suite ; ils diffèrent des autres ulcères en ce qu'ils s'élèvent, comme des pustules, au-dessus de la surface de la partie qu'ils affectent, et n'y forment pas de cavité ; mais lorsqu'ils sont parvenus à leur degré de maturité, ils tombent par parties, ou bien gagnent l'intérieur et ne laissent aucune trace après eux.

Les aphthes sont toujours blancs ou approchent de la couleur blanche et cendrée, surtout lorsqu'ils sont de mauvaise qualité. On n'en voit jamais de rouges ni de noirs, suivant l'observation de Ketelaer. Ils s'annoncent par des pustules blanches, superficielles, dont le sommet est rond ; ils commencent par la luette, d'où ils gagnent le palais ; quelquefois ils se bornent à ces parties ; mais lorsqu'ils ont plus de gravité, non-seulement ils affectent, comme

être plus fréquente en Hollande ; c'est pourquoi je renvoie ceux qui voudront l'étudier, à Boërhaave et à son com-

---

on l'a vu, toutes les parties internes de la bouche, mais même l'œsophage et les intestins, au point que, quand ils tombent, on en rend par le fondement une assez grande quantité pour remplir plusieurs bassins.

Les aphthes sont fréquents dans les pays humides, et particulièrement dans la Zélande, où, suivant Ketelaer, plus de la dixième partie des fièvres continues se terminent par des aphthes, vers la fin de l'automne ou au commencement de l'hiver. Il n'y a cependant pas de signes certains à l'aide desquels on puisse les annoncer. Un peu avant qu'ils se manifestent, la respiration et la déglutition sont difficiles, la parole est gênée ; tantôt le sommeil est troublé, tantôt il est profond ; mais il n'est pas absolument difficile de réveiller les malades. Les aphthes les moins dangereux sont ceux qui paraissent avec des signes de coction dans les urines.

Les aphthes surviennent dans les fièvres continues et dans les fièvres putrides, lorsque les évacuations, tant spontanées qu'artificielles, ne soulagent pas.

La cause prochaine des aphthes est l'augmentation de sécrétion de l'humeur, qui sert à lubrifier les parties internes de la bouche, et qui sort des glandes muqueuses, qui sont en grand nombre sur la langue, les amygdales, le voile du palais, le pharynx, l'œsophage, etc. Les aphthes surviennent dans le cas où cette humeur s'épaissit plus que de coutume, et acquiert une certaine acrimonie, surtout lorsqu'une cause quelconque y porte la matière de la transpiration.

Le pronostic des aphthes est très-incertain ; quelquefois le malade périt lorsque l'on compte le plus sur sa guérison : ceux qui paraissent chez les adultes le septième ou le neuvième jour, sont moins graves que ceux qui surviennent avant, surtout si les symptômes de la fièvre se modèrent. Les aphthes sont toujours fâcheux aux vieillards et à ceux qui sont très-affaiblis : ceux qui, après avoir disparu, reviennent plusieurs fois, sont de mauvais augure ; Ketelaer dit les avoir souvent vus reparaître six ou sept fois, et le

mentateur van Swieten, dont les ouvrages sont entre les
mains de tout le monde.

---

malade périr : il a aussi observé que l'éruption des règles, le dévoiement et le flux hémorrhoïdal étaient des symptômes funestes,
même lorsque les aphthes paraissaient être d'ailleurs de nature
bénigne. Si le catarrhe survient, il fait souvent disparaître les
aphthes et occasione la mort, à moins que le malade ne soit très-
vigoureux.

Il n'y a pas d'aphthes plus fâcheux que ceux qui surviennent dans
les maladies où l'on n'a procuré aucune évacuation dans le commencement ; c'est ce qu'a vu fréquemment Ketelaer en Hollande,
qui dit que souvent les malades, par une économie mal entendue,
n'appelaient le médecin que quand les forces étaient épuisées par
la longueur de la maladie, et qu'il n'était plus possible de compter
sur aucun remède ; car souvent cette affection est longue, et on la
prolonge en irritant l'appétit, qui est affaibli.

C'est à tort que l'on croit que des aliments âcres peuvent produire les aphthes. Toutes les matières âcres, le catarrhe même, les
font disparaître, et il en résulte alors beaucoup de danger. Ketelaer les regarde comme critiques dans les fièvres continues ardentes, qui attaquent les adultes forts et vigoureux.

On doit considérer comme cause éloignée des aphthes, tout ce
qui peut diminuer la transpiration ; car on ne les observe pas dans
les pays chauds, où les pores de la peau sont plus ouverts ; au
contraire, ils sont communs dans les pays froids et humides, où
l'on fait usage d'aliments grossiers ; c'est pourquoi les aphthes sont
moins fâcheux tant que les sueurs et les urines sont abondantes, et
la suppression de ces évacuations est un signe funeste.

Quant au traitement qui convient dans les aphthes, Ketelaer observe que la saignée et les purgatifs sont nuisibles, et que ces remèdes ne conviennent qu'avant l'apparition des aphthes, pour modérer les symptômes de la fièvre, ou dans les cas où il survient en
même temps une inflammation violente, telle que la pleurésie ou
la phrénésie. Les purgatifs donnés dans le temps où les aphthes
s'étaient manifestés, ont souvent produit une superpurgation qui a

fait périr le malade en peu d'heures. Les lavements émollients sont fort avantageux ; mais il ne faut y recourir que le troisième jour , lorsqu'il y a constipation.

Comme les aphthes paraissent être une évacuation critique , ils n'exigent qu'un régime convenable , et il suffit d'employer pour tout remède quelques gargarismes adoucissants , parce que toute la maladie paraît résider dans la bouche. Néanmoins les astringents et les rafraîchissants sont nuisibles dans les véritables aphthes. Suivant Ketelaer, ces remèdes ne conviennent que dans ceux dont les anciens ont donné la description , et qui sont de véritables ulcères qui corrodent les parties affectées ; au contraire , les aphthes qui règnent en Hollande , et que l'on voit quelquefois dans nos climats, sont superficiels , et d'autant moins dangereux que leur éruption se fait plus facilement ; mais si on les fait rentrer , il en résulte toujours des accidents très-fâcheux. En conséquence, on ne doit donner que des boissons adoucissantes , telles que les infusions de mauve , de guimauve, de tussilage , dans lesquelles on dissout un peu de miel , ou prescrire quelques émulsions : dans la Zélande , le peuple prend une décoction de rave avec un peu de sucre ou de la bière légère sucrée. Ketelaer a remarqué que cette boisson suffisait pour aider la maturité des aphthes et modérer l'irritation qu'ils occasionent. Néanmoins il faisait souvent laver la bouche avec une décoction d'orge , de raisins secs, de figues et de réglisse , dans laquelle il mettait du sirop de jujubes ou du sucre. Mais il évitait avec soin tous les répercussifs ; il permettait les sirops échauffants et les aliments un peu nourrissants vers la fin de la maladie.

Sydenham a observé des aphthes , dans une fièvre épidémique qui avait des redoublements très forts le soir, qui ressemblaient à ceux de la double tierce ; lorsque ces aphthes ne se dissipaient que difficilement, il donnait le quinquina qui en aidait la séparation. Van Swieten a tenté le même remède, en y joignant l'usage des décoctions émollientes , de crainte que le quinquina ne nuisit par sa vertu astringente ; et il a remarqué que les croûtes formées par les aphthes tombaient beaucoup plus facilement chez ces derniers que chez ceux à qui il n'avait pas donné le quinquina , parce qu'ils étaient moins affoiblis et que la fièvre était moins forte. Il paraît que ces aphthes différaient de ceux que nous venons de décrire , et qu'ils étaient l'effet de la putridité : on doit regarder aussi comme d'une espèce différente les aphthes qui sont suivis d'une sensibilité extraordinaire de l'estomac et des intestins.

Des Aphthes des enfants.

Les aphthes ou les chancres qui affectent les enfants nouveau-nés, sont de petites pustules qui commencent par de petits points rouges, et deviennent ensuite blanchâtres, grenues , plus ou moins incommodes et douloureuses. Ces aphthes ne diffèrent en général de ceux dont nous venons de donner la description , qu'en ce qu'ils creusent et forment de petits ulcères : d'ailleurs ils sont recouverts d'une croûte qui leur a fait donner le nom de gale de la bouche ; cette croûte, en tombant, occasione une salivation considérable, mêlée d'un peu de sang, et laisse une grande sensibilité dans les parties qui étaient attaquées. Quelquefois ces ulcères n'affectent que le palais et les amygdales ; alors les enfants sont sans fièvre , et ceux même dont on ne prend aucun soin, conservent leur gaieté et leur appétit, dorment bien et guérissent sans aucun remède. Mais souvent les ulcères se répandent dans tout l'intérieur de la bouche, se communiquent à la langue, à l'œsophage, et gênent la déglutition ; alors l'intérieur de la bouche est brûlant , les enfants sont altérés , ils ne cessent de crier jour et nuit, et ne peuvent téter ; il survient des hoquets et des vomissements, si la maladie s'étend jusqu'à l'estomac ; ou même des tranchées, une diarrhée et d'autres symptômes fâcheux , qui indiquent que les intestins sont vivement affectés, et qui enlèvent les malades en trois jours , comme on l'observe fréquemment dans les hôpitaux , et surtout dans l'hôpital des Enfants-Trouvés de Paris , où cette maladie porte le nom de *Muguet*, et passe pour être beaucoup plus grave qu'ailleurs.

Lorsque les aphthes sont blancs , qu'ils n'affectent que quelques parties de la bouche , sans gagner l'œsophage, et qu'ils tombent en une espèce de farine jaunâtre ou par pellicules, il n'y a aucun danger. Mais les pustules sont dangereuses quand elles ont une couleur grisâtre, qu'elles ont commencé par affecter les intestins et l'estomac, d'où elles se sont étendues dans la gorge où elles forment une croûte épaisse semblable à du lard. Si la fièvre qui accompagne ces symptômes est violente, si les pustules et tout l'intérieur de la bouche prennent une couleur noire , la mort survient promptement. Lorsque ces aphthes reparaissent souvent , ou qu'ils surviennent pendant la dentition, ils sont aussi fort dangereux.

La cause prochaine des aphthes paraît être l'engorgement des glandes muqueuses de la bouche , de l'estomac et du canal intestinal : c'est à tort qu'on les attribue à l'acrimonie du chyle ; les aliments de mauvaise qualité décident la maladie , mais ne la produisent pas ; car il y a beaucoup de pays où on ne la voit jamais, quoique les enfants soient mal nourris.

On doit regarder comme causes éloignées des aphthes tout ce qui peut diminuer la transpiration insensible , tel que le froid et l'humidité de l'air , un lait étranger et difficile à digérer ; car on observe que cette maladie règne particulièrement dans les pays froids et humides , et qu'elle affecte surtout les enfants que l'on nourrit avec le lait des animaux. Il y a même lieu de croire qu'il y a une espèce de contagion qui propage cette maladie et la rend très-pernicieuse. Toutes les causes qui aggravent les maladies contagieuses la rendent aussi plus funeste. Elle est plus commune et plus fâcheuse dans les endroits où l'air est chargé de miasmes putrides; c'est pourquoi les enfants qui naissent ou qui sont reçus dans les hôpitaux où il y a un grand nombre de malades , sont particulièrement sujets aux aphthes et meurent presque tous. Au contraire , cette maladie est moins commune et moins funeste dans les endroits où les enfants respirent un air pur. Les nourrices qui donnent à téter à ceux qui sont affectés d'aphthes de mauvaise qualité , éprouvent souvent une légère rougeur aux mamelles , qui communément se dissipe en peu de jours , en les bassinant avec un peu de vin chaud. Mais d'autres fois il y survient une excoriation suivie d'ulcères difficiles à guérir , et qui demandent à être examinés avec soin, car on les a quelquefois confondus avec les ulcères vénériens.

Le moyen de prévenir les aphthes consiste à élever les enfants dans un air pur , à leur donner le lait d'une bonne nourrice , à leur faire souvent des frictions sèches sur tout le corps, et à les baigner fréquemment.

Lorsque les aphthes sont blanchâtres , en petit nombre, peu étendus et sans fièvre , il suffit de donner à l'enfant quelque boisson adoucissante, propre à humecter la bouche et à modérer la douleur, telle que l'eau d'orge, dans laquelle on mettra un peu de miel ou de sirop ; celui de mûres, de violettes, de guimauve, etc. On se contentera de toucher les aphthes avec un peu de miel, comme il paraît qu'on l'a pratiqué dans la plus haute antiquité. Ainsi les habitants de Larisse, remplis de vénération pour Hippocrate, regardaient comme spécifique, dans cette maladie, le miel que l'on trouvait sur le tombeau de ce grand homme, où des abeilles avaient formé plusieurs ruches.

Lorsque les aphthes sont considérables et accompagnés de fièvre, il faut changer de nourrice, commencer la cure par les vomitifs, et éviter les purgatifs ; donner des boissons légèrement acidulées ; saigner, ou appliquer les sangsues derrière les oreilles, surtout lorsque les aphthes surviennent pendant le temps de la dentition ; faire des gargarismes avec quelques décoctions légérement astringentes, telles que l'eau d'orge, d'aigremoine ou de plantain, dans laquelle on met du miel rosat et quelques gouttes d'esprit de sel ou de vitriol. Il est aussi très-utile de toucher fréquemment les escharres avec le vitriol blanc, ou même avec le collyre de Lanfranc, que l'on met dans un peu d'eau de miel, dans laquelle on trempe un linge que l'on attache au bout d'un petit morceau de bois pour en toucher légèrement les ulcères. S'il y a des tranchées ou de la constipation, il faut donner fréquemment des lavements. Lorsque l'irritation est considérable, les narcotiques sont utiles ; on peut même les donner en assez grande dose, à l'exemple de Rivière, qui fit prendre à son fils jusqu'à un grain de laudanum ; c'est un moyen de prévenir ou de modérer la diarrhée. Il faut, pendant l'usage de ce remède, prescrire un régime rafraîchissant à la nourrice : si même elle est fort échauffée, que les seins soient douloureux, et qu'il y ait des signes de pléthore, on la fera saigner. C'est une erreur de croire que la saignée supprime le lait ; elle en augmente au contraire la sécrétion, toutes les fois qu'on y a recours dans les circonstances que je viens d'indiquer, comme l'expérience me l'a appris. On doit mettre au rang des erreurs de ce genre, la crainte que témoignent plusieurs personnes de l'art de donner des lavements aux nourrices ; mais ce serait trop m'écarter de mon objet que d'entreprendre ici de combattre une infinité de préjugés semblables, que j'ai vu être souvent nuisibles aux nourrices et aux enfants.

Des Aphthes symptomatiques.

Il est évident que l'on doit regarder comme symptomatiques les aphthes qui surviennent dans les fièvres, dans les maladies éruptives, telles que la petite-vérole, et à la suite de l'usage du mercure. Mais il y a une espèce d'aphthes que l'on nomme *ulcères scorbutiques de la bouche*, que l'on confond, sans fondement, avec le scorbut ; cette maladie règne particulièrement dans les années humides, dans le même temps que les affections catarrhales ; quelquefois elle est épidémique, et affecte particulièrement les enfants de huit à dix ans qui sont dans les hôpitaux. Elle est précédée d'une fièvre plus ou moins violente, d'un sentiment de chaleur et d'une altération considérable ; les gencives se gonflent extrêmement, la bouche est fétide, souvent il survient une hémorrhagie des gencives et du nez. Au bout de quelques jours on observe, dans l'intérieur de la bouche, de petits ulcères presque ronds, d'une couleur rouge foncée, qui, dans quelques endroits, ressemblent à des phlyctènes ; ces ulcères sont suivis d'un ptyalisme considérable, qui est fréquemment légèrement teint de sang ; ils disparaissent communément dans l'espace d'une quinzaine ; quelquefois, lorsque tous les autres symptômes sont dissipés, il reste des ulcères difficiles à guérir ; cependant on les détruit d'ordinaire en un mois ou deux, en les touchant avec le vitriol blanc ou l'eau de Rabel. Comme jamais je n'ai vu les signes qui caractérisent particulièrement le scorbut, réunis à cette maladie, je pense que l'on doit plutôt la regarder comme catarrhale, que comme une affection scorbutique, puisqu'elle règne en même temps que le catarrhe, et qu'elle est produite par les mêmes causes.

On doit rapporter à cette espèce la maladie que van Swieten a observée en 1728, et qui régnait particulièrement dans le peuple : les joues, les lèvres et les gencives étaient corrodées, surtout chez les enfants, et les ulcères étaient d'une fétidité extrême ; la maladie était moins fréquente chez les adultes, et ses progrès moins rapides : elle commençait par un tubercule dur, douloureux, que

734. Tous les nosologistes ont mis les pétéchies (1) au rang des maladies fébriles ; mais la plupart des médecins

---

l'on apercevait dans l'endroit où s'ouvre le conduit excréteur de la glande parotide. Il survenait une légère excoriation dans la partie interne de la joue ; au bout de quelques heures, l'endroit excorié se recouvrait d'une croûte blanche qui donnait lieu de croire à ceux qui ne connaissaient pas la maladie , que la suppuration commençait à s'établir ; mais si l'on y appliquait des émollients , le mal faisait des progrès rapides ; et lorsqu'on ne les arrêtait pas par le sel ammoniac (muriate d'ammoniaque), l'endroit affecté noircissait et tombait en pourriture. J'ai vu des aphthes semblables attaquer les amygdales et le palais, et produire chez des personnes où il n'y avait d'ailleurs aucun soupçon de vice vénérien , des engorgements et des suppurations qui ont duré plusieurs années ; on les a souvent regardés comme l'effet d'un virus vénérien, et traités en conséquence par les mercuriaux ; mais j'ai remarqué que ces remèdes étaient toujours inutiles dans ce cas, et que souvent ils aggravaient considérablement le mal, surtout lorsqu'on les donnait à grande dose et qu'on les continuait long-temps.

(1) On nomme pétéchies des taches presque rondes, semblables à des piqûres de puces , d'une couleur quelquefois pourprée, d'autres fois livide ou noire ; ces taches ne s'élèvent point au-dessus de la superficie de la peau, et n'occasionent point de démangeaison ; elles surviennent dans toutes les maladies où il y a une tendance considérable à la putridité.

Les pétéchies se distinguent facilement, 1° des morsures de puces, en ce que dans ces dernières on aperçoit la piqûre de l'insecte, et que la rougeur disparaît en la comprimant avec le doigt, ce qui n'arrive pas dans les pétéchies ; 2° elles se distinguent des taches scorbutiques , par la fièvre aiguë qui les accompagne, et par l'absence des signes du scorbut ; 3° on ne peut pas les confondre avec la rougeole , en ce que cette dernière est toujours accompagnée d'une affection catarrhale, et que l'on remarque, dans le temps de l'éruption , une certaine aspérité de la peau qui ne s'observe pas dans les pétéchies ; d'ailleurs les taches de la rougeole n'ont point de forme déterminée , et les pétéchies sont d'une forme circulaire ;

eonviennent, avec beaucoup de raison, que cette maladie ne doit être regardée que comme une affection purement symptomatique ; je ne puis en conséquence en parler ici.

LIVRE IV.

Des Hémorrhagies (1).

CHAPITRE PREMIER.

De l'Hémorrhagie en général.

735. Les nosologistes, en établissant une classe ou un ordre de maladies sous le titre *d'Hémorrhagies* (2), n'ont

4° dans la scarlatine, il y a une rougeur uniforme étendue sur tout le tronc, comme si on y avait répandu du vin rouge ; dans les pétéchies, les taches sont livides, séparées les unes des autres, et la peau conserve sa couleur dans les intervalles qui les séparent ; d'ailleurs il y a dans la scarlatine une démangeaison très-incommode qui n'existe jamais dans les pétéchies ; enfin on en voit très-rarement sur le visage ; 5° les pétéchies diffèrent des vibices ou des meurtrissures, en ce que les taches qu'elles forment sont beaucoup moins larges, et ne sont pas d'une couleur violette.

(1) Si l'on s'étonnait de voir les *hémorrhagies* placées au nombre des maladies fébriles, il serait juste d'observer aussi que Cullen n'a compris sous ce titre que les *hémorrhagies actives*, lesquelles sont toujours accompagnées d'un mouvement général de réaction fort analogue à celui qui caractérise les fièvres proprement dites. Quant aux *hémorrhagies passives*, auxquelles il rapporte, et les hémorrhagies qui dépendent d'une violence externe, et les hémorrhagies de cause interne qui ne présentent aucun état fébrile prononcé, il en a complétement négligé l'histoire ; et c'est, il faut l'avouer, une grande lacune dans son important ouvrage. (D. L.)

(2) L'auteur donne le caractère suivant des hémorrhagies.

Il y a pyrexie avec un écoulement de sang qui n'est occasioné

adopté pour caractère de cette classe ou de cet ordre, que la seule circonstance d'épanchement de sang rouge ; ils ont ainsi réuni des maladies dont la nature est fort différente : or, dans tout arrangement méthodique, il faut éviter, autant qu'il est possible, toute pareille association arbitraire et non naturelle. Les nosologistes, en se conduisant ainsi, ont en outre supprimé ou perdu de vue la distinction des hémorrhagies en passives et en actives, qui est adoptée et bien fondée.

736. Mon dessein est de rétablir cette distinction ; c'est pourquoi je ne comprendrai ici sous le titre d'hémorrhagies, que celles que l'on a communément appelées actives ; c'est-à-dire, qui sont accompagnées d'un certain degré de pyrexie, lequel paraît toujours dépendre de l'accélération du mouvement du sang dans les vaisseaux qui le laissent échapper ; et cette accélération est particulièrement l'effet d'une cause interne. Hoffmann me sert en ceci de guide : il a joint les hémorrhagies actives aux maladies fébriles, et a, en conséquence, placé les premières comme un ordre dans la classe des pyrexies. J'exclus de cet ordre tous les épanchements de sang rouge, qui sont entièrement dus à une violence externe, et tous ceux qui, quoique produits par des causes internes, ne sont cependant pas accompagnés de pyrexie, et paraissent occasionés par une fluidité putride du sang, par la faiblesse ou l'érosion des vaisseaux, plutôt que par l'accélération de la circulation du sang dans ces mêmes vaisseaux.

737. Avant de traiter de ces hémorrhagies proprement dites, qui forment un ordre dans ma Nosologie, je parlerai de l'hémorrhagie active en général ; car les différents genres et les différentes espèces dont je m'occuperai particulière-

___

par aucune force externe ; le sang tiré des veines ressemble à celui que l'on en tire dans les phlegmasies. N. C. Ordre IV.

ment par la suite, ont un si grand nombre de circonstances qui leur sont communes, qu'il est convenable et utile de les considérer sous un point de vue général, comme je vais tenter de le faire.

SECTION PREMIÈRE.

Des Phénomènes de l'Hémorrhagie.

738. Les phénomènes de l'hémorrhagie sont en général les suivants :

Les hémorrhagies affectent particulièrement les pléthoriqués, et ceux qui sont d'un tempérament sanguin. Elles surviennent le plus communément au printemps ou au commencement de l'été.

Plus ou moins de temps avant que l'hémorrhagie commence, car ce temps varie suivant les différents cas, il y a des symptômes de plénitude et de tension aux environs des parties dont le sang doit couler : on observe dans celles que l'on peut découvrir à la vue, de la rougeur, du gonflement, et un sentiment de chaleur ou de démangeaison ; le malade éprouve dans les parties internes, immédiatement avant l'écoulement, un sentiment de pesanteur et de chaleur ; souvent même il ressent dans ces deux cas, différentes douleurs dans les parties voisines.

739. Lorsque ces symptômes ont duré quelque temps, il survient un certain degré d'accès de froid, comme dans la pyrexie, auquel succède celui de chaud ; pendant cet accès, il coule une plus ou moins grande quantité de sang, d'une couleur vermeille : cet écoulement dure plus ou moins ; mais communément il s'arrête de lui-même au bout de quelque temps, et la pyrexie cesse en même temps.

740. Pendant l'accès de chaud qui précède l'hémorrha-

gie, le pouls est fréquent, vif, plein, et souvent dur; mais il devient, à mesure que le sang coule, plus mou et moins fréquent.

741. Le sang que l'on tire des veines dans les hémorrhagies, offre, en se coagulant, le gluten communément séparé, ou il se forme une croûte sur sa superficie, comme dans les phlegmasies.

742. Les hémorrhagies une fois produites par des causes internes, sont sujettes à revenir au bout d'un certain intervalle : dans quelques circonstances elles reparaissent très-souvent ; fréquemment aussi elles ont des périodes fixes.

743. Tels sont, en général, les phénomènes de l'hémorrhagie ; il y a cependant des cas où ils ne sont pas tous exactement marqués ; il peut même arriver que quelques-uns ne s'aperçoivent nullement ; mais il suffit, pour établir le caractère de ce genre, que le système soit toujours plus ou moins généralement affecté, et que, dans quelques cas, il y ait des hémorrhagies, de même que des inflammations, purement topiques.

SECTION II.

De la cause prochaine de l'Hémorrhagie.

744. La pathologie de l'hémorrhagie paraît assez aisée à connaître. Quelque inégalité dans la distribution du sang occasione une congestion dans certaines parties du système sanguin ; c'est-à-dire, que certains vaisseaux reçoivent une plus grande quantité de sang qu'ils ne peuvent en contenir en raison de leur capacité naturelle. En conséquence, ils se distendent extraordinairement ; et cette distension devenant pour eux un stimulus, augmente leur action à un degré plus considérable que de coutume ; le sang alors poussé

avec une force extraordinaire dans les extrémités de ces vaisseaux, les ouvre par anastomose ou par rupture; et si ces extrémités sont situées d'une manière lâche sur les surfaces externes ou internes de quelques cavités qui s'ouvrent extérieurement, il sort une certaine quantité de sang du corps.

745. Ce raisonnement servira, en quelque sorte, à expliquer la manière dont se forme l'hémorrhagie. Mais il me paraît que, dans la plupart des cas, quelques autres circonstances concourent à la produire; car il est probable que la congestion occasione un sentiment de résistance qui excite l'action de la force médicatrice de la nature, dont les efforts sont communément accompagnés de la formation de l'accès de chaud de pyrexie, lequel donne plus de force à l'action des vaisseaux : le concours de ces efforts contribue plus efficacement à ouvrir les extrémités des vaisseaux, et détermine le sang à sortir.

746. Ce que j'ai dit dans les deux paragraphes précédents, paraît rendre raison de tous les phénomènes de l'hémorrhagie; on ne doit en excepter que la circonstance de ses retours fréquents, qui, je crois, peut s'expliquer de la manière suivante. Dès que la congestion et l'irritation qui en est la suite sont dissipées par l'écoulement du sang, ce dernier doit cesser spontanément, immédiatement après : mais comme, dans ce cas, les causes internes qui avaient produit une distribution inégale du sang, subsistent communément, elles doivent alors agir avec plus de facilité, parce que les vaisseaux de la partie qui sont extraordinairement distendus et relâchés, sont plus disposés à favoriser la congestion sanguine, et à produire en conséquence le même ordre de phénomènes qu'avant.

747. Ceci peut suffire pour expliquer le retour ordinaire de l'hémorrhagie; mais il y a encore une autre circonstance dont il faut parler ici, parce qu'elle concourt communément

à le produire; cette circonstance est l'état général de pléthore du système, qui augmente l'effet de toute cause qui donne lieu à la distribution inégale du sang. L'hémorrhagie peut souvent dépendre de l'état des vaisseaux d'une partie, qui est tel qu'il y favorise la congestion : néanmoins, pour qu'un semblable état produise son effet, il est nécessaire que tout le système soit au moins dans son état de pléthore naturel ; et si cet état est extraordinairement augmenté à un degré quelconque, il déterminera encore plus certainement les effets de la conformation locale. Le retour de l'hémorrhagie doit, pour cette raison, avoir lieu avec plus de certitude quand le système acquiert une pléthore extraordinaire : or, l'hémorrhagie tend toujours à augmenter l'état de pléthore du système, et à occasioner par conséquent son propre retour.

748. Pour prouver que l'hémorrhagie contribue à produire ou à augmenter l'état de pléthore du système, il suffit d'observer que la quantité de fluides séreux étant donnée, l'état des excrétions dépend d'un certain équilibre entre la force des grosses artères qui poussent le sang et la résistance des conduits excréteurs. Or, la force des artères dépend de la plénitude et de la distension qu'y occasione particulièrement la quantité de globules rouges et de gluten ; ces derniers sont bornés en grande partie aux artères rouges ; d'où il résulte que l'hémorrhagie, en privant principalement le sang de globules rouges et de gluten, doit produire un plus grand vide dans les artères rouges et les affaiblir davantage. Les excrétions diminuent en proportion que l'action des artères rouges devient plus faible ; et, en conséquence, les ingesta continuant à être les mêmes, il s'accumule une plus grande quantité de fluides dans les gros vaisseaux. C'est de cette manière que se réparent si promptement les pertes de sang occasionées par les hémorrhagies artificielles ou spontanées, lorsqu'elles sont contenues dans de certaines

bornes; mais les fluides étant poussés en moins grande quantité dans les conduits excréteurs, les excrétions diminuent, ce qui donne lieu à ces conduits de tomber dans un état de contraction; si même cet état continue long-temps, ils acquerront plus de rigidité, et ne céderont pas au même degré de force qu'avant. Par conséquent, quoique le sang, en s'accumulant de nouveau dans les artères, leur ait rendu leur premier degré de plénitude, de tension et de force, cette force ne sera cependant pas en équilibre avec la résistance des conduits excréteurs, dont la rigidité est augmentée, et ne suffira pas pour rétablir les excrétions dans leur premier état; d'où il résultera une nouvelle accumulation dans les artères, qui augmentera leur état de pléthore. On conçoit plus facilement de cette manière, comment l'hémorrhagie tend à occasioner son propre retour avec plus de violence en augmentant l'état de pléthore du système; de plus, le sang exige un temps déterminé pour se renouveler et s'accumuler de nouveau; mais ce temps est à peu près le même dans les différents retours de l'hémorrhagie; c'est pourquoi ces retours arrivent communément à des périodes fixes, comme on l'a fréquemment observé.

749. J'ai ainsi expliqué la nature de l'hémorrhagie en général; je crois qu'elle dépend de quelque inégalité dans la distribution du sang, qui donne lieu à une congestion de ce fluide dans certaines parties du système sanguin. Il est certainement probable que, chez la plupart des hommes, les différentes parties de ce système sont en équilibre les unes avec les autres, et que la densité, et par conséquent la résistance des différents vaisseaux, sont en proportion de la quantité de sang que chacun d'eux doit recevoir; d'où il arrive fréquemment qu'il ne survient aucune inégalité dans la distribution du sang, pendant le cours d'une longue vie. Néanmoins, si nous faisons attention que le système sanguin est continuellement dans un état de pléthore, c'est-à-

diré que les vaisseaux sont constamment distendus au-delà
du volume qu'ils auraient, si aucune force ne les retenait
dans cet état de distension, nous serons persuadés que cet
état peut facilement être changé. Car les vaisseaux sont d'une
part élastiques, et tendent constamment à se contracter
pour peu que l'on diminue une partie de la force qui les
distend; d'une autre part, ils n'ont pas assez de rigidité
pour ne pas se distendre plus que de coutume, lorsque le
sang y est poussé avec plus d'impétuosité; d'où il est aisé
de comprendre comment il peut naître chez la plupart des
hommes, des causes qui augmentent la contraction ou la
distension dans l'une ou l'autre partie du système, ou comment la distribution inégale du sang peut avoir lieu. Il est
également aisé d'expliquer comment, dans un système parfaitement distendu ou pléthorique, une petite inégalité dans
la distribution du sang peut former ces congestions qui donnent lieu à l'hémorrhagie.

750. J'ai tâché d'expliquer ainsi comment l'hémorrhagie
peut être occasionée dans une période quelconque de la
vie, ou dans une partie quelconque du corps; mais il survient des hémorrhagies dans certaines parties plus fréquemment que dans d'autres, et à certaines périodes de la vie
plus facilement qu'à d'autres; on peut, en conséquence, exiger qu'en exposant la doctrine générale des hémorrhagies,
je rende raison des circonstances qui donnent lieu aux hémorrhagies particulières dont je viens de faire mention;
c'est ce que je vais tenter.

751. Le corps de l'homme, qui, dans sa première formation, est d'un volume fort petit, acquiert par la suite une
masse considérable. Cette augmentation de volume consiste,
en grande partie, dans l'accroissement de la quantité des
fluides, et dans l'élargissement proportionnel des vaisseaux
qui les contiennent; mais, en même temps, la quantité de
matière solide augmente aussi par degrés; et, de quelque

manière que nous supposions que cela se fasse, il est probable que le progrès du corps des animaux pendant tout le temps de son accroissement dépend de l'extension du système artériel; et telle est la constitution du système sanguin, que le mouvement du sang dans les artères, tend constamment à les étendre dans toute sorte de dimensions.

752. L'état du solide animal est, dans le temps de la première formation du corps, très-lâche, et cède facilement; en conséquence, l'extension du système se fait d'abord très-promptement; mais, en même temps, elle favorise l'apposition d'une plus grande quantité de matière sur les parties solides : ces dernières acquièrent constamment une plus grande densité, à proportion de ce qu'elles s'étendent; c'est pourquoi elles opposent plus de résistance à leur propre extension et à leur accroissement ultérieur. Ainsi, l'on observe à mesure que le volume du corps augmente, que son accroissement, dans un temps donné, diminue proportionnellement de jour en jour, et cesse enfin totalement.

753. Telle est l'idée générale de la manière dont se fait l'accroissement du corps, jusqu'à ce qu'il ait acquis tout le volume dont il est susceptible; mais il faut remarquer que cet accroissement ne se fait pas également dans chaque partie ; il est nécessaire, pour l'économie du système, que quelques-unes se développent les premières, et qu'elles parviennent aussi à leur état de perfection plus tôt que les autres. C'est ce qui s'observe particulièrement à l'égard de la tête, dont les parties paraissent se développer les premières, et parvenir plus promptement à leur grandeur naturelle.

754. On doit présumer que les dimensions, ou l'état de relâchement des vaisseaux de la tête, ou bien la direction de la force du sang, doivent naturellement favoriser cet accroissement inégal; et il résulte nécessairement de ce qui a été dit § 752, que les vaisseaux de la tête qui croissent plus promptement et parviennent plus tôt à leur état de

perfection, doivent aussi acquérir plus tôt ce degré de densité qui s'oppose à leur extension ultérieure. Néanmoins, tant que la force du cœur et la quantité des fluides restent les mêmes relativement à tout le système, les puissances qui produisent la distension et l'extension, sont dirigées vers les parties qui n'ont pas encore acquis la même densité ni les mêmes dimensions que celles qui ont été développées les premières; c'est pourquoi ces puissances continuent à agir jusqu'à ce que chaque partie du système soit, relativement à sa densité et à sa résistance, en équilibre avec chacune des autres parties, et jusqu'à ce que le tout soit aussi en équilibre avec la force du cœur, de manière qu'il ne puisse plus se faire d'accroissement ultérieur dans aucune partie, à moins qu'il ne survienne quelque circonstance extraordinaire.

755. Cette manière dont se fait l'accroissement du corps, semble dépendre d'un certain équilibre entre la force du cœur ou la puissance qui produit la distension et la résistance des solides; d'où il paraît que tant que les solides sont très-lâches et cèdent facilement, une cause accidentelle quelconque peut augmenter la force du cœur sans occasioner aucun désordre fort sensible dans le système. Mais il en résulte aussi que plus la force du cœur et la résistance des solides approcheront d'un équilibre parfait entre elles, plus l'accroissement de la première donnera facilement lieu de se rompre aux vaisseaux, qui ne cèdent que difficilement à l'extension.

756. Il suit nécessairement de ce que je viens de dire, que les effets de tout état de pléthore extraordinaire du système, différeront en raison des diverses périodes de l'accroissement du corps dans lesquelles cet état surviendra. Il est, en conséquence, évident que si la pléthore a lieu pendant que la tête croît encore, et que la détermination du sang y est plus forte que vers les autres parties, la quantité augmentée de sang s'y portera spécialement; de plus, comme

l'équilibre entre les puissances qui produisent l'extension et
la distension est alors presque parvenu à son plus haut point
de précision, la détermination du sang vers la tête y produira plus facilement la rupture des vaisseaux ou une hémorrhagie. C'est pour cette raison que les hémorrhagies du
nez sont si fréquentes chez les jeunes gens, et qu'elles surviennent d'autant plus facilement qu'ils approchent davantage de leur parfait accroissement; ou bien on pourrait les
attribuer, peut-être avec plus de fondement, à la proximité
de l'âge de puberté, qui est le temps où paraît se faire dans
les deux sexes, et spécialement chez les femmes, une nouvelle détermination dans le système.

757. On pourrait objecter que la détermination d'une
plus grande quantité de sang vers les vaisseaux de la tête,
devrait produire une rupture des vaisseaux dans d'autres
parties de la tête, de même que dans le nez : mais cela n'arrive pas communément, parce que ce dernier doit le sentiment dont il jouit à un lacis considérable de vaisseaux sanguins qui s'étend sur toute la surface interne des narines, et
est recouvert uniquement de téguments minces et faibles.
C'est en raison de cette structure particulière que toutes les
fois que la circulation du sang est augmentée dans les vaisseaux de la tête, ceux du nez se rompent plus facilement;
et quand cette hémorrhagie a lieu, non-seulement elle dégorge les autres extrémités de la carotide externe, d'où
viennent principalement les artères du nez, mais même en
grande partie le système de la carotide interne; car cette
dernière envoie quelques rameaux au nez, qui s'étendent
sur sa surface interne, et se joignent probablement par
anastomose avec les extrémités de la carotide externe; de
manière que, quand quelques-unes de ces extrémités sont
rompues, *la force de dérivation* de Haller a lieu : le sang
qui sort dégorge tout le système des vaisseaux sanguins de

la tête, et communément arrête aussi l'hémorrhagie qui survient en même temps dans une autre partie du corps.

758. D'après ces principes, on voit pourquoi les hémorrhagies du nez, si fréquentes avant l'époque de la puberté ou de l'accroissement parfait, arrivent rarement passé cette période ; je dois encore ajouter que, quand même on observerait des hémorrhagies plus tard, cela ne formerait aucune objection contre ma doctrine, parce qu'on pourrait les attribuer à un relâchement particulier des vaisseaux du nez, et peut-être à l'habitude contractée par ces vaisseaux, lorsque l'équilibre du système aurait dû d'ailleurs être convenablement établi.

759. Quand les progrès de l'accroissement se font régulièrement, et que l'équilibre du système est convenablement établi en proportion de l'accroissement graduel de tout le corps et de l'accroissement successif de chaque partie, l'état de pléthore même ne produit pas d'hémorrhagie, ou au moins n'en produit aucune après celle du nez; mais si, tant que l'état de pléthore continue, il subsiste quelque inégalité dans certaines parties du système, il peut encore se former facilement des congestions hémorrhagiques ou inflammatoires.

760. On peut observer, en général, que quand les différentes parties du système de l'aorte ont acquis leur accroissement parfait, et sont dans un équilibre convenable les unes avec les autres, s'il subsiste ou survient alors un degré considérable de pléthore, la précision extrême de l'équilibre se trouvera entre les systèmes de l'aorte et de l'artère pulmonaire, ou entre les vaisseaux des poumons et ceux du reste du corps. Le peu de capacité des vaisseaux du poumon est communément compensé par la plus grande vélocité du sang qui y circule ; mais si cette vélocité n'est pas constamment réglée de manière à produire la compensation

nécessaire, il est probable que l'état de pléthore de tout le corps affectera toujours particulièrement les poumons, et, en conséquence, l'hémorrhagie qui est l'effet de la pléthore générale, y surviendra plus fréquemment sans qu'il existe même aucun vice de conformation.

761. Il est possible que, dans quelques cas, l'hémorrhagie des poumons ou l'hémoptysie soit produite par l'état général de pléthore du corps; mais elle survient le plus souvent, et on doit même s'y attendre, quand il y a un défaut de proportion entre la capacité des poumons et celle du reste du corps.

762. Lorsque ce défaut de proportion a lieu, il est évident que l'hémoptysie doit arriver particulièrement vers le temps où le corps approche de son accroissement parfait; c'est-à-dire, lorsque le système de l'aorte a acquis son plus grand degré d'extension et de résistance, et par conséquent dans le temps où l'état de pléthore de tout le système doit affecter particulièrement les poumons.

763. C'est pour cette raison que l'on a constamment observé que l'hémoptysie survient spécialement vers le temps où le corps arrive à son accroissement parfait; mais je dois aussi remarquer que l'hémorrhagie peut survenir plus tôt ou plus tard, suivant que l'équilibre entre les vaisseaux des poumons et ceux du système de l'aorte, est plus ou moins exact; c'est pourquoi souvent elle arrive beaucoup plus tard que la période indiquée, lorsque cet équilibre, quoiqu'il ne soit pas parfaitement égal, n'est cependant pas tellement éloigné de l'être, qu'il ne faille le concours de quelques autres causes pour qu'il produise son effet.

764. Hippocrate a remarqué depuis long-temps, et l'observation des modernes a confirmé, que l'hémoptysie se manifeste particulièrement depuis l'âge de quinze ans jusqu'à trente-cinq; elle peut arriver dans un temps quelconque entre ces deux époques, mais rarement avant la première ou

passé la dernière. Je crois qu'il est utile de chercher à rendre raison de ces deux limites.

765. La raison de la première limite a été suffisamment développée § 762 et 763.

Quant à la seconde, je pense que l'on peut en rendre raison d'après les considérations suivantes.

On a déjà observé que l'extension et l'accroissement du corps exigent que le système artériel soit dans un état de pléthore ; c'est pourquoi la nature y a pourvu, soit en constituant le sang de manière qu'une grande partie ne puisse passer par les conduits exhalants et excrétoires ; soit en donnant un certain degré de densité et de résistance aux différents conduits exhalants et excrétoires, à travers lesquels les fluides qui s'échappent des artères peuvent passer ; soit enfin et spécialement par la constitution des veines qui résistent au passage libre du sang qu'elles reçoivent des artères.

766. Quant à cette dernière et principale circonstance, il paraît, par les expériences que rapporte Clifton Wintringham, dans son *Experimental inquiry*, que la densité proportionnelle des membranes des veines, relativement à celle des membranes des artères, est plus grande chez les jeunes animaux que chez ceux qui sont avancés en âge : d'où l'on peut présumer que la résistance que trouve le sang à passer des artères dans les veines, est plus forte chez les jeunes animaux que chez les vieux ; et tant que cette résistance a lieu, l'état de pléthore des artères doit continuer et se soutenir constamment. Néanmoins, la densité des tuniques des vaisseaux, qui consistent particulièrement en tissu cellulaire, est augmentée par la pression ; c'est pourquoi à proportion que les tuniques des artères sont, par la distension qu'elles éprouvent, plus exposées à la pression que les tuniques des veines, les premières, pendant les progrès de l'accroissement du corps, doivent augmenter beaucoup plus en densité que les dernières ; les tuniques des artères doi-

vent par conséquent, relativement à la densité et à la résistance, se trouver, avec le temps, non-seulement en équilibre avec celles des veines, mais même l'emporter sur elles : ce fait est suffisamment prouvé par les expériences du célèbre auteur que nous avons cité plus haut.

Par ces moyens, les quantités relatives de sang contenu dans les artères et dans les veines, doivent changer pendant le cours de la vie. Chez les jeunes animaux, la quantité qui se trouve dans les artères doit être proportionnellement plus considérable que chez les vieux ; mais à mesure que la densité des artères augmente, la quantité de sang qu'elles renferment doit diminuer continuellement, et celle des veines augmenter à proportion, de manière à devenir enfin proportionnellement plus considérable que celle des artères. Quand ce changement se fait en raison des quantités proportionnelles du sang contenu dans les artères et dans les veines, il est évident que l'état de pléthore des artères doit être en grande partie détruit, et qu'en conséquence l'hémorrhagie artérielle n'aura vraisemblablement plus lieu ; mais cet état de pléthore se manifestera spécialement dans les veines, s'il survient ensuite un état général de pléthore dans le système.

767. C'est avec raison que l'on suppose que le changement que j'ai dit survenir dans l'état des systèmes veineux et artériel, a lieu dans le corps humain vers l'âge de trente-cinq ans ; il est évident qu'alors la vigueur du corps, qui dépend tellement de la plénitude et de la tension du système artériel, n'augmente plus ; c'est pourquoi ce même âge est celui où cessent les hémorrhagies artérielles, et passé lequel on ne voit presque jamais l'hémoptysie. Il est vrai qu'on l'a vue quelquefois survenir plus tard ; mais on doit l'attribuer aux raisons exposées plus haut (§ 758), qui prouvent que l'hémorrhagie peut arriver à une période quelconque de la vie, par des causes accidentelles de congestion indépen-

dantes de l'état d'équilibre où se trouve le système à cette époque.

768. J'ai dit (§ 766) que si, passé l'âge de trente-cinq ans, il survenait un état de pléthore général et extraordinaire, il devait se manifester spécialement dans le système veineux. Il me reste maintenant à observer que cette pléthore veineuse peut aussi donner lieu à l'hémorrhagie.

769. Si l'état de pléthore du système veineux a lieu, il est à présumer qu'il affectera spécialement et d'abord le système de la veine porte, parce que le mouvement du sang veineux y est plus lent que partout ailleurs, et est peu favorisé par la compression externe ; en outre, le défaut de valvules dans les veines dont la réunion forme la veine porte, est cause que les effets de la compression y sont peu sensibles, et donne lieu en même temps au sang de refluer plus facilement dans ces veines (1). On pourrait peut-être prétendre qu'un reflux quelconque du sang suffit pour produire dans les veines une action, qui, étant changée ou dirigée vers leurs extrémités, peut les forcer et occasiôner l'hémorrhagie ; mais il me paraît que l'hémorrhagie produite par l'état de pléthore des veines, peut s'expliquer d'une manière différente et plus probable. Le cours ordinaire du sang étant interrompu par une cause quelconque, ce fluide doit s'accumuler dans les veines, et s'opposer au passage libre de celui qu'elles reçoivent des artères. La même cause doit produire aussi quelque congestion dans les extrémités des artères rouges, et par conséquent une augmentation d'action, qui doit être déterminée avec plus

------

(1) Ces congestions veineuses ont lieu, non-seulement parce que l'équilibre du système change et passe des artères aux veines, mais encore parce qu'à mesure que nous avançons en âge , le mouvement du sang devient plus lent, et que toutes les sécrétions diminuent.

de force que de coutume, sur les extrémités des artères et sur les vaisseaux exhalants qui en sortent ; et cette force peut occasioner un écoulement de sang par anastomose ou par rupture.

770. On peut, je pense, expliquer de cette manière le flux hémorrhoïdal, lorsqu'il dépend de l'état de tout le système. Il paraît le plus communément tirer son origine de l'extrémité des vaisseaux hémorrhoïdaux, qui, étant les branches les plus dépendantes et les plus éloignées des veines dont la réunion forme la veine porte, sont en conséquence plus facilement affectées par une accumulation quelconque du sang dans ce système de veines, et, par la même raison, par toute espèce de pléthore générale du système veineux.

771. On doit observer ici que j'ai parlé de cette hémorrhagie comme si elle était uniquement produite par les vaisseaux hémorrhoïdaux ; c'est en effet ce qui arrive le plus communément : mais il sera aisé de comprendre que la même accumulation et la même résistance formant un obstacle au cours du sang veineux, peuvent, par différentes causes, affecter plusieurs des extrémités de la veine porte, qui sont situées très-superficiellement à la surface interne du canal alimentaire, et donner lieu à ce que l'on a appelé la *maladie noire*.

772. La tête est une autre partie où l'état de pléthore extraordinaire des veines peut produire des effets particuliers, et être suivi d'hémorrhagie. Le système veineux de cette partie a une conformation particulière, et telle que la nature semble avoir eu en vue d'y rendre le mouvement du sang plus lent. En conséquence, si l'état de pléthore du système veineux en général, qui semble croître avec l'âge, augmente enfin à un degré considérable, il pourra affecter très-facilement les vaisseaux veineux de la tête, et opposer par-là une telle résistance au sang artériel, qu'il déterminera

ce dernier à s'ouvrir un passage par le nez, ou à s'épancher dans la cavité du crâne. L'effet particulier de cet épanchement sera de produire la maladie nommée apoplexie, que Hoffmann a en conséquence appelée avec raison *hœmorrhagia cerebri* ; et l'explication que je viens de donner de sa cause, fait voir clairement pourquoi cette maladie arrive spécialement à ceux qui ont la tête large et le cou court, et vers le déclin de la vie, lorsque les puissances qui favorisent le mouvement du sang sont très-affaiblies.

773. J'ai ainsi tenté de donner l'histoire des états pléthoriques et hémorrhagiques du corps humain, tels qu'on les observe dans les différentes périodes de la vie ; je crois avoir expliqué par-là, non-seulement la nature de l'hémorrhagie en général, mais même des hémorrhagies particulières qui arrivent le plus communément, et telles qu'elles se succèdent dans les différentes périodes de la vie.

SECTION III.

Des causes éloignées de l'Hémorrhagie.

774. J'AI jusqu'ici spécialement considéré la disposition à l'hémorrhagie ; mais il est à propos, et même nécessaire, de parler aussi des causes occasionelles, qui non-seulement concourent avec la cause prédisposante à produire l'hémorrhagie, mais même peuvent quelquefois en être les seules causes.

775. Ces causes occasionelles sont :

1° La chaleur externe, qui, en raréfiant le sang, produit ou augmente l'état de pléthore du corps ; de plus, la même chaleur, en stimulant tout le système, doit augmenter toutes les déterminations particulières qui existaient avant, ou peut porter à l'excès quelque inégalité qui n'aurait pas d'ailleurs été nuisible : ainsi il est possible que la chaleur externe, en agissant de l'une ou l'autre manière, produise sur-le-champ des hémorrhagies, quand il existe déjà une disposition particulière, ou qu'elle forme des congestions dans des endroits où il n'y en avait pas, et par-là occasione l'hémorrhagie.

2° La diminution considérable et subite du poids de l'atmosphère : cette cause paraît produire les mêmes effets que la chaleur, en occasionant aussi une expansion du sang.

3° Tout ce qui augmente la force de la circulation, et par conséquent la vélocité du sang, peut agir de la même manière que la chaleur ; non-seulement en augmentant avec force des déterminations qui existaient déjà, mais même en portant à l'excès des inégalités qui d'ailleurs ne pouvaient nuire. On voit, d'après ceci, que tous les exercices violents, et en particulier tous les efforts considérables, qui non-seulement produisent une inspiration plus grande et plus longue, mais qui même, en donnant lieu à l'action simultanée d'un grand nombre de muscles, interrompent le libre mouvement du sang, doivent le pousser plus généralement avec une force extraordinaire dans les extrémités des vaisseaux, et le déterminer, suivant les différentes positions du corps et la manière dont s'exécutent les efforts, à se porter plus particulièrement dans certains vaisseaux.

Il faut mettre au nombre des causes qui augmentent la force de la circulation, la colère et les autres passions actives violentes.

4° L'exercice violent de certaines parties du corps. S'il s'est déjà formé des congestions dans ces parties, ou si elles y sont disposées, cet exercice peut être considéré comme un stimulus appliqué sur leurs vaisseaux ; ainsi tout exercice violent de la respiration peut déterminer l'hémoptysie ou en occasioner le retour.

5° Les positions du corps qui augmentent les déterminations particulières, ou les ligatures qui occasionent des accumulations de sang dans certaines parties du corps.

6° Une détermination dans certains vaisseaux rendue habituelle par l'hémorrhagie fréquemment réitérée de ces mêmes vaisseaux.

7° Le froid appliqué extérieurement : il produit cet effet en changeant la distribution du sang, et en le déterminant à se porter en plus grande quantité sur les parties internes.

SECTION IV.

De la cure de l'Hémorrhagie.

776. Après avoir ainsi considéré en général les causes prochaines et éloignées de l'hémorrhagie, il nous reste maintenant à parler, en suivant le même plan, de sa curation.

La première question qui se présente, en entreprenant de traiter cet objet, est de déterminer si l'art doit tenter la cure des hémorrhagies, ou si l'on doit les abandonner à la nature.

777. La dernière opinion était la doctrine favorite du célèbre Stahl et de ses sectateurs. Ils prétendaient que le corps humain est très-disposé à l'état de pléthore, et, en conséquence, à un grand nombre de désordres que la nature tente de prévenir et de modérer en excitant l'hémorrhagie ; ils ajoutaient que, pour cette raison, elle est souvent nécessaire, afin de maintenir l'équilibre et la santé du système, et que, pour cet effet, on doit généralement la favoriser, l'exciter quelquefois, et ne jamais la supprimer, à moins qu'elle ne soit portée à un excès considérable, ou qu'elle ne survienne dans des parties où elle pourrait être dangereuse.

778. On peut admettre une grande partie de cette doctrine. Le corps humain acquiert, dans beaucoup d'occasions, un état de pléthore extraordinaire, dont l'hémorrhagie paraît arrêter les conséquences dangereuses que l'on pourrait redouter : de plus, la nécessité de l'hémorrhagie est souvent évidente, en ce que sa suppression paraît occasioner beaucoup de désordres.

Tout ceci semble juste; mais il y a de l'erreur dans la conclusion que l'on en tire.

779. Il me paraît certain que l'hémorrhagie , soit qu'elle vienne pour la première fois, soit qu'elle reparaisse de nouveau, n'est jamais nécessaire pour conserver la santé du corps, à moins qu'on ne suppose que l'état de pléthore , qui semble exiger cette évacuation , ne puisse être prévenu ou dissipé autrement : or., je m'imagine qu'il est possible de le prévenir ou de le dissiper par d'autres moyens ; et, par conséquent, je ne crois pas que l'hémorrhagie soit nécessaire dans tous les cas. Je pense que l'on doit en général l'éviter , parce que ,

1° Elle ne survient pas toujours dans des parties où il n'y ait aucun danger à redouter.

2° Souvent l'hémorrhagie, en diminuant l'état de pléthore , peut produire en même temps une maladie très-dangereuse.

3° Elle peut souvent devenir excessive , et mettre la vie en danger , ou donner lieu à une infirmité dangereuse.

4° Enfin elle tend à augmenter l'état de pléthore, que l'on voulait modérer , à produire son propre retour (§ 721), et à engendrer par-là une habitude qui, étant abandonnée à l'action précaire et inégale de la nature, peut , d'après les erreurs fréquentes de cette dernière , être accompagnée de beaucoup de danger.

780. Il faut observer, en outre, que les hémorrhagies ne sont pas toujours produites par les besoins où se trouve le

système , mais qu'elles sont souvent l'effet de causes accidentelles. Il me paraît que l'on peut supprimer sur-le-champ
toutes les hémorrhagies de la dernière espèce , et en prévenir avec beaucoup d'avantage le retour , parce qu'il produit la pléthore , et donne lieu à une habitude qui d'ailleurs n'est pas nécessaire.

781. Je conclus de tout ce que j'ai dit sur ce sujet, que
toute hémorrhagie extraordinaire , ou , pour me servir d'autres termes , qu'une hémorrhagie quelconque, excepté l'é-
coulement des règles chez les femmes, doit être évitée , et
qu'il faut spécialement s'occuper d'en prévenir les retours ;
c'est pourquoi je vais maintenant exposer les moyens que
l'on peut mettre en usage pour prévenir l'hémorrhagie
ainsi que ses retours.

782. D'après les principes établis plus haut, il est très-
aisé de voir que les moyens de prévenir , soit les premières
attaques , soit les retours de l'hémorrhagie , doivent consister particulièrement, et avant tout, à prévenir ou à détruire tout degré considérable de pléthore qui peut dominer
dans l'économie. Il est vrai que quand l'hémorrhagie dépend de la conformation particulière de certaines parties ,
plutôt que d'un état général de pléthore du tout, les mesures propres à détruire ou prévenir celui-ci , peuvent ne
pas être toujours suffisantes pour empêcher l'hémorrhagie ;
mais il doit aussi être évident que les déterminations, qui
sont une suite de la conformation de certaines parties , augmenteront toujours plus ou moins, en proportion du degré
plus ou moins grand de l'état de pléthore de tout le système. En conséquence, il n'est pas moins évident que, même
dans les cas qui dépendent d'une conformation particulière,
les moyens que l'on mettra en usage pour prévenir ou détruire l'état de pléthore extraordinaire , seront toujours ceux
qui conviendront particulièrement pour détruire l'hémorrhagie. On doit de plus remarquer qu'il peut y avoir diffé-

rentes inégalités dans l'équilibre du système, qui pourront ne produire que peu ou point d'effet, excepté dans les cas où le système parvient à un degré extraordinaire de pléthore ; c'est pourquoi l'art de prévenir ou de dissiper l'état de pléthore du système, sera toujours le principal moyen de prévenir les premières attaques ou les retours de l'hémorrhagie. Il me reste donc à exposer comment on doit prévenir ou dissiper l'état de pléthore du système.

783. Les fluides du corps humain éprouvent une perte continuelle, qui est l'effet des excrétions ; mais, communément, les aliments réparent cette perte ; et si leur quantité surpasse d'un degré quelconque celle des excrétions, il s'ensuivra nécessairement un accroissement de la quantité des fluides du corps, ou, pour me servir d'autres termes, l'état de pléthore surviendra. Cet état est, jusqu'à un certain point, nécessaire pour que l'accroissement se fasse ; mais alors même, si la quantité des aliments surpasse celle des excrétions plus qu'il ne convient pour l'accroissement du corps, il doit survenir un état de pléthore extraordinaire, surtout si l'accroissement étant accompli, et l'égalité entre les *ingesta* et les *excreta* établie, le défaut de proportion subsiste toujours. Il est évident, dans l'un et l'autre cas, que pour arrêter ou corriger la pléthore, il faut proportionner les aliments aux excrétions ; et l'on peut en général y parvenir, en diminuant les uns ou en augmentant les autres : la première indication exige un régime convenable, et la seconde, l'exercice dirigé suivant les circonstances.

784. On peut diminuer les ingesta, ou en donnant une quantité d'aliments moins considérable que de coutume, ou en choisissant ceux qui sont moins nourrissants, c'est-à-dire qui, sous le même volume et sous le même poids, contiennent moins de matière capable d'être convertie en fluides

animaux ou en substance nutritive (1), et en renferment une plus grande quantité disposée à passer facilement par les conduits excréteurs, et par conséquent moins de celle qui pourrait être retenue et accumulée dans les vaisseaux (2).

Le choix des aliments propres à remplir ces indications, doit être dirigé d'après les préceptes établis dans la matière médicale.

785. On augmentera les excreta, et l'on diminuera, en conséquence, l'état de pléthore du système, en augmentant l'exercice du corps ; mais pour établir l'équilibre entre les

______

(1) *Voyez*, dans la Physiologie de l'auteur, section IV, chap. IV, ce qu'il entend par *fluides animaux*, et la manière dont se fait la nutrition.

(2) Il est évident que l'excès des aliments doit toujours tendre à changer l'équilibre et à ramener l'état de pléthore morbifique. On do t donc préférer ceux qui nourrissent le moins, tels que les plus aqueux, et éviter ceux qui donnent beaucoup de lymphe coagulable, parce que cette lymphe remplit particulièrement les vaisseaux rouges, et occasione la pléthore.

On pourrait objecter que l'hémorrhagie ne dépend pas d'une pléthore générale, mais d'une pléthore partielle, et qu'en conséquence, on ne peut y porter remède en diminuant les aliments, parce que cette diminution ne peut avoir d'effet sur la pléthore partielle. On donne pour exemple le flux menstruel, qui paraît dépendre d'une pléthore partielle, et qui ne varie pas, quoique l'on diminue la quantité des aliments, qu'il y ait pléthore ou non. Mais ceci n'est vrai qu'en partie ; car l'on remarque que la nourriture contribue beaucoup à produire la congestion partielle, quoique cette dernière ne puisse être entièrement dissipée par le régime. Par conséquent, on empêchera toujours la pléthore partielle de devenir excessive, en s'opposant à la pléthore générale et à la diathèse inflammatoire qui l'accompagne ; on y parviendra en observant une diète sévère : c'est le plus grand moyen de modérer la plénitude des vaisseaux et de prévenir les hémorrhagies.

ingesta et les excreta, et prévenir la pléthore, il est en général nécessaire que l'exercice soit convenablement modéré et continué très-long-temps.

786. J'ai traité fort au long, plus haut, en parlant de la goutte (§ 548 à 552), de la manière dont on doit observer l'abstinence, et faire usage de l'exercice, pour prévenir ou dissiper l'état de pléthore du corps ; ainsi il me reste peu de chose à ajouter sur cet objet : il faut uniquement remarquer que l'on ne peut pas élever ici les mêmes doutes que dans la goutte, relativement à la sûreté de ces moyens ; car ils sont toujours admissibles et convenables lorsqu'il y a un état de pléthore qui dispose à l'hémorrhagie (1). Néanmoins, on observera qu'il est nécessaire de faire un choix dans la manière de pratiquer l'exercice, et qu'il doit différer à raison des déterminations particulières qui peuvent dominer dans le système. En général, dans le cas où la pléthore dispose à l'hémorrhagie, l'exercice du corps est toujours hasardeux, et, le plus communément, la gestation est sujette à moins d'inconvénients.

787. On peut employer les évacuations artificielles pour diminuer l'état de pléthore : quand, dans quelque temps que ce soit, cet état est devenu considérable, et menace d'une maladie très-prochaine, il faut proportionner la

______

(1) Il est certain qu'en général, les personnes qui mènent une vie sédentaire, deviennent pléthoriques sans prendre beaucoup d'aliments. La diète sans l'exercice est donc un moyen insuffisant pour prévenir ou diminuer l'état de pléthore. Les femmes deviennent communément plus pléthoriques que les hommes, quoiqu'elles prennent moins de nourriture, parce qu'elles font moins d'exercice. Toutes les fois qu'on a lieu de redouter que l'état de pléthore ne soit suivi de quelque inégalité considérable dans la circulation, l'exercice est un moyen de conserver l'équilibre, parce qu'il augmente les excrétions.

quantité de ces évacuations à la violence des symptômes
qui se manifestent, et cependant ne jamais oublier que les
saignées ne sont pas toujours fort convenables pour prévenir la pléthore, parce qu'elles tendent à l'augmenter
(§ 721); et que, comme elles demandent à être réitérées
souvent, elles sont capables de produire, en conséquence,
une habitude qui peut être très-dangereuse (1).

----

(1) La saignée est certainement un des remèdes les plus convenables pour prévenir la pléthore, et surtout pour dissiper les congestions locales qui dépendent du reste du système. Néanmoins,
on ne peut nier que cette pratique, souvent réitérée, est précaire,
parce qu'elle dispose aux congestions, et met dans la nécessité de
pratiquer les saignées périodiquement. Quoique les hémorrhagies
soient communément périodiques, plusieurs circonstances, telles
que le plus ou moins de résistance des vaisseaux ou la quantité des
aliments, peuvent occasioner des variétés dans leur retour; en conséquence, il est difficile de mettre la saignée en usage comme pro-
phylactique, parce que l'on court risque de la pratiquer souvent
trop tard, à moins que le médecin et le malade ne soient très-
attentifs à anticiper sur les hémorrhagies périodiques; autrement on
est fréquemment obligé de réitérer la saignée.

Quelques médecins proposent de substituer aux saignées les scarifications périodiques, faites près de la partie où les congestions
arrivent périodiquement. Cette pratique est en usage chez les Orien-
taux. Mais, dans beaucoup de cas, on ne peut faire ces scarifications près de la partie affectée, et il est impossible de produire une
évacuation subite qui, en agissant sur tout le système, diminue la
pléthore, et dissipe la tension d'où dépend la diathèse inflammatoire. Ainsi ce moyen ne peut être utile que pour modérer la congestion qui existe; il est d'ailleurs sujet aux mêmes objections que
la saignée, et on ne peut en attendre aucun avantage sans la diète
et l'exercice.

Quant au temps de recourir à la saignée, il faut toujours faire
plus d'attention aux symptômes qui indiquent la pléthore qu'à la
période de l'hémorrhagie. Quand même les signes qui annoncent

788. Pendant que l'on tâche d'éviter ou de détruire la pléthore, et par conséquent la disposition à l'hémorrhagie, il ne faut pas négliger les autres moyens nécessaires pour prévenir le retour de la dernière ; ils consistent à éviter les causes éloignées. J'ai fait l'énumération de ces causes, § 775 ; et les moyens de les éviter, autant qu'il est en notre pouvoir, sont faciles à connaître.

789. Après avoir ainsi indiqué les moyens de prévenir les premières attaques, ou le retour de l'hémorrhagie, il me reste à exposer la conduite que l'on doit suivre lorsqu'elle existe.

790. Si l'hémorrhagie paraît être l'effet d'un état de pléthore extraordinaire, ou de quelque changement dans l'équilibre du système sanguin, il ne faut prendre aucune mesure pour la supprimer tout à coup ; car il y a lieu d'espé-

---

la dernière ne seraient pas évidents, il faut plutôt avancer le temps de la saignée, que de permettre aux vaisseaux d'acquérir leur dernier degré de distension ; car c'est en proportion de cette distension que l'hémorrhagie est plus ou moins fréquente.

La quantité de sang doit être diminuée chaque fois que l'on saigne, afin de n'être pas obligé de revenir à la saignée toute la vie.

La plupart des praticiens négligent et méprisent même, avec raison, ce que l'on a écrit sur les saignées révulsive et dérivative ; en conséquence, nous ne nous en occuperons pas ici. Hoffmann propose, dans l'hémorrhagie du nez, la saignée du pied ; mais comme le sang n'en coule jamais assez abondamment tout à coup, cette saignée ne réagit pas suffisamment pour être suivie du relâchement, d'où dépendent les bons effets de l'évacuation que l'on produit. On doit porter ses vues sur la pléthore générale et la diathèse inflammatoire ; on tirera en conséquence plus d'avantage d'une large saignée du bras. Si on pouvait en faire une semblable près de la partie affectée, elle serait plus utile : aussi, dans les cas d'hémorrhagies du nez et de congestions à la tête, ouvre-t-on les jugulaires avec succès.

rer qu'elle cessera spontanément quand la quantité de sang
nécessaire pour soulager le système sera évacuée (1).

791. Néanmoins, on peut, dans beaucoup de cas, soupçonner que la quantité de sang évacuée n'est pas exactement
proportionnée aux besoins qu'en a le système, pour diminuer la pléthore générale ou la congestion particulière, mais
qu'elle est souvent plus abondante que ces besoins ne l'exigent. Je suppose que cela arrive en conséquence de la diathèse inflammatoire qui domine, ou du spasme fébrile qui
s'est formé, et que, pour cette raison, il est convenable dans
beaucoup de cas, et même communément sans danger, de
modérer cette évacuation, et de la supprimer entièrement
lorsqu'on a lieu de craindre qu'elle ne devienne excessive.

792. On peut modérer l'hémorrhagie en évitant toute
irritation capable de concourir à l'augmenter; ainsi il faut
mettre en usage toutes les parties du régime antiphlogistique (2), éviter en particulier la chaleur externe avec le

---

(1) Les stahliens veulent que l'on abandonne l'hémorrhagie à la
nature, et prétendent qu'elle suffit pour dissiper la pléthore. Ils
ne tentent pas même de l'arrêter lorsqu'elle est fort abondante,
parce que l'expérience prouve que nous pouvons supporter des
pertes considérables de sang sans périr. Néanmoins, on ne peut
nier que des hémorrhagies portées à l'excès, ont été quelquefois
mortelles, ou ont produit des hydropisies. Quand même ces craintes
seraient mal fondées, il est constant que les grandes hémorrhagies
disposent à un état de pléthore qui peut avoir des suites fâcheuses,
et que l'on doit en conséquence s'occuper de prévenir. C'est à tort
que les stahliens regardent les hémorrhagies comme l'effet d'une
nécessité physique; elles dépendent plutôt de l'irritabilité et de
la phlogose, qui y a donné lieu. Il faut, en conséquence, tenter
d'arrêter les hémorrhagies sans changer l'équilibre du système;
c'est-à-dire qu'il ne faut pas les supprimer trop soudainement, mais
attendre que la congestion ou l'irritation soit dissipée, et qu'il n'y
ait plus de danger à redouter.

(2) Ce régime est le même que celui qui convient dans les fièvres.

plus grand soin, parce qu'elle raréfie les fluides et stimule les solides; il est même probable que, dans tous les cas, on peut avec sûreté modérer l'hémorrhagie, en exposant le malade à l'air froid, et en lui prescrivant des boissons froides.

793. Un second moyen propre à remplir la même indication, est l'usage des rafraîchissants, et particulièrement des acides et du nitre (nitrate de potasse) (1).

Non-seulement il faut éviter la chaleur, dont les effets sont suivis de congestions, mais même le mouvement des parties affectées : ne point parler dans l'hémoptysie, s'abstenir, dans tous les cas, des plaisirs de Vénus, avoir égard à la position du corps, et éviter celle qui détermine le sang à se porter vers la partie malade.

(1) Le nitre est utile, surtout donné en substance; mais on ne peut en prescrire une suffisante quantité pour qu'il agisse comme rafraîchissant. Il peut être bon comme antiphlogistique et laxatif, en ce qu'il détermine les humeurs vers la surface. C'était là le remède ordinaire d'Hoffmann. Son usage exige beaucoup de précaution dans l'hémoptysie, parce qu'il peut irriter les poumons et causer la toux; néanmoins, j'en ai éprouvé de bons effets, en le prescrivant après de copieuses saignées, combiné avec les narcotiques et le kermès minéral (oxide brun d'antimoine hydro-sulfuré). Dans les autres hémorrhagies, on ne peut pas le donner à grande dose, parce qu'il produit la nausée et même le vomissement. Si on le continue fort long-temps, et si on le porte à l'excès, il rend le malade sujet au retour de la pléthore, de même que la saignée : on ne doit donc pas s'y fier comme rafraîchissant.

Les acides sont préférables au nitre; on peut même les donner hardiment à grande dose. Parmi les acides minéraux, le vitriolique (acide sulfurique) mérite la préférence. Les acides végétaux ont paru utiles. M. Cullen racontait, dans ses leçons, qu'un médecin de Londres avait donné en un jour, avec beaucoup de succès, une demi-livre de jus de limon, et de plus, du vinaigre et des acides minéraux à une dose aussi considérable. Les acides sont rafraîchissants; et comme l'estomac les supporte en général aisément, on devrait les recommander plus qu'on ne le fait communément.

794. Un troisième moyen que l'on a fréquemment mis en usage, est la saignée : on peut douter que cette pratique soit toujours fort convenable, parce que l'on peut supposer que la quantité de sang évacuée par l'hémorrhagie, suppléé suffisamment à l'effet que pourrait produire toute autre évacuation ; je ne serais pas même éloigné de convenir que cette pratique a souvent été superflue, et quelquefois nuisible, en produisant une évacuation plus considérable qu'il ne fallait, ou qui pouvait avoir des suites fâcheuses. Néanmoins, je suis en même temps disposé à croire qu'il ne faut pas recourir à la saignée, dans le traitement de l'hémorrhagie, uniquement dans le dessein de produire une évacuation, mais qu'elle est en outre nécessaire pour détruire la diathèse inflammatoire qui domine, et le spasme fébrile qui est formé. En conséquence, dans le cas d'hémorrhagie, lorsque le pouls est non-seulement fréquent, mais prompt et plein, et qu'il ne devient pas plus mou ou plus lent à mesure que le sang coule, lorsque la perte est abondante et menace de continuer au même degré, il me paraît que la saignée peut être nécessaire, et j'ai souvent remarqué qu'elle était alors utile. Il est même probable que les circonstances particulières de l'ouverture de la veine peuvent la rendre plus efficace, pour dissiper la tension et l'irritation inflammatoire du système, que tout écoulement graduel que l'on obtiendrait par l'ouverture d'une artère (1).

------

(1) Ces observations sont de la plus grande importance pour déterminer les cas où la saignée est utile dans les hémorrhagies. Il est certain que la saignée est souvent nécessaire pour détruire la diathèse inflammatoire et dissiper la pléthore, parce que communément l'hémorrhagie seule ne suffit pas pour produire cet effet ; on doit même tirer du sang jusqu'à ce que la défaillance survienne, avant que l'hémorrhagie que l'on veut guérir soit arrêtée. Plus cette défaillance est subite, plus elle est utile ; c'est pourquoi il faut toujours recommander de faire une large ouverture.

795. Il me paraît probable que le spasme des petits vaisseaux contribue à entretenir l'hémorrhagie ; car on a souvent observé que le vésicatoire avait été utile pour la modérer et la supprimer.

796. Les émétiques et le vomissement contribuent-ils à la cure de l'hémorrhagie ? *Voyez* le docteur Bryan Robinson, sur les vertus et la puissance des médicaments (1).

Il est difficile de déterminer la quantité de sang que l'on doit tirer. Hoffmann la borne à huit onces ; mais cette quantité ne suffit pas. Quelques praticiens français sont tombés dans l'extrémité contraire. Ainsi le célèbre Astruc , dans l'hémorrhagie utérine , qui menace d'un danger imminent, prescrit de saigner d'abord de quatre heures en quatre heures, ou du moins de faire quatre ou cinq saignées dans les premières vingt-quatre heures, et de faire chaque saignée de douze ou de quinze onces , à moins que des contre-indications bien fortes ne s'y opposent. Il ajoute qu'il vaut mieux faire, dans cette maladie , deux saignées de trop, que d'en omettre une nécessaire. Il faut, dans ce cas, se déterminer d'après l'état du pouls ; tant qu'il est prompt et plein, on ne court aucun risque de réitérer les saignées, surtout dans le commencement de l'hémorrhagie : tous les autres remèdes, et même les rafraîchissants, sur lesquels les Allemands ont beaucoup compté , sont fort au-dessous de la saignée dans ces cas urgents. C'est sans fondement que quelques modernes veulent bannir entièrement la saignée du traitement des hémorrhagies actives.

(1) Les émétiques sont utiles dans les hémorrhagies qui ont continué long-temps , surtout dans la ménorrhagie ; néanmoins , il est difficile de rendre raison de leur manière d'agir. Le docteur Robinson les a proposés dans la vue de dissiper la faiblesse de l'estomac , qui, en s'étendant sur les vaisseaux , donnait lieu à une faiblesse du système. Les émétiques paraissent, d'après les principes de M. Cullen , dissiper le spasme et la diathèse inflammatoire. Mais, quelle que soit leur manière d'agir , le docteur Robinson les a recommandés comme un des remèdes les plus utiles dans les hémorrhagies en général : il donne plusieurs exemples de leurs bons ef-

797. Lorsque l'hémorrhagie est très-abondante, et pa
raît mettre la vie en danger, ou menace même de produire
une infirmité dangereuse, on convient généralement qu'il
faut la supprimer sur-le-champ, en mettant en usage tous
les moyens connus, et que, outre ceux que nous avons indiqués plus haut pour modérer l'hémorrhagie, il faut employer particulièrement les astringents donnés intérieurement ou appliqués extérieurement, s'il est possible (1).

798. Les astringents internes sont, ou végétaux, ou fossiles (2).

Les astringents végétaux sont rarement fort puissants dans
la cure des hémorrhagies, excepté dans celles du canal alimentaire.

Les astringents fossiles sont plus puissants; mais il est à
propos de faire un choix entre les différentes espèces.

---

fets. M. Cullen, dans sa Matière médicale, dit que des hémorrhagies de l'utérus ont été guéries avec le verre ciré d'antimoine, et
que lui-même a employé l'ipécacuanha avec succès. Il ajoute que
les émétiques peuvent agir dans ce cas de la même manière que dans
les dysenteries. Les anciens paraissent aussi les avoir recommandés dans cette vue.

(1) Les stahliens redoutaient surtout les astringents, parce
qu'ils craignaient que le sang étant arrêté avant que la congestion
fût dissipée, il ne se jetât sur d'autres parties. Il est certain que
leur usage exige beaucoup de circonspection; les astringents externes sont plus actifs que les internes, et peuvent surtout être
dangereux lorsqu'on les emploie indiscrètement.

(2) Aucune expérience ne prouve que les astringents, donnés intérieurement, aient la vertu d'arrêter subitement l'hémorrhagie.
Ils n'agissent que par l'action qu'ils exercent sur l'estomac; car
on ne peut concevoir comment les astringents, une fois introduits
dans la masse du sang, vont se porter sur une partie déterminée:
c'est pourquoi l'on doit soupçonner qu'un grand nombre nuisent
par l'irritation qu'ils occasionent; mais cela dépend de ceux que
l'on emploie.

Les ferrugineux, que l'on a si fréquemment employés, ne me paraissent pas être fort puissants.

Les préparations de plomb sont certainement plus actives, mais elles ont d'ailleurs une qualité si pernicieuse, que l'on ne peut les employer que dans les cas où le danger est extrême. La teinture de saturne, ou antiphthisique, comme on l'a appelée, me paraît avoir peu d'efficacité; mais je ne sais si cela dépend de la petite portion de plomb qu'elle contient, ou de l'état dans lequel il se trouve (1).

Parmi les astringents fossiles, il me paraît que le plus puissant, et en même temps le moins dangereux, est l'alun (sulfate acide d'alumine et de potasse) (2).

799. Les astringents externes, lorsqu'on peut les appliquer, sont plus efficaces que les internes. J'en laisse le choix aux chirurgiens.

800. Il me paraît que le plus puissant de tous les astringents est le froid; on peut l'employer, ou en appliquant l'eau froide sur la surface du corps, ou en l'injectant dans les parties internes (3).

----

(1) Voyez tom. I, pag. 232, la note du § 136.

(2) M. Cullen n'en a jamais vu de mauvais effets, quoique donné à la dose d'une demi-once en moins de trois jours. Néanmoins, on ne peut pas en prescrire plus de dix grains à la fois, parce qu'il excite le vomissement lorsqu'on veut en augmenter la dose : alors il faut le réitérer toutes les demi-heures, si la violence de l'hémorrhagie l'exige. La vertu des pilules astringentes d'Helvétius dépend uniquement de l'alun qu'elles contiennent, et non du sang-dragon, qui ne paraît y avoir été ajouté que pour réduire l'alun en pilules. J'ai fait usage avec succès de l'alun dans des hémorrhagies qui avaient résisté à tous les autres remèdes.

(3) Il est difficile d'expliquer la manière d'agir du froid. Il paraît être stimulant et augmenter l'action des vaisseaux sur tout le système, et particulièrement celle des vaisseaux de la partie où

801. On a recommandé, pour arrêter les hémorrhagies,
beaucoup de remèdes superstitieux et les charmes; on a

---

on l'applique. M. Cullen a vu le froid augmenter une hémorrhagie
du nez; mais il regarde cet effet tonique comme la conséquence de
son application momentanée : il n'en est pas de même quand son
action est de quelque durée. On peut l'appliquer sur tout le corps
de même que sur la partie affectée. Il réussit même étant appliqué
sur des parties éloignées. Ainsi l'on voit souvent l'hémorrhagie du
nez cesser chez les hommes par l'application du froid sur les parties de la génération. L'hémorrhagie utérine se dissipe en appliquant des linges mouillés sur le dos. Différentes hémorrhagies ont
cessé en tenant les pieds et les mains dans l'eau froide.

Il parait que le froid, même quand il agit comme stimulant, est
suivi d'une détermination vers la surface ; en conséquence, loin
d'être dangereux, il peut être utile dans les hémorrhagies internes, comme le prouve l'usage de l'eau froide, tant à l'intérieur
qu'à l'extérieur. Hoffmann l'a employé avec succès dans une hémorrhagie rebelle. Néanmoins on ne doit y recourir que quand le
sang a déjà coulé très-abondamment et long-temps. Ce remède est
dangereux chez les personnes très-irritables : j'en ai vu quelquefois des accidents funestes.

On a aussi recommandé le quinquina comme un remède très-
actif dans les hémorrhagies. Il paraît cependant que l'on ne doit
guère compter sur son action comme astringent, ni sur celle des
autres végétaux de cette classe. D'ailleurs son usage est douteux,
parce qu'il ne possède pas la vertu sédative et rafraîchissante
des astringents fossiles. Il a au contraire une vertu tonique remarquable.

Il y a des hémorrhagies, telles que celles de l'utérus, qui semblent plutôt dépendre de la perte de ton des vaisseaux, que de la
circulation augmentée et de la pléthore générale; alors le quinquina
est utile; mais ces hémorrhagies doivent être mises au rang des
hémorrhagies passives. Le quinquina peut néanmoins être avantageux dans les hémorrhagies actives, en prévenant le retour des
accès de fièvre qui viennent à des périodes réglées et rappellent
fréquemment les hémorrhagies. Ainsi le saignement de nez s'an-

même prétendu les avoir employés avec succès. Le succès apparent de ces remèdes a été au moins généralement dû à l'erreur des spectateurs, qui ont pris la cessation spontanée de l'hémorrhagie pour l'effet du remède. Je pense cependant que les remèdes de ce genre peuvent avoir quelquefois été utiles, en imprimant à l'esprit des sentiments d'horreur, de crainte, ou de terreur.

802. Dans le cas où les hémorrhagies étaient fort abondantes, on a eu recours aux narcotiques avec avantage : je pense que l'on peut les employer sans crainte, lorsque la plénitude et la diathèse inflammatoire ont été dissipées par l'hémorrhagie même, ou par la saignée.

803. On a appliqué, pour arrêter l'hémorrhagie, des ligatures aux extrémités, dans la vue de retarder le retour du sang veineux ; mais leur usage me paraît être incertain et douteux.

8o4. Dans le cas d'hémorrhagies abondantes, il ne faut pas s'occuper de prévenir la défaillance, parce qu'elle est souvent le moyen le plus certain d'arrêter l'hémorrhagie.

805. Après avoir ainsi exposé la doctrine générale de l'hémorrhagie, je vais considérer ses genres particuliers. On remarquera peut-être que j'en ai indiqué un nombre moins considérable que la plupart des nosologistes ; mais les rai-

---

nonce quelquefois par un accès fébrile. Dans ce cas, le quinquina semble indiqué lorsque l'intermission est évidemment marquée. Mais quand il y a pléthore et congestion, il peut, en arrêtant le retour du paroxysme, augmenter la congestion et nuire beaucoup Le quinquina n'est donc utile que quand le paroxysme fébrile détermine le sang vers quelques vaisseaux particuliers, ou quand l'hémorrhagie vient de relâchement. Il est difficile de distinguer ces divers états dans la pratique ; néanmoins il faut, s'il est possible, ne les jamais perdre de vue. (Voyez aussi § 848, note 1.)

sons pour lesquelles je diffère de ces auteurs, sont l'objet d'une discussion nosologique, dont je m'occuperai plus convenablement ailleurs (1).

CHAPITRE II.

De l'Epistaxis (2), ou Hémorrhagie nasale.

806. L'ÉTAT des vaisseaux qui rampent sur la surface interne du nez, dont j'ai donné la description plus haut (§ 757), est tel qu'il rend l'hémorrhagie de cette partie beaucoup plus fréquente que toute autre.

(1) On peut voir, § 736, la principale raison qui a déterminé l'auteur à admettre un plus petit nombre de genres que les autres nosologistes ; on verra qu'il a cru ne devoir ranger dans cet ordre que les hémorrhagies idiopathiques.

(2) Ce terme est de Vogel; l'auteur s'en sert pour signifier l'hémorrhagie du nez, parce qu'il pense, avec Linnée, que les termes qui expriment les genres ne doivent pas être les mêmes que ceux qui sont adoptés pour désigner les classes et les ordres naturels ; ainsi le terme d'hémorrhagie, étant généralement pris pour désigner une classe particulière, ne doit se donner à aucun genre.

Le caractère de l'hémorrhagie du nez est le suivant :

Il y a douleur ou pesanteur de la tête, rougeur du visage, et écoulement de sang du nez. N. C. Genre xxviii.

L'hémorrhagie du nez est idiopathique ou symptomatique.

L'épistaxis ou hémorrhagie du nez, idiopathique, varie à raison de l'âge. Celle qui attaque les jeunes gens est accompagnée des signes de la pléthore artérielle, et celle des vieillards, des signes de la pléthore veineuse. Sauvages la désigne sous le nom d'hémorrhagie pléthorique. Elle est plus commune au printemps et au commencement de l'été que dans toute autre saison : lorsqu'elle paraît pour la première fois, elle survient souvent le matin : elle est déterminée par la chaleur et par toutes les causes de pléthore.

807. Le sang ne coule communément que d'une seule narine, et cela est probablement dû à ce que l'hémorrhagie d'un seul vaisseau diminue la congestion de tous les vaisseaux voisins.

Le sang qui coule des deux narines en même temps, est communément l'annonce d'une maladie plus grave.

808. Cette hémorrhagie arrive à des personnes de toute

L'épistaxis symptomatique est produite par des causes internes ou externes.

On doit rapporter à l'épistaxis symptomatique produite par des causes internes, les variétés suivantes :

1º L'hémorrhagie fébrile. Cette espèce est accompagnée d'un mouvement de fièvre intermittente, dont le type ressemble à la fièvre quotidienne ; elle commence par un froid léger, auquel succèdent la chaleur et un sentiment de pesanteur de la tête.

2º L'hémorrhagie critique, telle que celle qui survient dans les maladies aiguës, passé le quatrième jour, et qui en modère les symptômes. On peut aussi rapporter à cette espèce celle qui succède aux hémorrhoïdes ou à la suppression des règles chez les femmes.

3º L'hémorrhagie symptomatique, que Sauvages appelle *insa lubre*, qui survient dans le commencement ou dans la vigueur des maladies aiguës. Cette hémorrhagie ne soulage point le malade ; elle est accompagnée de délire, d'assoupissement, de mouvements spasmodiques, d'un pouls mou et petit ou inégal, le sang sort goutte à goutte, et cesse tout à coup de couler.

4º L'hémorrhagie qui survient dans les maladies chroniques, telles que l'hydropisie, la fièvre quarte, l'affection hypochondriaque, le scorbut, etc. Cette hémorrhagie est toujours fâcheuse.

On peut admettre deux espèces d'épistaxis produites par des causes externes ; savoir, 1º l'hémorrhagie passive, qui est occasionée par des coups portés sur le nez ou sur le front, par la commotion de la tête, ou par des corps aigus ou stimulants introduits dans le nez ; 2º l'hémorrhagie produite par l'introduction des sangsues dans les narines, à laquelle sont sujets les quadrupèdes qui boivent des eaux bourbeuses.

constitution et de tout tempérament ; cependant elle est plus fréquente chez ceux qui sont naturellement pléthoriques, et d'un tempérament sanguin. Les deux sexes y sont sujets, mais on l'observe plus souvent chez les hommes.

809. Cette hémorrhagie peut survenir à quelque temps que ce soit de la vie ; mais elle est plus commune aux jeunes gens ; en raison de l'état d'équilibre du système particulier à cet âge, comme je l'ai indiqué § 756.

810. Elle attaque généralement ceux qui ne sont pas encore parvenus à leur accroissement parfait, et elle est plus rare passé ce temps ; néanmoins, on voit quelquefois des personnes qui ont pris tout leur accroissement, et même des adultes, en être attaqués : on doit alors l'attribuer à un état de pléthore extraordinaire du système, à une détermination habituelle du sang vers les vaisseaux du nez, ou à une faiblesse particulière de ces vaisseaux.

811. Dans tous ces cas, on peut considérer la maladie comme une hémorrhagie purement artérielle, et qui dépend d'une pléthore artérielle ; mais elle survient aussi quelquefois dans le déclin de la vie : il est alors probable qu'elle dépend de la pléthore veineuse des vaisseaux de la tête, et que l'on doit la considérer comme un signe de cette pléthore. *Voyez* § 772.

812. Cette hémorrhagie s'observe aussi à quelque période que ce soit de la vie dans certaines maladies fébriles, qui sont entièrement ou en partie de nature inflammatoire, et qui indiquent une détermination particulière du sang vers les vaisseaux de la tête. Souvent la solution de ces maladies se fait par cette hémorrhagie ; alors on peut, avec raison, l'appeler *critique* (1).

____

(1) Hippocrate observe, dans ses pronostics, que l'on doit particulièrement attendre l'hémorrhagie du nez, dans les fièvres ardentes, où le mal de tête est très-violent, chez ceux qui n'ont pas

813. Cette hémorrhagie survient quelquefois sans être précédée d'aucun symptôme, particulièrement quand quelque violence externe a contribué à la produire. Mais lorsqu'elle est uniquement due à une cause interne, elle est communément précédée de maux de tête, de rougeur des yeux, de couleur vermeille du visage, d'une pulsation extraordinaire des tempes, d'un sentiment de plénitude vers le nez, et d'une démangeaison des narines. Le ventre resserré, l'urine pâle, les pieds froids, et un frisson que le malade ressent dans tout le corps, sont aussi quelquefois des symptômes qui précèdent l'hémorrhagie du nez.

---

* encore atteint l'âge de trente ans; chez les vieillards, au contraire, il survient fréquemment un vomissement. Cette crise s'observe aussi plus communément l'été que dans toute autre saison de l'année. Il faut, pour que l'on puisse y compter, qu'elle soit proportionnée à la violence de la maladie; car jamais une évacuation médiocre n'est critique dans une affection grave. On a vu quelquefois dans les maladies inflammatoires, plusieurs livres de sang couler des narines avec beaucoup d'avantage, malgré l'affaiblissement dans lequel se trouvaient les malades après une semblable hémorrhagie. J'ai vu un enfant de dix ans attaqué d'une petite-vérole confluente dans un temps où elle était épidémique et très-pernicieuse; la fièvre et les autres symptômes furent très-effrayants jusqu'au septième jour de la maladie; il survint alors une hémorrhagie du nez qui dura plus de douze heures, et jeta le malade dans une si grande faiblesse, que les parents en désespéraient; néanmoins tous les accidents se dissipèrent promptement, l'éruption qui paraissait être sur le point de se supprimer, se ranima; enfin cet enfant, qui était le quatrième affecté de la petite-vérole dans la même maison, fut ensuite beaucoup mieux que les autres, et guérit facilement.

Il y a une infinité d'exemples semblables, qui prouvent que l'on doit toujours regarder l'hémorrhagie du nez comme salutaire dans le cas de pléthore et dans les maladies inflammatoires.

814. La faiblesse des vaisseaux du nez est telle, que le sang en coule souvent sans aucun effort considérable du système, et sans aucun symptôme fébrile sensible; néanmoins, dans beaucoup de cas, il est très-aisé d'y reconnaître toutes les circonstances qui accompagnent la fièvre.

815. On regarde l'hémorrhagie du nez qui survient aux jeunes gens comme une maladie de peu de conséquence, et qui exige à peine quelque remède. On peut, en général, la regarder comme telle ; mais lorsqu'elle revient avec beaucoup de fréquence, même chez les jeunes personnes, et qu'elle est très-copieuse, elle demande une attention particulière ; on doit alors la considérer comme un signe de pléthore artérielle, et elle peut, en raison de ses retours fréquents, augmenter l'état de pléthore, qui, dans un âge plus avancé, est capable d'occasioner une détermination du sang vers des parties où l'hémorrhagie serait plus dangereuse. Toutes ces circonstances exigent d'autant plus d'attention, que les signes de pléthore et de congestion particulière qui précèdent l'hémorrhagie, sont plus évidents, et que l'écoulement du sang est accompagné d'un degré plus considérable de fièvre.

816. Quand le saignement de nez attaque ceux qui ont acquis leur accroissement parfait, lorsqu'il revient fréquemment, et est très-abondant, il faut toujours le considérer comme une maladie dangereuse, dont on doit particulièrement redouter les conséquences indiquées dans le dernier paragraphe.

817. Lorsque cette hémorrhagie arrive vers le déclin de la vie, on peut la considérer comme très-salutaire par elle-même ; néanmoins elle est alors le signe d'un état très-dangereux du système, c'est-à-dire, qu'elle indique une tendance très-forte à la pléthore veineuse dans les vaisseaux de la tête. J'ai observé, en conséquence, qu'elle était souvent

suivie d'apoplexie, de paralysie, ou d'autres maladies semblables.

818. Lorsque l'hémorrhagie du nez arrive dans les maladies fébriles, comme je l'ai dit § 812, et qu'elle est assez copieuse, on peut la regarder comme critique et salutaire; mais elle est très-sujette à devenir immodérée, et par-là même dangereuse.

Elle survient, dans quelques cas, pendant la fièvre éruptive de plusieurs exanthèmes, et quelquefois alors elle est salutaire; mais si ces exanthèmes sont accompagnés d'une tendance à la putridité, cette hémorrhagie, de même que les saignées artificielles, peuvent avoir des effets très-funestes.

819. Après avoir ainsi développé les différentes circonstances de l'hémorrhagie du nez, je vais considérer la manière dont on doit la diriger et la guérir. Je me sers de l'expression de *diriger*, parce que l'on croit communément qu'il ne faut pas la guérir, mais permettre à la nature de se débarrasser très-fréquemment du sang par cette voie, et que cette hémorrhagie est toujours produite par des causes internes, c'est-à-dire, par un état du système qui paraît exiger une pareille évacuation.

820. Néanmoins, je pense, par les raisons données § 779, qu'il est très-rare que l'on puisse abandonner cette maladie à la nature, et que, dans tous les cas, on doit la modérer. Il faut, pour y parvenir, exposer le malade à l'air froid, lui donner des boissons froides, tenir le corps et la tête dans une position droite, éviter toute espèce de coup sur le nez, s'abstenir de parler, ou de toute irritation. Lorsque l'écoulement a duré quelque temps, et que rien n'indique qu'il soit sur le point de cesser, on tentera d'empêcher qu'il ne devienne trop abondant, en prenant les mesures capables de l'arrêter; on comprimera, par exemple, la narine

d'où le sang coule, on lavera le visage avec de l'eau froide, ou l'on en versera sur d'autres parties du corps (1).

(1) Il ne faut cependant pas trop se presser d'arrêter l'hémorrhagie, surtout dans les maladies aiguës. Tant que le pouls paraît modérément plein, que la chaleur se conserve aux extrémités, que les lèvres et le visage ne sont pas extrêmement pâles, il n'y a rien à craindre.

Lorsque la syncope survient, il ne faut recourir à aucun remède capable de ranimer le malade, car ce serait un moyen de rappeler l'hémorrhagie ; on doit le laisser dans l'état de faiblesse où il se trouve, quoique quelquefois cet état dure long-temps. Une petite fille de douze ans rendait depuis deux ans plusieurs livres de sang par le fondement tous les deux ou trois mois ; je ne parvins à la guérir qu'en la laissant douze heures dans la syncope où l'avait jetée l'hémorrhagie, et pendant deux jours je ne la nourris que de boissons acides, sans permettre aucun aliment solide.

Van Swieten recommande, lorsque l'hémorrhagie du nez est trop abondante, d'introduire dans les narines une tente trempée dans une dissolution de vitriol blanc (sulfate de zinc) ; mais plusieurs observations m'ont prouvé que ce moyen ne convenait que dans les hémorrhagies passives, produites par des chutes sur le nez ou par d'autres causes. J'en ai toujours vu de mauvais effets dans les hémorrhagies actives : je me contenterai d'en rapporter ici un exemple. Un tailleur était sujet, depuis son enfance, à une hémorrhagie du nez, que je parvins à modérer pendant quelques années par les saignées et les antiphlogistiques ; mais ennuyé de vivre de régime, il vécut à sa manière, et abandonna tous les remèdes. L'hémorrhagie augmenta, elle reparut d'abord toutes les semaines, ensuite tous les jours, enfin toutes les deux ou trois heures, tant la nuit que le jour ; le sang était tellement décoloré, qu'il teignait à peine le linge ; les acides, donnés à grande dose et continués long-temps, ne produisirent alors que très-peu d'effet ; je conseillai d'introduire dans le nez des tentes trempées dans une dissolution de vitriol blanc : l'hémorrhagie s'arrêta ; mais toutes les veines du visage se gonflèrent extraordinairement ; il survint un mal de tête

821. Je pense qu'il est à propos de prendre ces mesures dès les premières attaques de la maladie, même chez les jeunes gens, où elle est moins dangereuse; néanmoins elles sont encore plus convenables lorsque l'hémorrhagie reparaît fréquemment sans aucune violence externe, lorsque ces rechutes arrivent à des personnes d'un tempérament qui tend à devenir pléthorique, et surtout lorsqu'on aperçoit les signes d'un état de pléthore dans les symptômes qui précèdent l'hémorrhagie (§ 813).

822. Chez les jeunes gens même, si l'hémorrhagie est fort abondante et dure long-temps, et surtout si le pouls devient faible et le visage pâle, je crois qu'il est à propos de recourir à tous les moyens qui sont en notre puissance pour arrêter l'écoulement. *Voyez* § 797 et suivants.

823. De plus, lorsque, chez les jeunes personnes dont je viens de parler, les retours de cette hémorrhagie deviennent fréquents, et spécialement lorsqu'ils se manifestent avec des signes qui indiquent une constitution pléthorique, je pense qu'il est nécessaire d'employer un régime capable de prévenir l'état de pléthore (§ 783 à 787). En même temps, on évitera soigneusement toutes les circonstances qui pourraient déterminer une plus grande quantité de sang vers les vaisseaux de la tête, ou en gêner le retour; et l'on entretiendra le ventre libre, pour produire une dérivation du sang de ces mêmes vaisseaux.

824. On doit moins redouter et employer plus librement chez les adultes, sujets aux retours fréquents du saignement

violent, accompagné de malaise, d'anxiété et d'autres symptômes fâcheux ; le sang sortit par la bouche, et tous les accidents ne se dissipèrent que quand il reprit son cours par le nez ; je fus obligé d'abandonner le malade à la nature : la leucophlegmatie survint quelques années après, et le fit périr à l'âge de soixante-cinq ans, après avoir été sujet toute sa vie à cette hémorrhagie.

de nez, tous les moyens proposés § 823. Lorsque la tendance à une hémorrhagie excessive se trouve réunie aux circonstances indiquées § 813, la saignée du bras peut convenir, même aux jeunes personnes ; mais elle est encore mieux indiquée, et même nécessaire pour les adultes.

825. Lorsque, chez des personnes de tout âge, sujettes aux retours fréquents de cette hémorrhagie, les mesures indiquées § 817 et suivants, ont été ou négligées ou sans effet, par quelques circonstances particulières de l'équilibre du système, et que les symptômes qui indiquent les approches de l'hémorrhagie (§ 738) se manifestent, il est alors convenable de recourir à la saignée, aux purgatifs rafraîchissants, et au régime antiphlogistique dans toute son étendue, afin de prévenir l'hémorrhagie, ou au moins de l'empêcher de devenir excessive si elle survient.

826. Les mesures proposées conviennent, et même sont nécessaires dans les circonstances dont je viens de parler § 825. Néanmoins, il faut observer qu'on en retire beaucoup moins d'avantages que de celles qui sont indiquées § 824 : les premières peuvent prévenir l'hémorrhagie pour le moment ; mais il est certain qu'elles disposent au retour de l'état de pléthore qui obligeait de prendre ces précautions ; et il n'y a pas dans ce cas de moyens plus sûrs de se mettre à l'abri des rechutes, que ceux qui sont indiqués § 823.

827. Dans le cas où l'hémorrhagie du nez survient à ceux qui approchent de leur accroissement parfait, et lorsque ses retours sont précédés des symptômes indiqués § 813, on pourrait supposer, s'il était possible de les prévenir par les moyens proposés § 825, qu'il n'y aurait aucun inconvénient à employer ces moyens, parce que l'état de pléthore dominant, les mettrait hors d'état de nuire, à raison du changement qui doit promptement survenir dans l'équilibre du système : on ne peut cependant pas admettre

cette opinion ; car toutes les évacuations que l'on excite dans cette vue , sont sujettes , comme je l'ai déjà observé , à tous les inconvénients qui peuvent résulter du retour de l'hémorrhagie même.

828. Lorsque l'hémorrhagie du nez vient à des périodes presque fixes, on peut, pour la prévenir, employer avec beaucoup plus d'assurance les moyens indiqués § 825, et, en diminuant la quantité de sang , chaque fois que l'on réitère la saignée, éviter , jusqu'à un certain point, la tendance de celle-ci à produire la pléthore. Il est en effet convenable, quand on ne peut absolument se dispenser de réitérer des évacuations , de les diminuer à chaque fois qu'on y a recours. Mais la manière de diriger cette pratique est délicate et précaire , et jamais on ne doit s'y fier au point de négliger les mesures proposées § 825 , toutes les fois qu'elles sont admissibles.

829. Lorsque l'hémorrhagie du nez est une suite de la pléthore veineuse des vaisseaux de la tête (§ 772), on peut laisser couler le sang assez abondamment, surtout quand cette hémorrhagie succède à la suppression ou à la cessation du flux menstruel ou hémorrhoïdal. Mais quoique l'on puisse laisser couler le sang lorsque l'hémorrhagie survient pour la première fois , rien n'est plus convenable que de se mettre en garde contre ses retours. Il faut, pour cet effet, non-seulement prendre les mesures indiquées § 783 et suivants , mais comme les effets de l'état de pléthore de la tête sont très-incertains , on doit, dès que cet état commence à se manifester , et surtout lorsqu'il menace d'hémorrhagie, détruire la pléthore, et s'occuper sur-le-champ de prévenir l'hémorrhagie par les évacuations convenables, telles que les saignées , les purgatifs (1) et les cautères, ou rétablir, s'il est possible , les évacuations supprimées.

______

(1) Cette hémorrhagie est souvent accompagnée de constipation ; il est, en conséquence, essentiel d'entretenir la liberté du ventre

CHAPITRE III.

De l'Hémoptysie, ou Hémorrhagie des poumons.

SECTION PREMIÈRE.

Des Phénomènes et des Causes de l'Hémoptysie (1).

830. Lorsque, à la suite de quelque affection de la poitrine, le sang sort de la bouche, et est expectoré avec une toux plus ou moins considérable, on ne peut douter qu'il

par de doux laxatifs, réitérés de temps en temps; l'usage des fruits acidules, du petit-lait et des émulsions, est aussi très convenable; il faut en outre que le malade se tienne dans une position droite, autant qu'il lui sera possible; car ceux qui sont obligés d'avoir le corps continuellement courbé, sont plus sujets aux retours du saignement de nez.

(1) L'hémoptysie se reconnaît au caractère suivant :

Il y a rougeur des joues, sentiment de malaise ou de douleur, et quelquefois de chaleur dans la poitrine ; à ces signes se joignent la dyspnée, un chatouillement dans la gorge, une toux ou des efforts pour tousser, qui sont suivis de l'expectoration d'un sang vermeil, souvent écumeux. N. C. Genre XXXVIII.

L'hémoptysie est idiopathique ou symptomatique.

On connaît cinq espèces d'hémoptysie idiopathique, savoir :

1º L'hémoptysie *pléthorique*, qui survient sans aucune violence externe, sans avoir été précédée de toux ou de suppression d'aucune évacuation habituelle.

2º L'hémoptysie *forcée*, qui est produite par l'action d'une cause externe. On doit rapporter à cette espèce, 1º l'hémoptysie accidentelle, occasionée par des excès dans la manière de vivre, ou par des exercices forcés, sans être précédée d'aucun vice héréditaire, ni d'aucune acrimonie des humeurs ; 2º l'hémoptysie habituelle, qui est due à une acrimonie particulière des fluides ou à la faiblesse des poumons, et communément accompagnée d'une fièvre quoti-

vient des poumons ; et ce symptôme est généralement un signe certain de la maladie dont je vais parler. Mais il y a

---

dienne ; 3° l'hémoptysie *traumatique*, c'est-à-dire, produite par une plaie pénétrante dans les poumons.

3° L'hémoptysie *phthisique*, qui succède à une toux ancienne, accompagnée de maigreur et de faiblesse. On doit rapporter à cette espèce l'hémoptysie produite par l'état tuberculeux et squirrheux des poumons.

4° L'hémoptysie *calculeuse*, dans laquelle il sort avec le sang de petits calculs qui sont communément d'une nature calcaire. Plusieurs ouvriers, tels que les tailleurs de pierre, les boulangers et autres, sont sujets à cette maladie : elle est surtout funeste aux lapidaires.

5° L'hémoptysie *périodique*, qui succède à la suppression du flux hémorrhoïdal ou des règles.

L'hémoptysie symptomatique peut se réduire à quatre espèces, qui sont :

1° L'hémoptysie *catarrhale*, qui survient dans les catarrhes, dans la coqueluche, la pleurésie et la péripneumonie, où les crachats sont sanglants ou rouillés.

2° L'hémoptysie *exanthématique*, qui s'observe quelquefois dans la petite-vérole et la rougeole. Elle est toujours très-fâcheuse dans les petites-véroles confluentes.

3° L'hémoptysie *hydropique*. Elle est souvent un symptôme qui précède la mort dans l'ascite et dans l'hydropisie de poitrine.

4°. L'hémoptysie *cachectique*, qui survient à ceux dont les viscères du bas-ventre sont affectés de squirrhes.

M. Cullen rejette, comme fausses et ridicules, les espèces d'hémoptysies produites par la diapédèse, ou dilatation des pores des vaisseaux, par le sphacèle des poumons, par le scorbut, par l'introduction des sangsues dans l'œsophage ; il rejette également l'espèce que Sauvages appelle *helwigienne*, dont Helwich a donné la description sous le nom d'*hémorrhoïdes de la bouche* : cette hémorrhagie est précédée d'un sentiment de chaleur autour de la luette ; mais l'auteur ne nous donne pas les signes auxquels on peut reconnaître de quelle partie vient le sang.

des cas où la source du sang rejeté par la bouche est incertaine. En conséquence, il est souvent nécessaire, pour s'assurer de l'existence de l'hémoptysie, de considérer quelques autres circonstances dont je parlerai ci-après.

831. Les vaisseaux sanguins des poumons sont plus nombreux que ceux d'aucune autre partie du corps du même volume. Ces vaisseaux, qui sont très-gros à leur sortie du cœur, se subdivisent plus immédiatement que ceux d'aucune autre partie en vaisseaux d'un très-petit volume; ces derniers se répandent près des surfaces internes des cavités bronchiques, sont situés dans un tissu cellulaire lâche, et recouverts uniquement d'une membrane mince; ainsi il suffit de considérer combien ils se gorgent facilement et fréquemment de sang, pour comprendre pourquoi leur hémorrhagie est la plus fréquente de toutes, après celle du nez, et, en particulier, pourquoi un choc violent quelconque imprimé à tout le corps occasione si facilement l'hémoptysie.

832. L'hémoptysie peut être produite par une violence externe, à quelque période que ce soit de la vie : j'ai expliqué plus haut (§ 760), pourquoi, chez les adultes, cette maladie peut en tout temps être occasionée uniquement par l'état de pléthore des poumons; tant que la pléthore artérielle domine dans le système, c'est-à-dire, depuis l'âge de seize ans jusqu'à trente-cinq.

833. Néanmoins, on a également observé plus haut (§ 761), que l'hémoptysie était encore plus fréquemment l'effet d'un défaut de proportion entre la capacité des vaisseaux du poumon et celle de ceux du reste du corps. C'est pourquoi elle est souvent une maladie héréditaire, qui dépend d'une conformation particulière et vicieuse. Elle attaque aussi spécialement ceux dont le peu de capacité des poumons se manifeste par une poitrine étroite, et par la saillie des omoplates, qui indique que ces personnes ont été long-temps sujettes à une respiration difficile.

834. Cette maladie est encore particulière à ceux chez qui ces circonstances se trouvent réunies à un tempérament sanguin, et où la pléthore artérielle domine à un degré considérable. On l'observe aussi chez les personnes d'une complexion faible et délicate, dont un cou long est le signe ; chez celles qui jouissent de beaucoup de sensibilité et d'irritabilité, qui ont, en conséquence, l'esprit vif, et dont le corps est généralement d'une structure délicate ; chez celles qui ont été sujettes à de fréquentes hémorrhagies du nez, ou à d'autres hémorrhagies qui ont cessé de reparaître périodiquement, comme on le voit souvent chez les femmes dont le flux menstruel est supprimé ; enfin, l'hémoptysie attaque les personnes à qui l'on a fait l'amputation de quelque membre considérable.

835. Dans la plupart de ces cas (§ 834), l'hémoptysie s'observe spécialement chez ceux qui approchent de leur accroissement parfait, ou elle survient immédiatement après, pour des raisons que nous avons suffisamment développées plus haut.

836. D'après tout ce qui a été dit du § 831 au § 835, on connaîtra suffisamment la cause prédisposante de l'hémoptysie, et cette cause seule, portée à un degré considérable, est capable de produire la maladie. Néanmoins elle est souvent, chez ceux qui y sont disposés, l'effet du concours de différentes causes occasionelles et déterminantes, dont une, et peut-être la plus fréquente, est la chaleur externe, qui, même sans être portée à un degré considérable, occasione l'hémoptysie au printemps et au commencement de l'été, lorsque la chaleur raréfie le sang plus qu'elle ne relâche les solides, qui avaient été précédemment resserrés par le froid de l'hiver. Une autre cause de ce genre est la diminution subite du poids de l'atmosphère, surtout quand elle concourt avec un effort quelconque dans l'exercice du corps. Cet effort seul peut aussi, chez ceux qui y sont déjà dispo-

sés, être fréquemment la cause déterminante ; mais il n'y en a pas de plus commune que l'exercice violent de la respiration. En un mot, un degré quelconque de violence externe, est capable de produire la maladie chez ceux qui y sont déjà disposés.

837. Lorsque l'hémoptysie a été occasionée par l'une ou l'autre de ces causes (§ 836), elle s'annonce par un sentiment de pesanteur et d'anxiété dans la poitrine, par un embarras dans la respiration, par une douleur dans la cavité de la poitrine ou dans quelques autres parties du thorax, et par un sentiment de chaleur au-dessous du sternum ; on ressent très-souvent, avant que la maladie se manifeste, un goût salé dans la bouche.

838. Immédiatement avant que le sang paraisse, un certain degré d'irritation se fait sentir à la partie supérieure du larynx. Afin de modérer cette irritation, le malade fait des efforts pour cracher, qui sont suivis d'un peu de sang de couleur vermeille, et légèrement écumeux. L'irritation se renouvelle, et il sort, comme avant, une plus grande quantité de sang du même genre, qui produit dans la trachée artère un bruit semblable à celui qu'excite l'air en passant à travers un fluide.

839. Telle est la manière dont commence communément l'hémoptysie ; mais quelquefois le sang survient dès la première fois en toussant, ou au moins une toux légère accompagne les efforts dont je viens de parler, et que fait le malade pour cracher.

840. Quelquefois le sang qui sort est d'abord en très-petite quantité, et disparaît bientôt entièrement ; mais dans d'autres cas, surtout lorsque l'hémorrhagie est réitérée, sa quantité augmente, et il continue fréquemment à paraître de temps en temps plusieurs jours de suite. D'autres fois il sort abondamment, mais rarement en quantité suffisante pour produire sur-le-champ la mort par son excès, ou par

une suffocation subite. L'hémorrhagie cesse communément d'une manière spontanée, ou s'arrête par les remèdes que l'on met en usage.

841. Il n'est pas toujours aisé, lorsque le sang est rejeté par la bouche, de déterminer de quelle partie interne il sort, soit qu'il vienne de la surface interne de la bouche même, de l'intérieur de la gorge, ou des cavités voisines du nez, de l'estomac ou des poumons. Néanmoins il est très-nécessaire de distinguer ces différents cas ; et communément on peut y parvenir en faisant attention aux considérations suivantes.

842. Lorsque le sang que l'on crache vient de quelque partie de la surface interne de la bouche même, il sort sans aucun effort ou sans toux ; et l'on peut en général s'assurer, par l'inspection, de la source particulière qui le produit.

843. Le sang qui vient du fond de la gorge, ou des cavités voisines du nez, peut être rejeté par les efforts que l'on fait pour cracher, et quelquefois par la toux, de la manière que j'ai décrite § 837 et 839 ; et en conséquence, on peut, dans ce cas, avoir quelque doute sur sa véritable source. Le malade saisit souvent ces circonstances, afin de se con-soler par l'idée que le sang vient de la gorge, et on peut lui permettre de le faire ; mais il est difficile que le médecin se trompe, s'il considère que le crachement de sang de la gorge est plus rare que celui des poumons ; que le premier cas n'arrive guère qu'aux personnes qui ont été sujettes à l'hémorrhagie du nez, ou à quelque cause évidente d'éro-sion ; et, le plus souvent, en examinant l'intérieur de la gorge, on en voit couler le sang, s'il vient de cette partie.

844. Lorsque le sang sort des poumons, la manière dont il est rejeté indique communément d'où il vient ; mais il y a beaucoup de circonstances, indépendamment de cette dernière, qui peuvent concourir à l'indiquer, telles que la

période de la vie, l'habitude du corps, et d'autres marques de disposition particulière (§ 833 à 835), auxquelles il faut joindre les causes occasionelles (§ 836) qui ont agi immédiatement avant.

845. Le vomissement et la toux s'excitent souvent mutuellement, et peuvent, en conséquence, être fréquemment réunis, et donner lieu de douter, lorsque le vomissement accompagne le sang que l'on rejette par la bouche, si ce dernier vient des poumons ou de l'estomac ; néanmoins, il suffit en général, pour se décider, de considérer que le sang ne sort pas aussi fréquemment de l'estomac que des poumons ; que quand il vient de l'estomac, il paraît communément en plus grande quantité que quand il tire son origine des poumons ; et dans le dernier cas, il est habituellement d'une couleur vermeille, et n'est mêlé que d'une petite quantité de mucus écumeux ; le sang, au contraire, qui vient de l'estomac, est communément d'une couleur plus noire, plus grumeleux, et mêlé avec d'autres matières contenues dans cet organe. Lorsque la toux et le vomissement, après s'être manifestés séparément se sont réunis, ils peuvent quelquefois servir à indiquer la source du sang, en faisant attention à celui des deux qui a paru le premier ; enfin, on peut tirer beaucoup de lumières des circonstances et des symptômes qui ont précédé l'hémorrhagie.

Les symptômes qui précèdent l'hémoptysie, et dont j'ai fait l'énumération § 837, sont la plupart des signes évidents de l'affection des poumons ; et, d'un autre côté, l'hématémèse, ou le vomissement de sang qui vient de l'estomac, est aussi précédée de symptômes et de circonstances qui lui sont propres ; tels sont, par exemple, une affection morbifique de cet organe, ou au moins de la douleur, de l'anxiété, et un sentiment de pesanteur que le malade rapporte distinctement à la région de l'estomac. On peut ajouter à tout ceci, que le vomissement de sang arrive plus fréquemment aux femmes qu'aux hommes, et qu'il survient aux première en conséquence de la suppression du flux menstruel : toutes ces considérations (§ 842 à 845), si l'on y fait attention, peuvent communément suffire pour s'assurer de l'existence de l'hémoptysie.

SECTION II.

De la Cure de l'Hémoptysie.

846. Cette maladie est quelquefois peu dangereuse (1), comme quand elle survient, par exemple, à la suite de la

---

(1) Il est vrai que l'hémoptysie est rarement funeste comme hémorrhagie, et que ses conséquences ne sont mortelles qu'en ce qu'elles donnent lieu à la phthisie ; néanmoins on doit toujours la redouter chez les jeunes personnes, lors même qu'elle vient à la suite de la suppression des règles : si la constitution de la matrice est telle que le flux périodique ne se rétablisse pas promptement, et que l'hémoptysie soit abondante, il survient communément une phthisie incurable ; ou si l'hémoptysie devient elle-même périodique, et remplace les règles, les malades restent infirmes et sujettes à quantité d'accidents plus ou moins fâcheux. Je me contenterai d'en citer, entre autres, un exemple qui m'a paru accompagné de circonstances intéressantes. Les règles furent supprimées chez une femme de quarante-deux ans, par un accident imprévu qui la saisit de frayeur ; la fièvre survint sur-le-champ, et tous les signes de pleurésie se manifestèrent ; les saignées réitérées furent employées avec succès. Mais au bout d'un mois de guérison, le frisson, l'anxiété, et tous les symptômes de fièvre se manifestèrent, l'oppression était extrême, et fut suivie d'un crachement de sang fort abondant ; les mêmes accidents revinrent tous les mois avec plus ou moins de violence pendant dix ans ; mais les cinq premières années, elle rendait un sang rouge et vermeil ; ensuite elle vomit pendant trois ans une matière noire semblable à celle que l'on rend dans la maladie noire ; avec l'âge, cette matière prit une couleur

suppression des règles chez les femmes, quand elle est produite par une violence externe, sans aucune marque de
disposition primitive, ou, quelle que soit la cause qui y a
donné lieu, lorsqu'elle n'est pas suivie de toux, de dyspnée, ou d'autre affection des poumons. Néanmoins, dans ces
cas même, la maladie peut devenir dangereuse, si la blessure que les vaisseaux du poumon ont reçue est fort considérable, s'il reste une certaine quantité de sang rouge en
stagnation dans la cavité des bronches, et particulièrement
s'il s'est fait dans les vaisseaux du poumon une détermination quelconque de sang, laquelle peut, en renouvelant
l'hémorrhagie, avoir des conséquences fâcheuses. C'est
pourquoi, toutes les fois que l'hémoptysie survient, il faut
la modérer par les différents moyens indiqués § 792 à 795.

847. Ces moyens sont surtout nécessaires, lorsque l'hémoptysie est la suite d'une disposition particulière ; toutes
les fois que la perte de sang paraît être considérable, ou que
l'hémorrhagie revient fréquemment, il faut non-seulement
modérer la perte, mais même l'arrêter entièrement, et en
prévenir les retours par tous les moyens qui sont en notre
pouvoir. *Voyez* les § 797 et suivants.

Pour arrêter l'hémoptysie, ou en prévenir les retours,
on a souvent employé deux remèdes que je ne puis ap-
prouver : ce sont les ferrugineux et l'écorce du Pérou. L'on

---

moins foncée ; elle fut enfin remplacée par une matière glaireuse,
que la malade vomit tous les mois pendant deux ans : elle survécut
quelques années après ; mais elle était sujette à éprouver des maux
de poitrine plus ou moins considérables, et elle périt de péripneumonie à l'âge de cinquante-six ans. Il est inutile d'observer que ce
fait peut jeter beaucoup de jour sur la maladie noire ; je l'ai rap-
porté pour prouver que l'on ne doit jamais regarder comme vraiment critique l'hémoptysie, quoiqu'elle remplace une autre évacuation périodique, et que l'on doit en conséquence tenter de la
détruire.

et l'autre contribuent à augmenter la diathèse inflammatoire du système ; en conséquence, on ne peut guère les employer sans danger dans tous les cas d'hémorrhagie active, et je les ai souvent vu nuire (1).

849. L'hémoptysie qui survient en conséquence d'une disposition particulière, est toujours accompagnée de diathèse inflammatoire ; et c'est surtout la continuité de cette diathèse, qui donne lieu de redouter les suites fâcheuses de la maladie : on doit, en conséquence, la détruire avec adresse par les saignées (2) plus ou moins copieuses, et plus

---

(1) *Voyez* ce qui a été dit dans la note du § 800 sur l'usage du quinquina : ceux qui l'ont vanté dans l'hémoptysie n'ont pas fait assez d'attention aux circonstances dans lesquelles il a paru réussir. On l'a fréquemment employé après l'usage long-temps continué des saignées, des rafraîchissants et des autres remèdes généraux, c'est-à-dire, lorsque l'état de relâchement avait peut-être succédé à la diathèse inflammatoire : il n'y a pas de doute qu'il ne puisse alors convenir ; mais il est très-difficile de reconnaître ce cas particulier ; c'est pourquoi on ne doit jamais donner le quinquina qu'avec la plus grande circonspection à ceux qui sont sujets au crachement de sang ; je l'ai vu rappeler l'hémorrhagie.

(2) La saignée est ici le plus puissant de tous les remèdes ; il faut la réitérer hardiment tant que le pouls est élevé, surtout lorsque la maladie vient pour la première fois et succède à quelque évacuation habituelle supprimée. La saignée est le seul moyen capable de détruire la diathèse inflammatoire. La promptitude avec laquelle se rétablissent ceux qui ont supporté des pertes énormes de sang, doit dissiper les craintes de quelques médecins relativement aux saignées copieuses : les anciens guérissaient l'hémoptysie en tirant le sang jusqu'au blanc ; nous devons les imiter en cela toutes les fois qu'il y a des signes qui indiquent une disposition à la phthisie. L'hémoptysie dissipée, on ne réitérera les saignées que lorsqu'on apercevra des signes qui en indiquent le retour, comme il arrive fréquemment vers le temps des équinoxes. *Voyez* la note 1 du § 787.

ou moins fréquemment réitérées, suivant que les symptômes l'exigeront. Il faut en même temps employer les purgatifs rafraîchissants, et suivre strictement le régime antiphlogistique dans toute son étendue. On peut aussi administrer les rafraîchissants, en prenant garde néanmoins que les acides, et surtout le nitre, n'excitent la toux (1).

850. D'après ce qui a été observé § 795, il est évident que les vésicatoires appliqués sur la poitrine ou sur le dos, peuvent être un remède convenable à l'hémoptysie, pendant qu'elle existe, et que, quand elle a cessé, il peut être utile d'ouvrir des cautères dans les mêmes endroits, pour en prévenir le retour.

851. L'attention à éviter le mouvement, constitue en général la partie la plus essentielle du régime antiphlogistique; et dans l'hémoptysie, rien n'est plus nécessaire que d'éviter l'exercice du corps. Cependant il y a quelques espèces de gestations, telles que la navigation, et les voyages dans une voiture douce, sur des chemins unis, qui souvent ont été des remèdes salutaires dans cette maladie (2).

----

(1) On a donné le jus de citron et l'oxycrat avec succès. Hoffmann a regardé les nitreux comme de grands remèdes. Mais le docteur Dickson, dans les Observations des médecins de Londres, avance que le nitre lui a paru être presque aussi efficace dans l'hémoptysie, que le quinquina dans les vraies fièvres intermittentes. Il mêle quatre onces de conserve de roses rouges avec une demi-once de nitre pour en former un électuaire, dont il fait prendre la grosseur d'une noix muscade, quatre, six ou huit fois par jour, suivant la violence des symptômes; néanmoins, toutes les fois que le pouls était plein et dur, il ne négligeait pas la saignée. Il a remarqué que le nitre calmait la chaleur, et modérait la force et la fréquence du pouls beaucoup plus efficacement qu'aucun médicament connu. Lorsque la toux était fort violente, il donnait le soir un narcotique. Le nitre m'a paru être souvent fort efficace, surtout réuni aux narcotiques.

(2) Sydenham a recommandé l'exercice du cheval; mais j'ai

852. Tel est le traitement que je puis proposer pour l'hémoptysie , considérée uniquement comme hémorrhagie. Mais lorsque , malgré toutes nos précautions , elle continue

---

observé qu'il était souvent suivi du retour de l'hémoptysie , surtout chez ceux qui ont une disposition à la pulmonie. On ne doit , en conséquence , y recourir qu'avec les plus grandes précautions. Dickson a remarqué avec raison, dans le quatrième volume des Observations des médecins de Londres, que quand on juge l'équitation convenable, il faut n'en faire usage que le matin , pendant quelques heures seulement , parce qu'alors le pouls est plus calme que le soir , et il y a moins à redouter une accélération de la circulation, qui pourrait être dangereuse. La promenade peut , en prenant les mêmes précautions , réussir également. Ainsi M. Cullen a vu une hémoptysique dont le crachement de sang se dissipait pendant la promenade ; quand elle restait plusieurs jours chez elle , le crachement de sang revenait, et il cessait dès qu'elle se promenait de nouveau ; enfin elle en fut exempte plusieurs mois en se promenant beaucoup. L'exercice modéré a l'avantage de déterminer les humeurs vers la surface ; mais il ne faut jamais y recourir qu'après avoir suffisamment désempli les vaisseaux.

Il faut , en outre , observer pendant long-temps une diète très-sévère , ne vivre que de végétaux ou de lait. Les anciens prescrivaient l'usage du lait pendant des années entières après l'hémoptysie , et en prévenaient par ce moyen les suites fâcheuses , comme on peut le voir dans Alexandre de Tralles. C'est sans fondement que les modernes ont recommandé les gelées des animaux comme un moyen de donner plus de consistance aux humeurs , et de prévenir les hémorrhagies ; car ces gelées , non-seulement augmentent la diathèse inflammatoire , mais elles se digèrent en géhéral difficilement , diminuent en conséquence la transpiration , et sont plus nuisibles qu'utiles. Les mucilagineux tirés des végétaux , sont préférables ; ainsi la gomme arabique , la racine de guimauve , modèrent quelquefois la toux et s'opposent au retour de l'hémoptysie.

Les violentes passions de l'ame sont encore plus funestes que l'exercice ; c'est pourquoi il faut éviter soigneusement tout ce qui peut agiter l'esprit.

à reparaître, elle est souvent suivie d'un ulcère des poumons et de la phthisie pulmonaire. Je vais, en conséquence, considérer présentement cette dernière maladie ; mais comme elle est aussi produite par d'autres causes que l'hémoptysie, il est nécessaire que je l'envisage sous un point de vue plus général.

CHAPITRE IV.

De la Phthisie pulmonaire, ou Pulmonie (1).

SECTION PREMIÈRE.

Des Phénomènes et des Causes de la Phthisie pulmonaire.

853. Je crois pouvoir définir la phthisie pulmonaire, une expectoration de pus ou de matière purulente qui sort

---

(1) On nomme, en général, phthisie toute maladie où le corps dépérit par degrés insensibles ; néanmoins, on désigne particulièrement sous cette dénomination la suppuration des poumons, qui est la source la plus commune de ce dépérissement. Cette maladie se reconnaît au caractère suivant :

Il y a amaigrissement et faiblesse du corps, accompagnés de toux, de fièvre hectique, et communément d'expectoration purulente. N. C.

On peut admettre deux espèces de phthisie, l'une *commençante*, l'autre *confirmée*.

I. La phthisie commençante est celle où il n'y a pas d'expectoration de pus. Cette espèce s'appelle aussi *phthisie sèche ;* elle se connaît aux sueurs, à la fièvre quotidienne, à la dyspnée, et à une chaleur considérable des mains et des pieds ; accompagnée de sécheresse.

II. La phthisie confirmée est accompagnée d'une expectoration purulente, et se nomme vulgairement *phthisie humide*.

des poumons , et est accompagnée d'une fièvre hectique.

Ces deux espèces varient et prennent différents noms , à raison
de leurs causes éloignées. Ainsi elles peuvent être occasionées par ,
1° l'hémoptysie ; 2° la péripneumonie ; 3° l'asthme ; 4° des concrétions crétacées formées dans les bronches ; 5° les exanthèmes , tels
que la rougeole et la petite-vérole ; 6° les fièvres intermittentes ;
7° les douleurs de goutte ou de rhumatisme ; 8° la suppression des
règles ; 9° l'embarras du foie ; alors elle est souvent précédée de
la jaunisse ; 10° par la mélancolie, l'hystéricisme, l'affection hypochondriaque ; 11° les écrouelles , qui sont une des causes les
plus communes de la phthisie ; 12° l'obstruction des vaisseaux
lactés et l'engorgement des glandes du mésentère : lorsque la
phthisie est produite par ces causes , comme on l'observe fréquemment chez les enfants , les excréments sont blancs , et l'abdomen
est tuméfié ; 13° le scorbut ; 14° la maladie vénérienne ; 15° le
plica ; 16° la phthisie peut enfin être produite par la suppression
d'une suppuration établie dans une partie. Ainsi j'ai vu une fistule
à l'anus, qui durait depuis long-temps , donner lieu à une toux
vive et à une expectoration purulente , mêlée de filets de sang , lorsque la suppuration diminuait ou se supprimait : le malade a vécu
ainsi douze ans , et a péri de la fistule.

(Si nous avons conservé l'énumération des espèces , ou plutôt
des variétés que la différence des causes a fait établir dans l'histoire
de la phthisie , c'est pour ne pas nous écarter de la marche que
nous avons suivie jusqu'ici. Nous n'ignorons pas que plusieurs affections vraiment distinctes de la phthisie , dont elles se rappro-
chent d'ailleurs par beaucoup de phénomènes , et par leur issue
ordinairement funeste, ont été long-temps confondues avec elle , et
qu'ainsi plusieurs des espèces mentionnées par M. Bosquillon appartiennent réellement à d'autres maladies ; mais nous n'aurions
pu éviter ce défaut ou d'autres analogues , et qui tiennent uniquement aux progrès de la science , qu'en retranchant tout-à-fait les
notes de ce savant traducteur : or , nous l'avons déjà dit, l'avantage qu'elles ont de présenter l'extrait des leçons, de la Nosologie et
quelquefois de la Physiologie de Cullen en parallèle avec sa Méde-

Comme cette maladie constitue la principale espèce de phthisie, je me servirai fréquemment dans ce chapitre du terme général de phthisie, pour signifier strictement la phthisie pulmonaire.

854. J'ai vu quelquefois l'expectoration de matière purulente continuer plusieurs années, et n'être accompagnée que d'un très-petit nombre de symptômes de fièvre hectique, ou au moins d'aucune fièvre hectique bien exactement caractérisée ; mais, dans aucun de ces cas, les malades n'étaient assez complétement exempts des symptômes de cette fièvre, pour faire exception à la définition générale.

855. Je présume que dans tous les cas d'expectoration de pus, il y a ulcère aux poumons. M. de Haen est le seul auteur que je connaisse qui ait avancé une opinion différente, et qui ait supposé que le pus pouvait se former dans les vaisseaux sanguins, et de là s'épancher dans les bronches. J'ai tenté, en admettant le fait qu'il rapporte, d'expliquer (§ 349) comment le pus peut se manifester dans les crachats, sans qu'il y ait d'ulcère aux poumons : néanmoins je ne puis m'empêcher, en considérant cet objet sous tous ses points de vue, d'avoir quelques soupçons sur l'exactitude de ses observations; on doit entièrement rejeter l'explication qu'il en donne, et avouer, cependant, que nous manquons encore de faits suffisants pour soutenir

cine pratique, et de faire ainsi connaître cet auteur presque tout entier, a dû nous détourner de ce sacrifice. Tout lecteur instruit, et la lecture de Cullen exige de l'instruction, saura bien profiter de ce qu'il y a de bon dans ces notes et d'excellent dans le texte, sans s'inquiéter des erreurs qu'ils contiennent tous deux, et dont, malgré de nombreuses suppressions, il ne nous a pas toujours été possible de purger la seule de ces deux parties à laquelle nous ayons pu nous permettre de toucher). (D. L.)

celle que j'ai proposée ; je doute même beaucoup qu'on puisse en faire l'application à un cas quelconque de phthisie. C'est pourquoi je conclurai, d'après ce que nous ont appris toutes les ouvertures de cadavres, et d'après l'opinion de tous les médecins, que les symptômes indiqués dans la définition que j'ai donnée, dépendent toujours d'un ulcère formé dans les poumons.

856. Il arrive quelquefois que le catarrhe est accompagné de l'expectoration d'une matière tellement semblable au pus, que les médecins sont souvent incertains si elle est muqueuse ou purulente, et ne peuvent, en conséquence, déterminer si la maladie est un catarrhe ou une phthisie. Il est souvent important de décider ces questions ; et il me paraît qu'en général on peut le faire avec assez de certitude d'après les considérations suivantes : chacune en particulier n'est pas toujours décisive, si on ne fait attention qu'à elle seule ; mais il est difficile que toutes prises ensemble, puissent nous induire en erreur : ces considérations se tirent,

1°. De la couleur de la matière : car le mucus est naturellement transparent, et le pus toujours opaque. Le mucus devient quelquefois opaque, et alors il prend une couleur blanche, jaune, ou verdâtre ; mais cette dernière couleur n'est presque jamais aussi remarquable dans le mucus que dans le pus ;

2°. De la consistance de la matière : le mucus est plus visqueux et plus cohérent, et le pus l'est moins ; on pourrait même dire, en quelque sorte, qu'il est plus friable. Si l'on jette du mucus dans l'eau, il ne s'y étend pas facilement ; il reste, au contraire, uni en masses uniformes et circulaires ; mais si l'on tente la même expérience avec le pus, on observe que, sans s'étendre facilement, il ne reste pas uni d'une manière aussi uniforme ; et en l'agitant légèrement, il se sépare en fragments qui forment des espèces de lambeaux ;

3°. De l'odeur de la matière : on en aperçoit rarement dans le mucus, mais fréquemment dans le pus. On a proposé, pour reconnaître l'odeur de la matière expectorée, de la jeter sur des charbons ardents ; mais, dans cette expérience, le mucus et le pus donnent une odeur désagréable, et il n'est pas aisé de les distinguer l'un de l'autre ;

4°. De la pesanteur spécifique de la matière comparée avec la pesanteur de l'eau : en effet, le mucus qui sort des poumons surnage communément sur la surface de l'eau, et le pus tombe au fond. Mais on peut quelquefois y être trompé, parce que le pus, mêlé à une grande quantité d'air, peut surnager, et le mucus tomber au fond de l'eau, s'il ne contient point d'air ;

5°. Du mélange qui est aisé à distinguer dans la matière expectorée : car si l'on aperçoit une matière jaune ou verdâtre, environnée d'une certaine quantité de matière transparente, ou moins opaque et moins colorée, on peut, en général, considérer la matière qui est plus fortement colorée comme du pus ; car il n'est pas aisé de comprendre comment une portion du mucus qui sort des poumons peut être extraordinairement changée, pendant que le reste l'est très-peu, ou demeure dans son état ordinaire ;

6°. Du mélange de certaines substances avec la matière chassée des poumons. Quant à cet objet, les expériences de feu M. Charles Darwin nous ont appris : 1° que l'acide vitriolique (acide sulfurique), dissout également le mucus et le pus, mais plus facilement le premier ; et que si l'on ajoute de l'eau à cette dissolution de mucus, ce dernier se sépare et surnage à la surface de la liqueur, ou bien se divise en petits flocons, et y reste suspendu ; au contraire, lorsqu'on ajoute de l'eau à une pareille dissolution de pus, celui-ci tombe au fond ; ou, si on l'agite, il s'étend de manière qu'il présente une liqueur uniformément trouble ; 2° qu'une solution d'alcali fixe caustique dissout, au bout de quelque temps, le mucus et généralement le pus ; mais si l'on ajoute de l'eau à ces dissolutions, le pus se précipite en entier, ce que ne fait pas le mucus. On suppose, d'après ces expériences, que le pus et le mucus peuvent, avec certitude, se distinguer l'un de l'autre ;

7°. De l'expectoration qui est accompagnée d'une fièvre hectique. Le catarrhe, ou l'expectoration de mucus, est souvent accompagné de fièvre ; mais cette fièvre n'est jamais, autant que j'ai pu l'observer, telle que celle que je vais décrire comme fièvre hectique. Celle-ci est, suivant moi, la marque la plus certaine de l'état purulent de quelque partie du corps ; et si d'autres ont pensé différemment, je suis persuadé qu'on doit l'attribuer à ce que, présumant que la phthisie confirmée ou purulente était une maladie mortelle par sa nature, ils ont regardé comme un simple catarrhe, tous les cas où les malades ont guéri : mais je prouverai par la suite qu'ils peuvent s'être trompés en cela.

857. Après avoir ainsi considéré la première partie du caractère de la phthisie pulmonaire comme une marque de l'ulcère des poumons, et avoir dit, dans le paragraphe précédent, que l'autre partie de ce caractère, c'est-à-dire la fièvre hectique, indiquait la même chose, il est convenable de considérer maintenant cette fièvre, que j'ai omise plus haut (§ 74) dans cette vue (1).

---

(1) Le caractère de la fièvre hectique consiste en ce qu'elle revient tous les jours ; ses accès se manifestent à midi et le soir ; il y a une rémission le matin, mais rarement apyrexie. Il survient communément des sueurs la nuit, et l'urine dépose un sédiment furfuracé briqueté. N. C.

858. La fièvre hectique observe le type d'une fièvre rémittente, qui a tous les jours deux redoublements. Le premier paraît vers midi , quelquefois un peu plus tôt ou un

---

Les espèces de fièvre hectique , connue aussi sous le nom de
fièvre lente , sont les suivantes , d'après Sauvages :

1° La fièvre hectique chlorotique , qui accompagne la chlorose :
Horstius la nomme fièvre blanche ; elle est particulière aux jeunes
filles ; elle est produite communément par la suppression des règles , ou par l'amour.

2° La syphilitique , ou la fièvre lente qui accompagne les nodus
et les suppurations qui sont la suite de la maladie vénérienne.
Voyez Astruc , *de morb. ven.* , *lib.* IV , *c.* III.

3° La scrophuleuse , qui est la même que la phthisie scrophuleuse de Morton.

4° L'hectique , produite par le calcul de la vessie.

5° L'hectique vermineuse , commune aux enfants nouvellement
sevrés , qui sont attaqués de vers : elle diffère des autres espèces ,
en ce qu'elle n'a pas constamment des redoublements le matin et le
soir ; souvent elle est accompagnée d'un flux de ventre , les excréments sont cendrés ou gris , l'urine est trouble , et dépose un sédiment bourbeux.

6° L'hectique produite par la cachexie ou la gale , sans qu'il y
ait de suppuration.

7° Celle qui accompagne le vomissement ou les flueurs blanches.

8° La fièvre lente des enfants. Elle n'a pas de caractère particulier , et M. Cullen croit que l'on doit l'attribuer au rachitis , aux
écrouelles ou aux vers.

9° L'élévation du pouls , que l'on observe chez tous les hommes
le soir. Mais on ne doit pas regarder cet état comme morbifique.

Sauvages parle en outre de la fièvre lente lymphatique de Baglivi ,
qu'il prétend être l'effet de l'abus des rafraîchissants ; et de la
fièvre lente nerveuse , que M. Lorry dit survenir à la mélancolie
nerveuse invétérée. Mais M. Cullen avoue ne pas connaître ces deux
espèces de fièvre lente.

Cette énumération suffit pour prouver que la fièvre hectique est
communément symptomatique , comme l'observe M. Cullen.

peu plus tard, et il survient une rémission légère vers cinq heures de l'après-midi : à cette dernière succède bientôt un autre redoublement, qui augmente par degré jusqu'après minuit; mais, passé deux heures du matin, il survient une rémission, qui devient plus considérable à mesure que le jour avance. Les redoublements sont fréquemment accompagnés de quelque degré de frisson; ou, au moins, le malade est extraordinairement sensible à tout refroidissement de l'air; il recherche la chaleur externe, et souvent se plaint d'un sentiment de froid, quoique sa peau paraisse, au thermomètre, plus chaude que dans l'état naturel. Le redoublement du soir est toujours plus considérable que celui du matin.

859. On croit communément qu'une partie du caractère de la fièvre hectique consiste dans un redoublement qui se manifeste d'ordinaire après avoir mangé : il est vrai que le dîner, que l'on prend à midi ou peu après, semble produire quelque redoublement. Mais cela ne suffit pas pour nous faire juger que le redoublement de midi est uniquement l'effet de la nourriture; car je l'ai souvent vu venir avant midi, et fréquemment quelques heures avant le dîner, que l'on ne prend aujourd'hui en Écosse que quelque temps après la douzième heure du jour. On observe réellement, chez presque tous les hommes, que la nourriture occasione un certain degré de fièvre; mais je suis persuadé qu'il ne paraîtrait pas si considérable dans la fièvre hectique, si le redoublement n'était dû à une autre cause; car la nourriture que l'on prend le matin occasione à peine quelque effet sensible.

860. J'ai ainsi décrit le type général de la fièvre hectique; mais elle est en outre accompagnée d'un grand nombre de circonstances qui exigent un plus grand détail.

La fièvre dont j'ai donné la description, ne subsiste pas communément long-temps sans que les redoublements du

2. 11

soir soient accompagnés de sueurs ; ces sueurs continuent à paraître, et deviennent de plus en plus abondantes pendant tout le cours de la maladie.

Presque dès la première apparence de la fièvre hectique, l'urine est fort colorée, et dépose un sédiment copieux furfuracé et rouge, qui ne tombe presque jamais entièrement jusqu'au fond du vase.

Dans la fièvre hectique, l'appétit pour les aliments diminue en général moins que dans toute autre espèce de fièvre.

La soif est rarement considérable ; la bouche est communément humide, et, à mesure que la maladie fait des progrès, la langue se débarrasse de toute la matière épaisse qui la recouvrait, et paraît très nette ; mais dans les périodes plus avancées de la fièvre, la langue et le fond de la gorge paraissent légèrement enflammés, et se couvrent plus ou moins d'aphthes.

A mesure que la maladie devient plus grave, les vaisseaux rouges qui rampent sur la cornée transparente disparaissent, et toute la conjonctive devient d'un blanc de perle.

Le visage est communément pâle ; mais dans le temps des redoublements, on aperçoit sur chaque joue une tache de couleur rouge vermeille, et presque circonscrite.

Pendant le cours de la fièvre hectique, le ventre est quelque temps resserré ; mais dans les périodes plus avancées de la maladie, la diarrhée survient presque toujours ; elle continue à revenir fréquemment jusqu'à la fin de la maladie, et remplace alternativement jusqu'à un certain point les sueurs dont j'ai parlé plus haut.

La maladie est toujours accompagnée d'une faiblesse qui augmente par degrés pendant tout son cours.

En même temps l'émaciation devient sensible, et parvient à un degré plus considérable que dans presque tout autre cas.

La chute des cheveux, et la forme crochue des ongles, sont aussi des symptômes qui indiquent le défaut de nourriture.

Vers la fin de la maladie, les pieds sont souvent affectés de gonflements œdémateux.

Les redoublements de fièvre sont rarement accompagnés de mal de tête, et presque jamais de délire.

Les sensations et le jugement restent communément sains jusqu'au dernier moment, et, en général, le malade est plein de confiance et d'espérance.

Quelques jours avant la mort, le délire survient, et continue communément jusqu'à la fin de la maladie.

861. La fièvre hectique que je viens de décrire (§ 858 à 860), est celle qui accompagne l'état de purulence des poumons ; c'est peut-être le cas où elle se manifeste le plus fréquemment : mais toutes les fois que je l'ai observée, il existait évidemment, ou bien il y avait lieu de soupçonner une suppuration permanente ou un ulcère dans quelque partie externe ou interne. C'est pour cette raison que, § 74, j'ai conclu qu'elle n'était qu'une fièvre symptomatique. Elle me paraît toujours être réellement l'effet d'une acrimonie absorbée des abcès ou des ulcères ; cependant elle n'est pas également produite par toute espèce d'acrimonie ; car les affections scorbutiques et cancéreuses subsistent souvent long-temps dans le corps, sans occasioner la fièvre hectique. Je ne puis déterminer précisément la nature de l'acrimonie qui produit cette fièvre ; mais il semble qu'elle est particulièrement de la nature de l'acrimonie qui résulte d'une suppuration viciée.

862. Quoi qu'il en soit, il paraît qu'il suffit, pour expliquer les circonstances particulières à la fièvre lente, d'admettre qu'elle dépend en général d'une acrimonie. L'état

fébrile semble être principalement un redoublement de la fréquence du pouls (1), qui revient deux fois le jour chez les personnes qui jouissent d'une bonne santé, et cet état peut être produit par l'acrimonie seule. Certainement, ces redoublements n'arrivent pas sans les circonstances particulières à la pyrexie ; mais le spasme de l'extrémité des vaisseaux ne paraît pas être aussi considérable dans la fièvre hectique que dans les autres fièvres : c'est à cette cause que l'on doit attribuer l'état des sueurs et des urines, qui se manifeste de si bonne heure et si constamment dans la fièvre hectique. Je pense que l'on peut aussi expliquer la plupart des autres symptômes, en supposant qu'il y a une acrimonie qui corrompt les fluides, et affaiblit les puissances motrices.

863. Après avoir considéré les symptômes caractéristiques et la principale partie de la cause prochaine de la phthisie pulmonaire, j'observerai que l'ulcère des poumons, ainsi que les circonstances particulières à la fièvre hectique qui l'accompagnent, peuvent être l'effet de différentes affections antérieures des poumons, qui toutes peuvent cependant se rapporter, à ce que je pense, aux cinq chefs suivants ; savoir, 1° à l'hémoptysie ; 2° à la suppuration des poumons, suite d'une pneumonie ; 3° au catarrhe ; 4° à l'asthme ; 5° aux tubercules. Je vais considérer ces affections comme causes des ulcères, en suivant l'ordre que je viens d'indiquer.

---

(1) Le pouls est toujours petit, serré et précipité, la peau paraît sèche et brûlante au toucher, surtout dans la paume de la main ; mais ces symptômes sont plus marqués dans le temps des redoublements : dans le commencement de la fièvre lente, le pouls est à peine sensible le matin ; mais la tension de l'artère, jointe à la sécheresse de la peau et à la toux fréquente, suffisent alors pour caractériser la maladie.

864. On suppose communément que l'hémoptysie est, naturellement, et presque nécessairement, suivie d'un ulcère des poumons : mais j'ose assurer que c'est, en général, une erreur ; car il y a quantité d'exemples d'hémoptysies produites par une violence externe, ou même par une cause interne, qui n'ont été suivies d'aucun ulcère aux poumons. On a fait cette observation, non-seulement chez des jeunes gens où l'hémoptysie a reparu plusieurs fois, mais même lorsqu'elle a souvent été réitérée pendant le cours d'une longue vie. Il est, en effet, aisé de concevoir que la rupture des vaisseaux du poumon, de même que celle des vaisseaux du nez, est souvent, par sa nature, guérissable. Il est donc probable que ce n'est que quand l'hémoptysie survient dans des circonstances particulières, qu'elle est nécessairement suivie d'ulcère ; mais il est difficile de déterminer quelles sont ces circonstances. Il est possible que le seul degré de rupture, ou la rupture fréquemment réitérée, puissent, en empêchant la plaie de se guérir naturellement, occasioner un ulcère ; ou bien, le sang rouge épanché n'étant pas entièrement rejeté par la toux, peut rester en stagnation dans les bronches, devenir âcre, et corroder les parties. Néanmoins, on ne doit considérer tout ceci que comme des suppositions qui ne sont appuyées sur rien d'évident. Mais si l'on fait attention que les cas où l'hémoptysie survient à la suite d'une disposition particulière (§ 832 à 835), sont spécialement ceux qui se terminent par la phthisie, on sera tenté de soupçonner qu'il y a quelques autres circonstances qui concourent alors à déterminer la suite fâcheuse de l'hémoptysie, comme je vais tâcher de le démontrer.

865. Néanmoins, quelque supposition que nous puissions adopter relativement au peu de danger que l'on doit redouter de l'hémoptysie, cela ne doit pas nous empêcher de mettre en usage les moyens que nous avons proposés plus haut pour

sa curation, tant parce que nous ne pouvons pas prévoir avec certitude quelles seront les conséquences d'un pareil accident, que parce que l'on peut, sans danger, recourir aux moyens que nous avons indiqués ; car, quelque opinion que l'on adopte, il y a une diathèse inflammatoire qui peut accélérer toutes les suites fâcheuses que l'on doit redouter.

866. La seconde cause d'ulcère des poumons que nous avons à examiner, est la suppuration formée en conséquence de la pneumonie.

867. D'après les symptômes dont j'ai fait l'énumération § 857 et 858, on peut conclure qu'il se forme un abcès, ou ce qu'on appelle une *vomique*, dans quelque partie de la plèvre, et, le plus communément, dans la portion de cette membrane qui recouvre les poumons. La matière purulente y reste fréquemment pendant quelque temps, comme si elle était renfermée dans un kyste : mais communément elle n'y séjourne pas long-temps ; elle est promptement absorbée, et transportée sur quelque autre partie du corps, ou bien elle se fraie un passage dans la cavité des poumons ou dans celle du thorax. Dans le dernier cas, elle produit la maladie appelée *empyème* ; mais ce n'est que quand la matière s'épanche dans la cavité des bronches, qu'elle constitue proprement la phthisie pulmonaire. Les circonstances principales de la phthisie existent aussi dans le cas d'empyème ; néanmoins, je ne considérerai ici que celui où l'abcès des poumons donne lieu à une expectoration purulente.

868. L'abcès formé dans les poumons, en conséquence de la pneumonie, n'est pas toujours suivi de phthisie ; car quelquefois on n'observe pas le type de la fièvre hectique ; la matière épanchée dans les bronches est un pus véritable et de bonne qualité, qui, fréquemment, sort avec beaucoup de facilité lorsque la toux survient, et est rejeté avec les crachats : cette expectoration purulente peut durer quelque

temps ; néanmoins , si la fièvre hectique ne se manifeste pas ,
l'ulcère se guérit promptement , et tous les symptômes morbifiques disparaissent. On a un si grand nombre d'exemples
de ce genre, que l'on peut en conclure que ni l'accès de
l'air , ni le mouvement constant des poumons, n'empêche-
ront l'ulcère de ces parties de se guérir , pourvu que la matière soit de bonne qualité. L'abcès des poumons ne produit donc pas nécessairement la phthisie pulmonaire ; et, s'il
est suivi d'une semblable maladie, ce doit être en conséquence de circonstances particulières qui corrompent la
matière purulente engendrée dans l'abcès , la rendent incapable de guérir l'ulcère , et en même temps lui donnent une
acrimonie qui , étant absorbée, occasione la fièvre hectique
et ses conséquences.

869. La corruption de la matière de ces abcès peut être
due à plusieurs causes ; ainsi , 1° il est possible que la matière
épanchée pendant l'inflammation , ne soit pas un sérum
pur, capable d'être converti en un pus louable, mais qu'elle
se trouve unie avec d'autres matières qui empêchent cette
conversion, et qui communiquent une acrimonie considérable au tout ; ou, 2° la matière épanchée et convertie en
pus , peut uniquement, par une longue stagnation dans le
kyste, ou par sa communication avec l'empyème, se corrompre au point de devenir incapable de former un pus
convenable à la guérison de l'ulcère. Ces causes suffisent , à
ce qu'il me semble , pour donner lieu à la corruption de la
matière contenue dans les abcès, au point d'occasioner la
phthisie chez des personnes saines d'ailleurs ; mais il est
probable que l'abcès qui succède à la pneumonie, produit
spécialement la phthisie lorsqu'il survient à des personnes
déjà disposées à cette maladie , et qu'en conséquence , il ne
fait que concourir avec quelques autres causes.

870. On suppose que la troisième cause de la phthisie

est le catarrhe. Dans beaucoup de cas il paraît, quand le catarrhe a duré quelque temps, que l'expectoration de mucus qui lui est particulière, se change par degrés en une expectoration de pus, et que si la fièvre hectique s'y réunit, la maladie, qui était d'abord un simple catarrhe, se convertit en phthisie. Néanmoins, on ne peut facilement admettre cette supposition. Le catarrhe est proprement une affection des glandes muqueuses de la trachée-artère et des bronches, qui est analogue au coryza, et aux espèces les plus bénignes d'esquinancie tonsillaire, qui se terminent très-rarement par la suppuration. Il est possible que le catarrhe soit disposé à une pareille terminaison ; mais l'ulcère qu'il produit peut facilement se guérir, comme on le voit dans le cas d'esquinancie tonsillaire, et ne doit pas, en conséquence, occasioner la phthisie.

871. De plus, le catarrhe, qui est simplement l'effet du froid, est généralement une maladie bénigne, et de courte durée ; et, parmi les exemples très-fréquents de cette maladie, à peine en voit-on quelques-uns que l'on puisse dire s'être terminés par la phthisie. Dans tous les cas où cela semble être arrivé, il me paraît probable que les malades étaient déjà affectés d'une disposition particulière à la phthisie. D'ailleurs, le commencement de la phthisie ressemble si souvent au catarrhe, que l'on peut avoir confondu la première avec le dernier. En outre, ce qui augmente l'erreur, c'est qu'il arrive souvent que l'action du froid, qui est la cause la plus commune du catarrhe, est aussi fréquemment celle qui détermine la toux qu'on observe dans le commencement de la phthisie.

872. En conséquence, il me paraît probable que le catarrhe produit très-rarement la phthisie ; néanmoins, je ne voudrais pas assurer d'une manière positive, que cela n'arrive jamais ; car il est possible que dans les cas de catarrhe

fort. violent, il se joigne une affection inflammatoire de la poitrine, qui se termine par la suppuration (1); ou il peut

---

(1) Je pense que la phthisie peut exister souvent dans ce cas, même sans une véritable expectoration de pus. Huxham observe, avec raison, que la phthisie produite par l'ulcère des poumons, est plus rare qu'on ne le croit communément. On voit, dit-il, des malades qui rendent. tous les jours, pendant long-temps, une quantité étonnante de mucus salé, doux, et même parfaitement insipide, dont l'expectoration est accompagnée de toux. Ce mucus. n'est ni fétide, ni purulent. Huxham, attribue cette expectoration au relâchement des conduits excréteurs des glandes de la trachée-artère : je ne doute nullement que cela puisse arriver dans quelques cas particuliers ; mais il me semble que le même effet peut avoir lieu toutes les fois que l'humeur de la transpiration, supprimée par le froid, reflue vers les glandes bronchiques ; il survient alors une irritation qui occasione un flux d'humeurs vers les poumons, et principalement vers les glandes bronchiques. Cette cause suffit pour produire la toux et l'expectoration de mucus. La toux elle-même. peut, par l'irritation qu'elle occasione, troubler la circulation du sang dans les poumons, donner lieu à des congestions funestes, augmenter l'excrétion de mucus au point de produire la phthisie sans qu'il existe de tubercules.

J'ai plusieurs fois observé, surtout chez des enfants de dix à douze ans, une espèce de phthisie particulière, qui s'annonçait généralement par un accès de fièvre assez considérable : cette fièvre ressemblait à celle qui accompagne le catarrhe, et se modérait au bout de peu de jours ; mais on n'y observait pas les mêmes rémissions que dans la fièvre hectique : elle était presque continue ; le visage paraissait continuellement rouge et enflammé ; les malades se plaignaient d'éprouver un sentiment de chaleur considérable dans la poitrine ; quelques-uns, particulièrement de ceux qui étaient plus avancés en âge, disaient sentir quelque chose qui les déchirait ; ils expectoraient chaque jour au moins une livre de matière écumeuse semblable à de la salive, ou à de l'eau que l'on a fait mousser en y dissolvant du savon. La marche de cette maladie est plus rapide que celle de la phthisie ordinaire. Elle enlève com-

arriver qu'un catarrhe de longue durée produise , par l'agitation violente que la toux communique aux poumons, quelques-uns des tubercules dont je vais parler comme de la
cause la plus fréquente de la phthisie.

873. Observons toutefois que rien de ce que j'ai dit
dans le paragraphe précédent, ne doit nous autoriser à négliger une apparence quelconque de catarrhe , comme on
le fait trop souvent ; car elle peut être, ou le commencement d'une phthisie que l'on a prise pour un vrai catarrhe ,
ou même un catarrhe qui , étant de longue durée, peut
produire la phthisie (§ 872).

---

munément ceux qui en sont attaqués en quatre mois, souvent plus
tôt, rarement plus tard. Je serais porté à croire que l'on doit regarder cette espèce de phthisie comme l'effet d'un catarrhe , parce
que je l'ai observée dans le temps où régnaient les affections catarrhales : d'ailleurs , elle a affecté des personnes qui ne semblaient
pas disposées aux écrouelles , et elle est souvent survenue avant
l'âge où se manifeste communément la phthisie ; cependant les malades paraissoient être naturellement d'une faible constitution. Il me
semble que, dans ces cas , la même cause qui produit le catarrhe,
peut occasioner dans les bronches une inflammation chronique su-
perficielle, semblable à celle qui survient fréquemment à la conjonctive : cette inflammation suffit pour produire une toux presque
continuelle, et exciter une sécrétion abondante de mucus, qui
devient écumeux, et prend cette apparence en raison de la quantité
d'air à laquelle il est mêlé ; car la matière expectorée dans ce cas
se réduit, de même que le mucus, en la laissant reposer, en une
matière visqueuse. Ce qui me confirme dans l'idée que cette maladie
est entretenue par un état de phlogose, c'est que la saignée et les
autres antiphlogistiques m'ont paru être les remèdes les plus capables de la modérer. Cette espèce de phthisie a été connue d'Hippocrate ; il l'a décrite dans le livre *de Morbis internis*, chap. xi ,
pag 204, édit. de van der Linden , tom. ii ; mais c'est à tort que le
docteur Carmichaël Smyth pense qu'il est question de cette maladie dans le chapitre x du même ouvrage d'Hippocrate. Voyez
medical communicat., pag. 402 , Lond. 1784.

874. Beaucoup de médecins ont supposé qu'une cause fréquente de la phthisie et de l'ulcère , était une acrimonie des fluides qui corrodait quelques-uns des vaisseaux des poumons. Mais ceci me paraît être une supposition dénuée de fondement ; car dans tous. les cas où j'ai vu la phthisie survenir, il n'y avait rien qui indiquât évidemment aucune acrimonie du sang capable de corroder les vaisseaux. Néanmoins, il est vrai que souvent l'acrimonie qui existe dans quelque partie des fluides , est la cause de la maladie ; mais il est en même temps probable que l'effet de cette acrimonie est de produire des tubercules , plutôt que de corroder directement en aucune manière.

875. J'ai dit, § 863 , que l'on pouvait regarder l'asthme comme une des causes de la phthisie , et je n'entends par asthme que l'espèce appelée communément asthme spasmodique. Cette maladie subsiste souvent très-long-temps sans en produire aucune autre, et peut avoir une terminaison fatale qui lui est particulière, comme je l'expliquerai par la suite ; mais je l'ai vue fréquemment finir par la phthisie, et dans ces cas, je pense que l'asthme agit de la même manière que je l'ai dit à l'égard du catarrhe, c'est-à-dire, en produisant des tubercules , et leurs conséquences, dont je parlerai tout à l'heure.

876. Je passe maintenant à la considération du cinquième chef des causes de phthisie, que je regarde comme le plus fréquent de tous. J'ai dit que cette cause était, en général , les tubercules ; on entend. par ce terme, certaines petites tumeurs qui ont l'apparence de glandes endurcies. L'ouverture des cadavres a fréquemment montré de pareils tubercules formés dans les poumons : ces tumeurs sont d'abord indolentes ; néanmoins, elles s'enflamment ensuite, et se changent par-là en petits abcès ou en vomiques, qui, en se rompant, et en versant dans les bronches la matière qu'ils

renferment, produisent une expectoration purulente, et deviennent ainsi l'origine de la phthisie (1).

(1) Les tubercules, comme cause fréquente de la phthisie, n'ont pas échappé à la sagacité d'Hippocrate ; il en parle dans plusieurs endroits de ses ouvrages. Néanmoins, les médecins qui l'ont suivi, excepté Galien et Alexandre de Tralles, n'en ont point parlé. Morton est le premier, parmi les modernes, qui ait considéré les tubercules comme la principale cause de la phthisie ; Sylvius de le Boë et Hoffmann ont confirmé son opinion ; mais ce qu'il y a de surprenant, c'est que le célèbre Boërhaave n'ait pas fait mention de cette cause. Aucun anatomiste n'a donné de description bien exacte des tubercules avant le docteur Stark ; c'est pourquoi je crois devoir joindre ici un extrait de celle qu'on a insérée, d'après un de ses manuscrits, dans les *medical communications*.

On nomme tubercules des corps ronds et fermes qui se trouvent dans le tissu cellulaire des poumons : ces corps sont de différentes grosseurs ; on en trouve qui ne forment que des grains très-petits, et d'autres qui ont près d'un demi-pouce de diamètre ; les derniers sont souvent en grappes. Les petits tubercules sont toujours solides, et ceux même qui ont un volume plus considérable, le sont fréquemment ; les tubercules ont une couleur blanchâtre, et sont presque aussi durs que le cartilage : si on les coupe transversalement, ils présentent une surface unie, brillante et uniforme ; on n'y aperçoit ni vésicules, ni cellules, ni vaisseaux, en les examinant même avec le microscope ; après avoir injecté l'artère et la veine pulmonaires, on observe, sur la surface interne de quelques tubercules coupés transversalement, de petits trous, comme s'ils avaient été piqués avec une épingle : on trouve dans d'autres une ou plusieurs cavités qui renferment un fluide épais et blanc, semblable au pus : on voit souvent dans le fond de chacune de ces cavités, lorsqu'on les a vidées, plusieurs petits trous dont il sort une matière; mais ces trous, ainsi que les autres dont on a parlé, ne paraissent communiquer avec aucun vaisseau. La grandeur de ces cavités varie suivant la différence des tubercules ; il y en a qui sont à peine perceptibles, et d'autres qui ont un demi-pouce ou

877. Quoique la matière expectorée dans ces cas ait l'apparence du pus, elle constitue rarement une espèce de pus

---

trois quarts de pouce de diamètre ; lorsqu'on a coupé et vidé ces tubercules, ils ressemblent à de petites coupes blanches, et il ne reste de leur substance qu'une enveloppe mince. Les cavités qui ont moins d'un demi-pouce de diamètre sont toujours parfaitement fermées ; celles qui sont un peu plus larges, ont aussi constamment une ouverture ronde qui communique avec une branche de la trachée-artère. A cette époque, la matière contenue dans le tubercule passe librement dans la trachée-artère, et la cavité du tubercule communique avec l'air extérieur ; il est par conséquent convenable de changer alors le nom de tubercule en celui de vomique.

Les plus petites vomiques sont communément entières ; les plus grandes se trouvent fréquemment rompues : ces dernières sont, en général, d'une forme ovale ; elles ont environ quatre pouces de long, et sont recouvertes entièrement ou en partie d'une membrane lisse, mince et tendre, semblable à la capsule des petites vomiques. La matière qui y est contenue est blanchâtre ou jaunâtre tant que la capsule est entière ; mais cette matière est rougeâtre lorsque la capsule est rompue ; dans l'un et l'autre cas, la matière s'étend facilement dans l'eau : néanmoins, il est bon de remarquer que la matière qui se trouve même dans les plus grandes vomiques, lorsqu'elles ne sont pas complétement rompues, est rarement rouge ; elle est communément jaunâtre, cendrée ou verdâtre ; souvent elle est fétide.

Il y a différentes ouvertures aux bronches qui communiquent dans toutes les vomiques, excepté peut-être dans les plus petites. On trouve aussi des ouvertures qui établissent des communications entre les différentes vomiques : les ouvertures bronchiques sont communément rondes et lisses ; les autres sont généralement irrégulières et ridées. Les plus grandes vomiques, qui ont des ouvertures bronchiques nombreuses, ne contiennent guère plus de matière qu'il n'en faut pour humecter leur surface ; et ce qui prouve évidemment que la matière des vomiques sort par les ouvertures que l'on observe dans la trachée-artère, c'est que, si l'on incise pro-

louable; et comme les ulcères d'où elle sort ne se guérissent pas facilement, mais sont accompagnés d'une fièvre
hectique, qui, le plus communément, se termine par la
mort, je présume que cette matière est imprégnée d'une
acrimonie nuisible d'une nature particulière, qui forme
obstacle à la guérison, et produit la phthisie avec toutes
ses circonstances, comme je l'ai dit plus haut (1).

---

fondément une partie malade des poumons, et que l'on comprime
un peu cette partie, on voit sortir des bronches la matière contenue dans les extrémités coupées; ou que, si l'on met à découvert
une branche considérable de la trachée-artère, et que l'on comprime les poumons de la même manière, on voit la matière sortir
des plus petites ramifications de la trachée-artère.

Les plus grandes vomiques sont généralement situées vers la partie postérieure de l'un des lobes supérieurs du poumon, et sont
communément cachées; néanmoins, on trouve quelquefois, sur la
surface de cette partie du poumon qui est mince et qui s'enfonce
dans une cavité, différentes petites ouvertures qui communiquent
avec la vomique; quelquefois la vomique forme une cavité hémis-
phérique sur la partie externe des poumons; mais cela se voit rarement. Il y a toujours dans l'endroit où se trouve la vomique, une
adhérence large et ferme de cette partie des poumons avec la plèvre, de manière qu'il ne peut y avoir aucune communication entre
la cavité de la vomique et celle de la poitrine; on trouve même
rarement des tubercules sans adhérence.

(1) Le docteur Stark donne la description suivante de l'état des
vésicules aériennes, du tissu cellulaire, des gros vaisseaux du
poumon et de la trachée-artère, dans la phthisie produite par des
tubercules :

Les parties des poumons qui sont contiguës aux tubercules sont
rouges, quelquefois molles, mais plus fréquemment fermes et dures; et quoique les autres parties des poumons qui sont saines, se
distendent facilement en soufflant dans la trachée-artère, les portions contiguës aux tubercules ou aux vomiques restent affais-
sées, et sont imperméables à l'air, soit qu'on tâche de l'introduire
dans les poumons de cette manière, ou qu'on veuille le forcer d'y

878. Il est très-probable que l'acrimonie, qui se manifeste ainsi dans les ulcères, existait avant et qu'elle avait

---

pénétrer par un tuyau, en faisant des incisions sur la surface de ce viscère. Ainsi il paraît que sa fonction, relativement à l'admission de l'air, est entièrement détruite dans ces parties.

Les artères et les veines pulmonaires se contractent dès qu'elles approchent des grandes vomiques ; de manière qu'un vaisseau sanguin qui, étant mesuré, donnait à son commencement près d'un demi-pouce de circonférence, ne peut plus être disséqué à un pouce de distance de son origine, quoiqu'il n'ait fourni aucune branche considérable ; lors même que ces vaisseaux offrent un plus gros volume à l'extérieur, on n'y aperçoit qu'un très-petit canal intérieurement, lequel est presque rempli d'une substance fibreuse, et on trouve fréquemment les vaisseaux qui passent près des vomiques, totalement détachés des parties voisines, dans la longueur d'environ un pouce. On peut s'assurer encore que les vaisseaux sanguins sont ainsi obstrués, et qu'ils n'ont que peu ou point de communication avec les vomiques, en soufflant dans ces vaisseaux, ou en les injectant ; dans le premier cas, ils ne se distendent pas sensiblement, et l'air ne passe que très-rarement dans les vomiques ; et, lorsque cela arrive, ce n'est que par quelques ouvertures imperceptibles ; si l'on injecte les poumons par l'artère et la veine pulmonaires, les parties moins affectées par la maladie, qui, avant l'injection, paraissaient être les plus molles, deviennent alors les plus dures ; au contraire, les parties les plus malades qui, avant l'injection, étaient les plus dures, sont alors les plus molles. En coupant les parties saines, on aperçoit un nombre infini de petits rameaux remplis de cire ; mais les parties malades n'offrent rien de semblable ; et, en disséquant les vaisseaux injectés, on peut suivre fort loin les petits rameaux qui se terminent dans les parties les plus saines ; mais on perd bientôt de vue ceux qui se portent aux tubercules et aux vomiques, et on ne peut suivre que leurs principales branches. L'injection n'a paru pénétrer que très-rarement les moyennes vomiques, et jamais les plus petites ou les plus grandes.

On ne trouve jamais les branches de la trachée-artère contractées

produit les tubercules mêmes ; on doit rapporter la cause de la phthisie, qui est la suite de ces tubercules, à cette acrimonie qui est vraisemblablement d'une espèce différente, suivant les différents cas ; il n'est pas aisé d'en déterminer les variétés : cependant je vais tenter de le faire jusqu'à un certain point (1).

à quelque degré que ce soit ; la surface interne de celles qui s'ouvrent dans les grandes vomiques, est d'un rouge foncé, et la surface interne de la trachée-artère même est quelquefois rouge en partie.

Les degrés de l'affection morbifique varient beaucoup suivant les différents sujets, et même suivant les différentes parties des poumons chez le même individu. Dans quelques cas, on n'aperçoit point de vomiques qui aient plus d'un pouce de diamètre ; d'autres fois on en trouve plusieurs de deux, trois ou quatre pouces : dans les premiers cas, les artères et les veines pulmonaires sont à peine sensiblement contractées. Quelquefois il n'y a pas plus d'un tiers ou d'un quart des poumons affectés, d'autres fois les poumons sont entièrement malades d'un côté ou des deux côtés. D'après une estimation grossière faite sur les poumons malades, la partie capable de recevoir l'air peut s'évaluer à environ un quart de toute la substance des poumons : lorsqu'ils ne sont qu'en partie affectés, ce sont toujours les parties supérieures qui sont malades, surtout dans leur portion postérieure ; alors les parties inférieures et antérieures sont saines. Lorsque tout le poumon est affecté, les parties les plus élevées et postérieures le sont toujours beaucoup plus que les autres, et le côté droit des poumons est plus communément malade que le côté gauche.

Les glandes lymphatiques de la poitrine sont fréquemment blanchâtres, et contiennent quelquefois une substance semblable à de la craie humectée. On n'observe rien de remarquable dans l'abdomen ; on y aperçoit seulement quelquefois de légères érosions de la membrane veloutée des intestins.

(1) C'est avec raison que M. Cullen ne propose qu'avec méfiance ses idées sur l'acrimonie qui est généralement adoptée ; car il paraît, d'après la description que le docteur Stark nous a don-

879. Il y a un cas de phthisie qui est aussi très-fréquent, où il paraît que l'acrimonie nuisible est du même genre que celle qui domine dans les écrouelles. On peut conclure que cette acrimonie est de ce genre en ce que l'on a observé que la phthisie attaquait le plus communément, à ses périodes ordinaires, ceux qui étaient nés de parents scrophuleux ; c'est à-dire, de parents qui avaient été affectés d'écrouelles pendant leur enfance : il arrive aussi très-fréquemment, quand la phthisie paraît, qu'il survient en même temps quelques tumeurs lymphatiques sur les

---

née des tubercules, que ces derniers peuvent exister sans aucune acrimonie particulière, et dépendre uniquement de la constitution primitive des poumons ; lorsqu'ils ont pris un certain accroissement, ils gênent la respiration, non-seulement parce qu'ils remplissent une partie de la cavité du thorax, mais principalement en ce qu'ils détruisent les fonctions d'une partie considérable des poumons : la surface lisse et polie de l'intérieur de ces tubercules, et leur forme régulière, semblent annoncer qu'il n'existe aucune acrimonie ; une substance âcre et corrosive détruirait entièrement le tissu des parties, et ne formerait d'une portion du poumon qu'une seule vomique ; comme on l'a observé dans quelques cas. En admettant même l'acrimonie, on ne voit pas comment elle pourrait engendrer le tubercule, puisque les matières âcres produisent des effets fort différents. Les tubercules où devrait résider l'acrimonie ne s'enflamment jamais, suivant Stark ; on ne trouve des marques d'inflammation que dans les parties voisines, et cette inflammation, ainsi que l'hémorrhagie qui survient quelquefois, paraissent être plutôt l'effet de la compression qu'exercent les tubercules sur les parties voisines, que de toute autre cause. Cette compression, réunie à l'oblitération d'un grand nombre de vaisseaux, suffit pour gêner considérablement la circulation dans les poumons, comme il est évident, en observant le passage court qui se trouve entre les extrémités des vaisseaux qui s'ouvrent dans les bronches et leurs troncs, et en faisant attention à la texture lâche de ces vaisseaux, qui les dispose à se rompre aisément.

2. 12

parties externes ; et j'ai très-souvent vu le *tabes mesente-rica*, ou la phthisie mésentérique, qui est une affection scrophuleuse, jointe à la phthisie pulmonaire. Je pourrais ajouter à tout ceci, que, quand l'affection scrophuleuse même ne précède point ou n'accompagne pas évidemment la phthisie, cette dernière néanmoins attaque particulièrement les personnes dont la constitution ressemble à celle des scrophuleux ; c'est-à-dire, les personnes d'un tempérament sanguin, ou mélancolico - sanguin, qui ont la peau très-fine, un teint vermeil, de larges veines, les chairs molles, et la lèvre supérieure épaisse ; de plus, chez ces sortes de personnes la phthisie survient de la même manière que chez celles qui ont des tubercules, comme je vais l'expliquer tout à l'heure.

880. Il y a une autre espèce d'acrimonie que l'on peut regarder comme produisant des tubercules aux poumons, et en conséquence la phthisie, c'est l'acrimonie exanthématique. Il est très-connu que quelquefois la petite-vérole, et plus fréquemment la rougeole sont suivies de phthisie. Il est également probable que les autres exanthèmes produisent le même effet ; et les phénomènes de la maladie, ainsi que l'ouverture des cadavres de ceux qui en sont morts, donnent lieu de croire que tous les exanthèmes peuvent occasioner la phthisie, en fournissant une matière qui produit d'abord les tubercules (1).

---

(1) J'ai eu occasion de voir l'ouverture du cadavre d'un enfant de dix ans, mort de phthisie, à la suite de la petite-vérole ; je n'y ai observé qu'un foyer de suppuration considérable qui affectait le lobe gauche du poumon, et rien qui ressemblât aux tubercules ; en conséquence, je pense qu'il s'est formé, dans ce cas, un abcès semblable à ceux qui surviennent dans d'autres parties du corps à la suite des exanthèmes : la phthisie a été très-rapide, le malade est mort en moins d'un mois ; la fièvre était fort vive et presque continue, le pus était fort épais dès le commencement

881. Une autre acrimonie, qui semble quelquefois produire la phthisie, est l'acrimonie syphilitique : mais il ne me paraît pas certain que cette acrimonie produise la phthisie chez d'autres personnes que chez celles qui y sont déjà disposées.

882. Je ne puis décider précisément jusqu'à quel point les autres espèces d'acrimonies telles que celles qui sont produites par le scorbut, par l'absorption du pus renfermé dans d'autres parties du corps, par les éruptions supprimées, ou par d'autres sources, peuvent aussi engendrer les tubercules et la phthisie ; mais je suis obligé de laisser ces objets à déterminer à ceux qui ont observé de pareils faits.

883. Il y a un cas particulier de phthisie, dont je puis parler d'après ma propre expérience. C'est celui où la phthisie est produite par une matière calcaire formée dans les poumons, et rejetée par la toux, fréquemment avec un peu de sang, quelquefois uniquement avec du mucus, et d'autres fois avec du pus. J'avoue que j'ignore comment cette matière est engendrée, ou dans quelle partie des poumons elle est précisément située. Dans trois cas de ce genre que j'ai eu occasion d'observer, il n'y avait en même temps aucune apparence de concrétion calcaire ou terreuse dans nulle partie du corps. Dans l'un, il survint une phthisie bien caractérisée, qui fut mortelle ; mais dans les deux autres, les symptômes de phthisie ne furent jamais complétement formés ; et au bout de quelque temps, les malades guérirent parfaitement, en faisant uni-

---

de la maladie, presque couleur cendrée, et contenait très-peu de mucus ; on pourrait regarder cette apparence du pus comme un signe de vomique survenue à la suite d'un abcès ; car, dans les autres cas, la partie muqueuse est plus considérable, et la maladie plus lente.

12.

quement usage du lait pour nourriture et en évitant toute
irritation.

884. Une autre cause de phthisie, analogue, à ce que
je crois, aux tubercules, est celle qui s'observe chez certains ouvriers qui, par état, sont obligés de rester presque
constamment exposés à la poussière ; tels que les tailleurs
de pierres, les meuniers, les séranciers, et quelques autres.
Je n'ai pas observé en Écosse beaucoup d'exemples de
phthisie, que l'on pût rapporter à cette cause ; mais on
doit conclure d'après Ramazzini, Morgagni, et quelques
autres écrivains, que cés cas sont plus fréquents dans les
parties méridionales de l'Europe.

885. Outre les causes dont je viens de faire l'énumération, il est probable qu'il en est quelques autres qui produisent des tubercules et qui n'ont pas encore été bien
déterminées par l'observation ; il est vraisemblable aussi,
qu'il y a des variétés dans l'état des tubercules dont on n'a
pas encore rendu raison : mais tous ces objets exigent des
observations et des recherches ultérieures.

886. Les médecins ont fréquemment supposé que la
phthisie était une maladie contagieuse ; et je n'ose pas assurer qu'elle ne le soit jamais : mais sur plusieurs centaines
d'exemples de cette maladie que j'ai vus, il y en a eu
à peine un, où la phthisie ait pu me paraître produite
par la contagion (1). Il est possible que dans des climats

____

(1) Je ne puis dissimuler que je doute beaucoup que la phthisie
soit jamais de nature à être contagieuse. On n'a pas déterminé la
manière dont se propage cette prétendue contagion, et les faits
que l'on a rapportés pour la prouver paraissent avoir été mal observés : on a attribué à la contagion ce qui était dû à une autre cause.
Depuis plus de vingt ans que je me suis occupé de recueillir des
observations avec soin, et que chargé, pendant une grande partie
de ce temps, de suivre les maladies des pauvres dans plusieurs pa-

plus chauds les effets de la contagion soient plus aisés à reconnaître.

Après avoir dit que la phthisie était plus fréquemment produite par les tubercules que par toute autre cause , et avoir tenté de déterminer les variétés de ces tubercules , je vais parler des circonstances et des symptômes particuliers qui accompagnent communément le commencement de cette maladie quand elle est l'effet de cette cause.

887. On a observé l'état tuberculeux et purulent des poumons chez des enfants très-jeunes, et chez quelques

roisses de Paris , j'ai eu occasion de voir peut-être un millier de phthisiques ; quelques recherches que j'aie pu faire , je n'ai pu m'assurer qu'aucun le soit devenu par la contagion , ou qu'il l'ait communiquée , quoique la plupart de ces malades habitassent et couchassent avec des personnes saines dans des endroits petits , malpropres , peu aérés , et où toutes les causes capables de donner de l'activité à la contagion se trouvaient réunies. J'ai vu des personnes riches , affectées de phthisie portée au dernier degré , qui ont eu pendant plusieurs mois des nourrices saines sans leur communiquer la maladie : aucun des anciens n'a regardé la phthisie comme contagieuse ; le passage que l'on cite pour prouver le contraire , tiré du premier livre de Galien , sur les fièvres , n'est pas applicable ici. Galien paraît uniquement indiquer que les exhalaisons putrides quelconques peuvent exciter la fièvre. En effet , j'ai vu des garde-malades qui étaient restées jour et nuit près de phthisiques désespérés , gagner une fièvre qui s'est dissipée au bout de peu de jours , sans être suivie d'aucun symptôme de phthisie : cette maladie est si commune , qu'il n'est pas étonnant que plusieurs de ceux qui en sont affectés se soient trouvés avec des phthisiques ; mais on a un si grand nombre d'exemples bien prouvés où l'on n'a rien vu de semblable , que ces observations ne suffisent pas pour démontrer que la maladie soit contagieuse. Le docteur Stark ouvrit impunément un grand nombre de cadavres de phthisiques ; plusieurs autres anatomistes en ont ouvert également sans gagner la maladie.

autres personnes à différentes époques avant l'âge de puberté et avant l'accroissement parfait ; mais les exemples de ce genre sont rares : et l'attaque de phthisie, que nous croyons devoir attribuer aux tubercules, arrive communément à l'époque que j'ai assignée pour l'hémoptysie.

888. La phthisie produite par les tubercules affecte aussi en général les mêmes tempéraments que l'hémoptysie, c'est-à-dire, les personnes d'une constitution délicate, qui ont le cou long, la poitrine étroite, et les épaules saillantes : mais il arrive très-fréquemment que celles qui sont sujettes aux tubercules ont le visage moins vermeil, et que les autres marques qui constituent le tempérament parfaitement sanguin y sont moins sensibles que chez celles qui sont sujettes à l'hémoptysie.

889. Elle débute communément par une toux légère et courte qui devient habituelle (1) ; souvent ceux qui en

---

(1) Cette toux vient ordinairement par accès, qui sont plus fréquents et plus violents la nuit que le jour : elle revient facilement, non-seulement lorsque le malade s'expose au froid et à l'humidité, mais même lorsqu'il boit froid étant fort échauffé, ou pour d'autres causes légères : les femmes délicates qui s'exposent imprudemment au froid pendant que leurs règles coulent, y sont surtout sujettes. Le docteur Stark observe que la toux est quelquefois plus violente le jour que la nuit ; cela est rare, mais j'en ai vu plusieurs exemples : j'ai vu surtout un enfant de quinze ans qui, jusqu'aux derniers jours de sa maladie, a toujours dormi comme dans l'état de santé, et qui toussait toute la journée, et expectorait une matière purulente, dont rien n'a pu modérer la violence : cette toux, qui est fréquemment le seul symptôme qui annonce la phthisie, est accompagnée de difficulté de respirer, quelquefois d'enrouement, et même de douleur dans la poitrine. Les accès de toux se terminent souvent par l'expectoration d'un mucus écumeux, qui procure un soulagement considérable ; quelquefois, cependant, ce soulagement arrive quelques heures avant l'expectoration.

sont affectés y font peu d'attention , au point même que quelquefois ils en nient eux-mêmes absolument l'existence. En même temps leur respiration devient facilement plus précipitée par un exercice quelconque du corps ; ils maigrissent de jour en jour , et tombent dans un état de langueur et d'indolence. Cet état continue quelquefois une année ou même deux , sans que les malades s'en plaignent aucunement ; ils sont seulement plus facilement affectés par le froid que de coutume, ce qui fréquemment augmente leur toux , et produit une espèce de catarrhe. Ce dernier , cependant, se modère quelquefois ensuite ; on croit qu'il n'a été occasioné que par le froid ; en conséquence , il ne donne point d'inquiétude au malade ou à ses amis , et ne les détermine à prendre aucune précaution.

890. Lorsqu'on a pris ainsi une fois ou deux le froid , suivant la manière commune de s'exprimer, la toux devient plus considérable , elle tourmente particulièrement le malade le soir lorsqu'il est couché, et elle continue de cette manière plus long-temps qu'il n'est ordinaire dans le cas de simple catarrhe. Cette toux exige surtout qu'on y fasse attention , lorsqu'elle augmente et continue pendant le cours de l'été.

891. La toux qui commence comme on l'a dit § 889 , subsiste très-souvent long-temps sans aucune expectoration; mais si, quand le malade a pris plusieurs fois le froid , elle devient plus constante , elle est alors accompagnée en même temps d'une expectoration qui est plus considérable le matin que dans tout autre temps. La matière expectorée devient par degrés plus copieuse, plus visqueuse , et plus opaque ; enfin elle prend une couleur jaune ou verdâtre , et une apparence purulente (1) ; néanmoins , toute

---

(1) Cette expectoration est quelquefois fétide , et le malade se plaint qu'elle a un goût pâteux , désagréable ; quelquefois on y

la matière ne se change pas toujours entièrement tout-à-coup de cette manière; mais une partie conserve sa forme ordinaire de mucus, et l'autre éprouve les changements que je viens de décrire.

892. Lorsque la toux augmente, et continue à être très-fréquente la nuit, et que la matière expectorée subit les changements dont j'ai parlé, la respiration devient alors plus difficile (1), et la maigreur, ainsi que la faiblesse s'accroissent. Chez les femmes, à mesure que la maladie avance, et quelquefois dès qu'elle commence à se manifester, les règles cessent de couler; et l'on doit considérer cette circonstance comme l'effet ordinaire de la phthisie, quoique les femmes elles-mêmes soient disposées à croire qu'elle en est la seule cause.

. 893. Lorsque la toux commence comme il est dit § 889, le pouls est souvent naturel, et se soutient ainsi quelque temps encore (2); mais il est rare que les symptômes per-

---

observe de petites masses rondes, qui viennent probablement des petites vomiques, comme le remarque Stark; lorsque la maladie augmente, cette matière va à deux ou trois livres par jour; mais elle diminue lorsque la mort approche, et quelquefois elle est en très-petite quantité; alors, à l'ouverture des cadavres, on trouve les grandes vomiques presque vides.

(1) La respiration, avant même que la maladie soit dans sa vigueur, est généralement deux ou trois fois plus fréquente que celle des personnes saines : elle est quelquefois accompagnée d'un bruit semblable à celui que l'on rend en soupirant, et elle se fait avec un grand mouvement de la poitrine. L'inspiration ni l'expiration ne peuvent se prolonger long-temps; mais la première surtout est diminuée en raison de la douleur ou de la toux qu'elle excite.

(2) Le pouls est souvent très-petit, serré et vif dans le commencement même de la maladie; mais il s'élève le soir : il y a en même temps une sécheresse extrême de la peau, et un défaut d'appétit, qui suffisent pour alarmer, surtout si le malade se plaint de ressentir régulièrement tous les jours, ou de deux jours l'un, de petits

sistent sans que le pouls devienne fréquent ; quelquefois cette fréquence est considérable, sans que les autres symptômes de fièvre soient fort sensibles. Au bout d'un certain temps, néanmoins, les redoublements du soir deviennent remarquables ; et la fièvre prend par degrés le vrai type de fièvre hectique, tel que je l'ai décrit § 858 à 860.

894. Il est rare que la toux, l'expectoration et la fièvre augmentent, de la manière qu'on vient de le voir, sans que le malade se plaigne de douleur dans quelque partie du thorax. Cette douleur se fixe ordinairement, et le plus fréquemment d'abord au-dessous du sternum, et elle se fait spécialement, ou presque uniquement sentir lorsque la toux survient : mais il y a très-souvent dans le cours de la maladie, et même dès le commencement, une douleur sur un côté, qui est quelquefois très-constante, et même au point d'empêcher le malade de se coucher facilement sur ce côté ; d'autres fois cependant elle n'est sensible que quand l'inspiration est entière, ou pendant la toux. Lors même que les phthisiques ne ressentent pas de douleur, il arrive généralement qu'ils ne peuvent guère rester couchés sur un côté, sans que leur difficulté de respirer augmente, et sans que leur toux se renouvelle.

895. La phthisie commence et parvient quelquefois à sa terminaison fatale, de la manière décrite depuis le § 889 jusqu'au 895ᵉ, sans aucune apparence d'hémoptysie. Ces cas sont rares, il est vrai ; mais il est très-commun de voir

---

frissons : j'ai vu quelquefois ces frissons être si réguliers et si considérables, qu'on les a pris, pendant quelques semaines, pour ceux d'une fièvre intermittente ; dans certains cas, le malade ne se plaint ni de froid ni de frissons, mais d'une chaleur continuelle qui augmente le soir et qui dure toute la nuit ; quelquefois, dans la dernière période de la maladie, il n'y a pas de fièvre, le pouls se ralentit ; Stark l'a vu ne battre que soixante fois par minute.

la maladie faire des progrès considérables, et même parvenir jusqu'à un état évident de purulence et de marasme, sans qu'il y ait aucune apparence de sang dans les crachats : ainsi on peut assurer que fréquemment la maladie n'est pas produite par l'hémoptysie. Il faut convenir, néanmoins, que non-seulement la phthisie commence quelquefois par l'hémoptysie, comme je l'ai dit § 864, mais même qu'il arrive. rarement que pendant les progrès de la maladie, il ne paraisse pas plus ou moins d'hémoptysie. On observe en effet quelquefois un crachement de sang léger dans l'état décrit § 889 et 893 ; mais le plus communément, ce crachement de sang ne survient que dans les périodes plus avancées de la maladie, et particulièrement lorsque la purulence commence à se manifester (1). Quoi qu'il en soit, il est rare que dans la phthisie produite par des tubercules, l'hémoptysie soit considérable, ou exige quelques remèdes différents de ceux qui sont d'ailleurs nécessaires pour les tubercules.

896. Je viens de décrire l'ordre dans lequel se succèdent des symptômes qui, suivant les différents cas, durent plus

---

(1) Lorsque le crachement de sang est léger, il ne survient que dans les accès les plus violents de toux ; il est précédé de vives douleurs de poitrine, et accompagné d'une grande difficulté de respirer, d'une fièvre considérable, et quelquefois de frissons. Les douleurs de la poitrine augmentent dans quelques cas par la pression : quand ces douleurs et le crachement de sang viennent sans aucune cause évidente, ils se dissipent souvent en une semaine ou deux ; mais quand ils sont produits par le froid ou l'humidité, ils se terminent en général par une expectoration purulente et une phthisie mortelle.

Lorsque ces symptômes sont produits par quelque cause externe, le crachement de sang ne continue guère plus d'une semaine, et tous les symptômes fâcheux cessent au bout d'un mois, à moins que l'hydropisie ne survienne, comme il arrive quelquefois.

ou moins de temps (1). Dans notre climat, ils subsistent très-souvent plusieurs années, et paraissent particulièrement l'hiver et le printemps; ils se modèrent communément, et quelquefois disparaissent presque pendant l'été; mais ils reviennent de nouveau l'hiver, et enfin, au bout de deux ou trois années, ils donnent la mort vers la fin du printemps ou le commencement de l'été (2).

897. Dans cette maladie, le pronostic est en général fâcheux. Le plus grand nombre de ceux qui en sont affectés périt; mais il y en a aussi plusieurs qui guérissent entièrement, après s'être trouvés dans un état qui laissait très-peu d'espérance. Néanmoins, il ne m'a pas encore été possible de pouvoir déterminer quelles sont les circonstances qui contribuent avec le plus de certitude à un événement heureux ou malheureux.

898. Les aphorismes suivants sont le résultat de mes observations.

La phthisie pulmonaire qui succède à l'hémoptysie, se guérit plus fréquemment que celle qui est produite par les tubercules.

L'hémoptysie, non-seulement n'est pas toujours suivie de la phthisie, comme nous l'avons dit plus haut (§ 864), mais

---

(1) En général, plus les malades sont jeunes, plus la phthisie est rapide : celle qui succède à une hémoptysie violente, enlève les malades plus promptement que celle qui est produite par les tubercules, surtout si la fièvre est vive dès le commencement de la maladie, et le pus bien caractérisé; quelque temps avant la mort il y a des syncopes fréquentes.

(2) Cela paraît varier dans les pays chauds, où la phthisie est beaucoup plus rapide, et les malades meurent à la fin de l'été. Il est rare en France de voir la maladie durer trois ans. J'ai observé que les phthisies qui survenaient à la suite des métastases de pus ou de la suppression des évacuations habituelles, étaient les plus longues et les moins mortelles.

lors même qu'elle est suivie d'ulcère, la fièvre hectique est quelquefois peu considérable, et se guérit fréquemment en peu de temps. On a vu même l'hémoptysie et l'ulcère revenir plusieurs fois, et les malades guérir entièrement après chacune de ces rechutes.

La phthisie produite par la suppuration qui succède à l'inflammation de poitrine, est celle qui s'observe le plus rarement dans ce climat; et la phthisie n'est pas toujours la suite de cette suppuration, lorsque l'abcès qui s'est formé s'ouvre promptement, et donne un pus louable; mais si l'abcès reste long-temps fermé, et ne s'ouvre que quand la fièvre hectique est parvenue à un degré considérable, alors il survient une phthisie aussi dangereuse que celle qui est due à d'autres causes.

Je pense que la phthisie produite par des tubercules a guéri; mais elle est la plus dangereuse de toutes, et celle qui reconnaît pour cause un vice héréditaire, est presque certainement mortelle.

Quelle que soit la cause qui a produit la phthisie, on ne peut juger du danger avec plus de certitude que par le degré auquel la fièvre hectique et ses suites sont parvenues. Aucun malade ne guérit lorsqu'il y a un certain degré de maigreur et de faiblesse, des sueurs abondantes (1) et de la diarrhée (2).

---

(1) Les sueurs sont un symptôme presque constant dans la phthisie; en général elles sont fort abondantes, et paraissent particulièrement sur la tête et la poitrine, surtout lorsque le malade se réveille; quelquefois elles diminuent ou cessent vers la fin de la maladie.

(2) Dans le temps où la diarrhée survient, le malade a souvent un appétit extraordinaire; l'expectoration est moins abondante, la difficulté de respirer augmente, la maigreur est extrême, et les jambes s'enflent; lorsque la diarrhée commence, tous les symptômes fébriles diminuent considérablement, mais ils reviennent

On a vu la manie dissiper tous les symptômes de la phthisie, et même la guérir quelquefois entièrement ; mais, dans d'autres cas, lorsque la manie s'est dissipée, la phthisie a reparu, et a été mortelle.

La grossesse a souvent retardé chez les femmes les progrès de la phthisie ; ce n'est communément qu'après l'accouchement, que les symptômes de phthisie reviennent avec violence, et produisent la mort en peu de temps.

SECTION II.

De la Cure de la Phthisie.

899. D'APRÈS ce que je viens de dire, il est aisé de s'apercevoir que la guérison de la phthisie pulmonaire doit être extraordinairement difficile, et que les remèdes employés même avec le plus grand soin et toute l'attention possible, ont rarement réussi ; néanmoins on peut douter si ce défaut de succès doit être attribué à l'imperfection de notre art ou à la nature absolument incurable de la maladie. Je suis extrêmement éloigné d'admettre la dernière opinion, dans quelque cas que ce soit, et je conviendrai toujours facilement que la première est vraie ; mais, en même temps, il faut que j'expose ici ce que l'on a tenté pour guérir ou modérer la violence de cette maladie.

900. Il est évident que la méthode curative doit varier suivant les différentes circonstances de la maladie. Notre premier soin doit consister à épier ses approches, et à l'empêcher de parvenir au degré qui la rend incurable.

Chez toutes les personnes disposées par leur constitution

---

avec plus de violence, si on l'arrête d'une manière quelconque : souvent les malades se plaiguent, à mesure que la phthisie fait des progrès, de ressentir des douleurs dans tous les membres.

à la phthisie, et spécialement chez celles qui sont nées de parents phthisiques, il faut faire attention aux symptômes les plus légers qui indiquent les approches de la phthisie, dans la période de la vie où elle a coutume de se manifester.

901. Quoique l'hémoptysie ne soit pas nécessairement suivie d'ulcère et de phthisie, on doit néanmoins toujours redouter ces derniers, et prendre toutes les précautions possibles pour les prévenir; on y parviendra particulièrement en employant tous les moyens capables de modérer l'hémorrhagie, et d'en empêcher les retours, comme on l'a indiqué § 792 et suivants, et en continuant à user des mêmes précautions plusieurs années après que l'hémoptysie aura cessé.

902. La phthisie qui succède à la suppuration produite par l'inflammation de la poitrine, ne peut se prévenir avec certitude, qu'en obtenant la résolution de cette inflammation. J'exposerai, par la suite, ce que l'on doit tenter pour guérir l'abcès et l'ulcère lorsqu'ils ont lieu.

903. J'ai dit qu'il était douteux que le vrai catarrhe produisît jamais la phthisie; mais je suis convenu que cela était possible : cette raison, jointe à la difficulté qu'il peut y avoir de déterminer si le catarrhe est la maladie primitive, ou s'il est l'effet du tubercule, me fait penser qu'il est important d'entreprendre la cure du catarrhe le plus tôt possible, c'est-à-dire, dès qu'il a commencé à se manifester. Il faut ne pas perdre de temps, surtout lorsque ses progrès sont lents, lorsqu'il a duré quelque temps, ou qu'il revient fréquemment après quelque intermission. Je ferai mention des moyens propres à remplir cette indication, en traitant du catarrhe comme maladie primitive; néanmoins, je vais parler dès à présent de ceux que l'on doit mettre en usage pour empêcher qu'il ne produise la phthisie, parce que ces moyens sont les mêmes que ceux que j'indiquerai comme

nécessaires pour empêcher la phthisie de succéder aux tubercules.

904. Pour empêcher la phthisie de succéder à l'asthme, il faut guérir, s'il est possible, l'asthme même, ou du moins le modérer autant que le permettent les ressources de l'art; et comme il est probable que l'asthme occasione la phthisie, en produisant des tubercules, les mesures nécessaires pour empêcher la phthisie de succéder à l'asthme, sont les mêmes que celles qu'exigent les tubercules, dont je vais présentement m'occuper.

905. Je considère les tubercules comme la plus fréquente de toutes les causes de phthisie; dans beaucoup de cas même où cette dernière paraît dépendre de l'hémoptysie, du catarrhe ou de l'asthme, elle est réellement produite par les tubercules. C'est donc en m'occupant de cet objet que j'aurai à traiter des moyens qui sont le plus communément nécessaires pour la guérison de la phthisie.

906. Lorsque, chez des personnes nées de parents phthisiques, ou qui, par leur constitution, sont disposées à la phthisie, on voit, dans la période de la vie particulière à cette maladie, les symptômes mentionnés § 889, se manifester à un degré à peine sensible, au printemps ou dans le commencement de l'été, on peut présumer qu'il y a un ou plusieurs tubercules déjà formés dans les poumons, ou qui commencent à se former; il faut, en conséquence, mettre sur-le-champ en usage tous les moyens que l'on peut imaginer pour prévenir leur formation ou pour procurer leur résolution, quoique le malade ne fasse pas d'attention à ces symptômes, ou les néglige, dans l'idée qu'ils sont dus à un froid accidentel.

907. Telle est certainement l'indication générale; mais il m'est difficile de dire comment on peut la remplir. Je ne sache pas que les médecins aient jamais proposé aucun remède capable de prévenir la formation des tubercules, ou

de les résoudre lorsqu'ils sont formés : l'analogie avec les scrophules n'est d'aucun secours dans cette circonstance. Les remèdes qui paraissent les plus actifs dans les écrouelles sont, l'eau de mer, ou certaines eaux minérales ; mais ces moyens ont généralement été nuisibles dans le cas de tubercules aux poumons (1). Je sais que le mercure a été employé plusieurs fois à grande dose pour certaines maladies, chez des personnes que l'on croyait avoir en même temps des tubercules formés, ou qui se formaient dans les poumons ; mais quoique ce remède ait guéri les autres maladies, il n'a été d'aucune utilité pour prévenir la phthisie, et il a semblé, dans quelques cas, en hâter les progrès.

908. Tel me paraît être l'état actuel de notre art, relativement à la guérison des tubercules ; je ne désespère pas cependant que l'on ne trouve par la suite un remède propre

---

(1) On a employé les eaux salines, et même l'eau de mer, quelquefois sans aucune suite fâcheuse, dans les cas de tubercules aux poumons ; mais on ne peut communément en continuer l'usage long-temps, parce que ces eaux irritent et augmentent la toux. On a recommandé en France les eaux de Bonnes, du Mont-d'Or et de Cauterets ; mais ces eaux ne m'ont paru être d'aucune efficacité dans le cas de tubercules : on doit peu compter sur les principes qu'elles contiennent ; elles ont néanmoins paru être avantageuses à la suite de l'hémoptysie, avant les approches de la phthisie confirmée ; mais il faut, pour en tirer quelque avantage, les prendre sur les lieux mêmes, parce que l'air fixe (gaz acide carbonique) qu'elles contiennent peut les rendre plus efficaces ; d'ailleurs l'exercice et l'air favorisent dans ce cas leur action, en occasionant une détermination plus considérable vers la surface. Raymond Fort, *cent.* 2, *cons.* 20, 27, 28, 30, a recommandé, dans le cas d'ulcère aux poumons, les eaux acidules comme très-efficaces ; mais il y a apparence que celles qu'il a employées ne différaient de l'eau ordinaire qu'en raison de la quantité d'air fixe qu'elles contenaient ; car les eaux salines et ferrugineuses ont généralement été nuisibles.

à remplir cet objet, mais il me semble que toutes les ressources de notre art se bornent actuellement à prendre les
mesures convenables pour éviter l'inflammation des tubercules. Il est probable qu'ils peuvent subsister long-temps sans
produire aucun désordre : je suis même disposé à croire
que la nature résout et dissipe quelquefois des tubercules
formés; mais cela n'arrive que quand ils ne sont pas encore
enflammés; en conséquence, l'indication qui se présente
à remplir dans ce cas, doit consister particulièrement à éviter l'inflammation des tubercules.

909. On évitera l'inflammation des tubercules des poumons, en suivant le plan général indiqué pour prévenir
l'inflammation, qui consiste dans la saignée et un régime
antiphlogistique, dont la partie principale est, dans ce cas,
l'usage d'une diète sévère : ce qui suppose l'abstinence totale de la nourriture animale, et l'usage des végétaux presque pour toute nourriture. Mais on a remarqué qu'il n'était
pas nécessaire que le malade se bornât aux végétaux les
moins nourrissants, il suffit d'employer les farineux et d'y
joindre le lait (1).

---

(1) Tous les farineux paraissent jouir à peu près des mêmes vertus; mais il faut donner la préférence à ceux que l'estomac supporte le mieux : on a cru que le salep, le sagou et le cacao jouis-
saient de quelques prérogatives dans le cas de phthisie; mais ce
que l'on a dit de leurs propriétés n'est nullement prouvé : c'est
aussi sans fondement que quelques personnes vantent la fécule de
pomme de terre ; elle est fort inférieure aux autres farineux, et est
plus venteuse. Le salep est la moins nutritive de toutes ces substances ; le sagou l'est beaucoup plus , comme l'expérience l'a prouvé
dans les Indes orientales. C'est sans fondement que quelques auteurs ont blâmé le cacao convenablement préparé ; il est moins
venteux qu'aucun autre farineux, et donne une grande quantité de
substance nutritive ; mais comme il contient une très-grande quantité d'huile, la facilité avec laquelle il se digère dépend du mé-

910. On a généralement considéré le lait comme le principal remède dans la phthisie, et dans tous les cas où il y a

---

lange exact de son huile avec la partie farineuse. M. Cullen, dans la matière médicale donnée d'après ses leçons, regarde le chocolat d'Angleterre comme mieux préparé que celui d'Espagne et des autres pays : il croit que cela peut dépendre de la machine que l'on y emploie ; savoir, du double cylindre, qui paraît plus propre à obtenir une trituration exacte, de manière qu'on ne voit point d'huile pendant la dissolution du chocolat dans l'eau ; néanmoins, il y a lieu de soupçonner que l'huile qui s'en sépare alors peut dépendre, jusqu'à un certain point, du degré d'épaisseur de la liqueur ; car il faut plus de soin qu'on ne croit communément pour préparer le chocolat. On doit le réduire d'abord en petits morceaux, et le dissoudre entièrement dans l'eau froide, en l'agitant avec le moussoir : si on emploie la chaleur, il faut ne l'échauffer que lentement ; car si on l'expose tout à coup à un degré de chaleur considérable, non-seulement il se coagule, mais même l'huile s'en sépare ; c'est, en conséquence, une mauvaise pratique que de le faire beaucoup bouillir lorsqu'il est dissous. Faute de ces précautions, il y a un grand nombre de personnes dont l'estomac est trop faible pour pouvoir supporter le chocolat ; cependant il est, de toutes les nourritures liquides végétales, celle qui convient le mieux lorsque les forces sont épuisées. Scardone le donnait avec le lait dans la phthisie, et il dit en avoir souvent vu de très-bons effets ; et il pense, avec raison, que la cannelle et la vanille, qui entrent dans sa composition, ne peuvent pas être nuisibles, et qu'elles contribuent, non-seulement à le rendre plus agréable, mais même à faciliter la digestion, qui, sans cette addition, en serait très-difficile. Il ne faut jamais perdre de vue que, dans la phthisie, la cure dépend presque uniquement de la manière dont se fait la digestion. Si l'on donne des aliments en trop grande quantité, ou de difficile digestion, le nouveau chyle qui en résultera occasionera, en passant dans les poumons, une irritation considérable, qui aggravera la maladie : on ne permettra donc qu'une très-petite quantité d'aliments, et l'on préférera ceux que l'estomac supportera le mieux.

une disposition à cette maladie; mais on n'a pas déterminé avec certitude, s'il doit cette vertu à ses qualités particulières, ou bien à ce qu'il est moins nourrissant qu'aucun aliment entièrement animal. Pour choisir et administrer convenablement le lait, il faut considérer la nature du lait des différents animaux dont on le tire, examiner l'état particulier du malade relativement à la période et aux circonstances de la maladie, et avoir égard à la constitution de son estomac quant à la manière de supporter le lait. (1)

------

(1) On peut employer uniquement les végétaux dans le commencement de la maladie ; mais sur la fin, la faiblesse oblige d'avoir recours au lait et aux autres aliments. De tout temps on a recommandé l'usage du lait comme le moyen le plus certain de prévenir l'inflammation et la suppuration des tubercules. C'est avec raison qu'Aretée assure que cet aliment peut tenir lieu de tous les autres remèdes.

Le lait approche beaucoup, par sa nature, des aliments tirés des végétaux ; mais on doit le préférer, parce qu'il n'est ni susceptible de la fermentation vineuse, ni sujet à échauffer, quoi qu'il soit plus nourrissant que les végétaux, à raison de la quantité de matière coagulable qu'il contient.

Quoique la nature semble avoir particulièrement destiné le lait aux enfants, il est de tous les aliments celui qui convient le mieux à tous les âges et à tous les états du corps ; dans les cas même où l'estomac est disposé à l'acescence, le lait est plus convenable que les substances qui ont subi la fermentation vineuse, comme l'observe M. Cullen dans sa matière médicale. Il n'excite point, de même que les substances animales, un degré de fièvre pendant le temps de la digestion, et, à raison de son acescence, il résiste à la putréfaction ; c'est pourquoi il convient particulièrement dans la fièvre hectique. Il donne en outre un aliment doux, huileux, qui approche beaucoup de la nature animale, et qui s'assimile facilement à nos humeurs.

L'usage du lait seul convient particulièrement aux jeunes gens ; chez les adultes, il faut en général le joindre à d'autres aliments

13.

911. Le second moyen de prévenir l'inflammation des tubercules du poumon, est d'éviter toute irritation particu-

---

plus nourrissants, il faut le donner d'abord en petite quantité, et l'augmenter par degrés si on le juge nécessaire ; faute de cette précaution, souvent le malade ne peut le supporter.

On a recommandé différentes espèces de lait ; savoir, celui de femme, d'ânesse, de jument, de vache, de brebis et de chèvre.

Les trois premières espèces se ressemblent beaucoup par leurs qualités : elles sont très-délayées, contiennent peu de parties solides, et si on les fait évaporer jusqu'à siccité, leurs parties solides paraissent très-solubles ; elles contiennent beaucoup de matière saccharine, tournent facilement à l'acide ; si on les laisse se coaguler, le coagulum qu'elles forment est tendre et se rompt facilement ; d'où il est aisé de voir que ces espèces de lait contiennent moins d'huile et moins de matière coagul. ble que les autres.

Les trois dernières espèces de lait ont des qualités opposées aux premières. Néanmoins, on y observe un peu plus de gradation. Le lait de vache approche davantage des premières espèces ; celui de chèvre est moins fluide, moins doux, moins venteux, et donne, quand il est coagulé, une partie insoluble plus considérable, et une plus grande quantité de partie coagulable. Ses parties huileuse et coagulable ne se séparent pas spontanément ; il ne se forme jamais de crême sur la surface, et il est difficile d'en faire du beurre. Il est aisé, d'après cet exposé, de juger des qualités de ces espèces de lait : elles sont plus nourrissantes que les trois premières ; mais elles se dissolvent moins facilement dans les estomacs faibles : elles sont aussi moins acescentes, et relâchent, en conséquence, plus rarement le ventre ; elles conviennent particulièrement aux convalescents qui n'ont point de fièvre. Les trois premières espèces, au contraire, sont moins nourrissantes, plus solubles, plus laxatives, parce qu'elles sont plus acescentes, et elles conviennent aux convalescents qui ont de la fièvre.

Ces qualités des différentes espèces de lait varient beaucoup, à raison de la constitution des différents animaux, des aliments dont ils font usage, de leur âge et de la saison de l'année. *Voyez*, sur ses objets, la matière médicale de M. Cullen, dont cette note est tirée.

lière de la partie affectée ; telle que celle que peut produire
tout exercice violent de la respiration , tout degré considérable d'exercice du corps , toute position capable de diminuer la capacité du thorax ; et enfin le froid appliqué sur
la surface du corps, qui détermine le sang à se porter en
plus grande quantité vers les parties internes , et en particulier vers les poumons.

912. Il faut, d'après cette dernière considération , éviter
en général le froid, et par conséquent ne pas passer l'hiver
dans les climats froids, en ce qu'il diminue la transpiration
cutanée; mais on se gardera encore plus particulièrement de
toute application du froid capable de supprimer la transpiration insensible, au point d'occasioner un catarrhe, qui
consiste dans une détermination inflammatoire vers les poumons , et peut en conséquence produire, avec plus de certitude, l'inflammation des tubercules formés dans ce viscère.

Il sera facile de juger du choix de climats et de saisons qui
convient aux phthisiques, en considérant qu'une partie du
régime antiphlogistique recommandé plus haut, consiste à
éviter la chaleur, et en comparant ce qui a été dit à ce
sujet avec ce que je viens de dire relativement au soin avec
lequel on doit éviter le froid (1).

----

(1) On observe que , dans les climats chauds , la marche de la
phthisie est très-rapide. Les pays les plus convenables pour les
phthisiques , sont ceux où la chaleur est depuis le dixième degré
du thermomètre de Réaumur jusqu'au quatorzième. Le changement
de climat ne convient que dans le commencement de la phthisie ,
lorsque les rémissions de la fièvre sont très-sensibles, et que l'expectoration n'est que légèrement chargée de pus. Les anciens ont ,
avec raison, recommandé le changement de climat dans toutes
les maladies longues. Ils croyaient que l'air de l'Egypte était favorable aux phthisiques, et les médecins de Rome les envoyaient à
Alexandrie; Galien les envoyait à Tabie, qui était située au-dessous de Naples et entre le mont Vésuve : néanmoins , il est très-

913. Un troisième moyen d'éviter l'inflammation des tubercules du poumon, consiste à diminuer la détermination du sang vers ce viscère, en soutenant et en augmentant celle qui se fait vers la surface du corps; ce que l'on obtiendra particulièrement et sans aucun danger, par des vêtements chauds, et l'usage fréquent des exercices de la gestation.

914. Toutes les espèces de gestation ont été utiles dans la phthisie; mais comme l'équitation est accompagnée d'un exercice assez considérable du corps, elle est pour cette raison moins sûre pour les personnes sujettes à l'hémoptysie. L'effet des voyages en voiture peut aussi être douteux, à moins qu'on ne les fasse sur des chemins très-unis ; il est même possible que toutes les espèces de gestation, dont on fait usage sur la terre, ne répondent pas aux effets que l'on en attend, parce qu'on ne peut les continuer assez constamment ; c'est pourquoi la navigation est, de toutes les espèces de gestation, la plus efficace dans les cas d'affection

---

difficile de déterminer le sol le plus propre à ces sortes de malades. On en a vu qui se sont trouvés mieux dans les lieux marécageux et voisins de la mer que dans un air sec et tempéré. La confiance où le malade est de guérir, peut souvent contribuer à le soulager pour quelque temps, et l'air a moins de vertu qu'on le pense communément dans ce cas : cependant celui des grandes villes paraît être en général funeste aux phthisiques ; il faut les envoyer dans les endroits où le sol est sec, où il n'y a pas d'eaux stagnantes, mais où ils pourront trouver des promenades bien aérées, sans être exposés aux vents du nord ni à l'humidité ; en conséquence, ils habiteront, au printemps, des endroits peu élevés, afin d'être plus à l'abri des vents du nord qui règnent alors plus fréquemment. Lorsque la chaleur augmentera, ils préféreront les collines un peu éloignées des grandes villes et des terrains marécageux des vallées. Si l'on juge les climats éloignés convenables, il faut préférer ceux où l'air est le plus pur, le moins vif et le moins variable.

de la poitrine, en ce qu'elle est en même temps la plus douce et la plus constante (1).

On s'est imaginé que l'on retirait quelque avantage de l'état où se trouve l'atmosphère sur la mer : mais je ne vois pas de quelle espèce de matière on peut supposer que l'air y est imprégné, pour être de quelque utilité aux phthisiques. Néanmoins il est probable que l'on peut fréquemment tirer quelque utilité de la température plus modérée et de la pureté plus considérable de l'air de la mer.

915. Il peut être souvent avantageux, pour détruire la détermination inflammatoire du sang vers les vaisseaux du poumon, d'appliquer les vésicatoires sur quelque partie du thorax ; on peut aussi pour cet effet, et pour modérer l'état inflammatoire général du corps, employer avec avantage différentes espèces d'exutoires (2).

---

(1) Les voyages de mer peuvent prolonger la vie ; mais ils ne font que retarder les progrès des tubercules sans les guérir. Les anciens avaient connu les avantages de la navigation , quoique les modernes ne l'aient mis en pratique que depuis peu. Aristote, dans le livre premier de ses problèmes, exalte la salubrité de l'air de la mer : Cicéron, qui avait dans sa jeunesse la poitrine faible , voyagea dans la Grèce, par le conseil des médecins, pour se guérir, et il en retira les avantages qu'il en attendait : les bains de mer sont sans efficacité.

(2) Les vésicatoires et les cautères conviennent particulièrement dans le commencement de la phthisie ; ils nuisent lorsque la maladie est fort avancée, ils augmentent la faiblesse, ou au moins ne produisent aucun changement sensible. Les vésicatoires appliqués de bonne heure diminuent la difficulté de respirer ou l'enrouement, et dissipent quelquefois la toux : les cautères ont été utiles dans les cas de douleurs à la poitrine.

Le docteur Robinson de Dublin a tâché de prouver les avantages de l'émétique, non-seulement dans la phthisie, mais même dans l'hémoptysie, par un grand nombre d'observations. Quelques-uns en ont été guéris et d'autres soulagés. M. Cullen disait dans

916. Je viens d'indiquer les différentes mesures que l'on doit prendre dans le cas appelé proprement phthisie com-

---

ses leçons avoir vu un homme qui avait entrepris de guérir toutes les maladies par l'émétique, et qui le donnait impunément dans la phthisie et dans l'hémoptysie. Cet homme a traité cent malades, dont la plupart avaient des tubercules; cinquante ont rendu des espèces de sacs membraneux, et ont guéri : ce cas est peut-être le seul où l'on pourrait supposer le tubercule guérissable. La suppuration peut s'établir dans ses environs et en occasioner la séparation, de même que l'on voit une partie gangrénée se séparer de la partie saine. Les auteurs parlent de kystes rendus par l'expectoration; mais nous n'avons aucun moyen de prévoir une crise aussi favorable, ni même de l'aider. Hippocrate, dans le *lib* 2. *de Morb. n.* 46. et dans plusieurs autres endroits de ses écrits, recommande aussi les vomitifs aux phthisiques, et semble redouter les purgatifs les plus légers. Prosper Martian adopte cette pratique dans son commentaire, et regarde les purgatifs comme nuisibles dans la phthisie ; premièrement, parce qu'ils suppriment les crachats, ce qui est toujours très-pernicieux dans cette maladie; secondement, parce qu'ils sont sujets à produire une diarrhée funeste. Les vomitifs, au contraire, ont moins d'inconvénients : la commotion qu'ils occasionent ne peut être fort pernicieuse aux poumons qui y sont déjà accoutumés, à raison de la toux violente qui tourmente la plupart des phthisiques, et ils peuvent être fort avantageux aux malades, à raison de l'expectoration qu'ils favorisent. Il y a apparence que l'auteur qui recommande ainsi les vomitifs dans la phthisie, les avait employés ou vu mettre en usage sans aucun inconvénient. J'ai souvent donné l'ipécacuanha à petite dose ; il a quelquefois excité des vomissements assez considérables qui ont paru soulager le malade pendant quelque temps ; quelquefois les vomissements spontanés produisent le même effet : ceci doit rendre un peu plus hardi sur l'usage des vomitifs. M. Cullen les a donnés et ils lui ont réussi, même dans le cas d'hémorrhagie; mais une fois l'hémorrhagie en a été tellement augmentée, qu'il a été obligé d'y renoncer; et il observe qu'un seul accident pareil, survenant après cent succès, suffit pour en discréditer la pratique.

mençante; mais il est rare qu'on les ait jamais employées pendant un temps convenable, et c'est peut-être pour cette raison qu'ils ont rarement été efficaces. Il est plus communément arrivé, qu'au bout de quelque temps, l'inflammation a succédé au tubercule, et qu'il s'est formé un abcès, qui, s'ouvrant dans la cavité des bronches, a produit un ulcère et la phthisie confirmée.

917. On peut supposer, quand la maladie est parvenue à ce point, qu'il se présente quelque nouvelle indication différente de la première ; celles que l'on a proposées jusqu'ici sont de prévenir l'absorption, d'arrêter les effets de la matière absorbée sur la masse du sang, et de guérir l'ulcère ; néanmoins, je ne vois rien qui rende probable la vertu des moyens que l'on a recommandés pour remplir ces indications, ou qui prouve qu'ils aient été efficaces (1). S'ils ont

-----

(1) Il est certain que l'on doit peu compter sur les bouillons de mou de veau, de tortue, de limaçons, d'écrevisses et autres, que l'on a beaucoup vantés dans cette maladie ; il n'est nullement probable qu'ils aient jamais pu dissiper un tubercule ou guérir un ulcère ; il est vrai qu'ils ont quelquefois paru modérer la toux ; mais dans ces cas ils ont agi de la même manière que les autres délayants : cependant lorsque la fièvre est violente, ils ont beaucoup moins d'efficacité que les décoctions des farineux, telles que celles d'orge ou d'avoine, qui sont toujours plus propres à modérer l'inflammation. Aucun remède n'agit particulièrement sur les poumons ; ceux que l'on croit augmenter la sécrétion du mucus bronchique, augmentent également celle de toutes les autres glandes muqueuses du corps. Ainsi, les diverses préparations de scille ne paraissent soulager quelquefois les pulmoniques que parce qu'elles diminuent le spasme, de même que les autres vomitifs, et favorisent la détermination vers la peau ; mais c'est abuser des termes que de comprendre en général, sous le titre de pectoraux, des remèdes qui favorisent la sécrétion du mucus bronchique, ou qui le corrigent ; car c'est attribuer aux mêmes remèdes des effets opposés.

paru être utiles dans quelques occasions, cela a été probablement dû à ce qu'ils ont rempli quelque autre indication.

Comme on n'a trouvé jusqu'ici aucun antidote contre le poison qui agit spécialement dans cette maladie, il me paraît qu'un degré trop considérable d'inflammation contribue beaucoup à empêcher la guérison de l'ulcère qui survient ; et certainement cette inflammation a la plus grande part à en hâter les suites funestes. En conséquence, l'unique pratique que je puisse hasarder de proposer, lorsque le tubercule est ulcéré, est la même que celle qui convient dans son état de crudité ; c'est-à-dire, qu'il faut employer pour modérer l'inflammation, les moyens dont j'ai déjà fait mention, § 909 et suivants (1).

On a prétendu que l'eau de chaux était un remède très-propre à déterger les ulcères invétérés des poumons ; néanmoins il paraît que son action ne s'étend pas au-delà de l'estomac.

Les vulnéraires suisses si vantés, ne sont qu'un mélange de plantes ramassées sans discernement, sur lequel on ne doit nullement compter.

(1) C'est particulièrement dans ce cas qu'il faut recourir à la saignée, diminuer la quantité de nourriture, supprimer surtout les aliments solides, donner de temps en temps de petits verres de tisanes antiphlogistiques, et des bouillons très-légers. Il est quelquefois nécessaire de tenir le malade quelque temps uniquement à l'usage du petit lait, dans lequel on pourra ajouter un peu de sucre ou de miel ; si l'on parvient à modérer la fièvre et si la matière expectorée devient de meilleure qualité, on substituera le lait coupé dans lequel on pourra tremper un peu de pain. Il faut éviter avec soin tout ce qui peut irriter, donner quelquefois un peu d'huile d'amandes douces pour modérer la toux, mais choisir la plus récente. Les émulsions sont aussi très-convenables, mais il faut recommander de ne pas y mêler des amandes amères ou rances, comme cela arrive souvent. C'est pourquoi Fothergill préférait donner des émulsions faites avec les semences du pavot blanc, dont il mettait une demi-once pour une livre d'eau.

Lorsque la fièvre est violente, on peut donner le nitre et quel-

918. Les baumes naturels ou artificiels, que l'on a si
fréquemment prescrits dans les cas de phthisie, me paraissent avoir été proposés sur des fondements très-faibles, et
avoir été communément nuisibles (1). La substance résineuse

---

ques sels rafraîchissants ; mais il faut que ce soit à très-petite dose,
car autrement ils augmentent la toux.

Il est inutile d'observer combien l'usage des liqueurs spiritueuses
est funeste dans cette maladie; c'est donc avec raison que Fothergill
blâme l'usage usité par quelques médecins de joindre un peu d'eau-
de-vie au lait. Souvent ceux qui environnent le malade, persuadés
que c'est un excellent cordial, en mettent une assez grande quantité, ce qui augmente le mal et trouble la digestion du lait.

(1) Il n'y a pas de remèdes qui aient hâté la mort d'un plus grand
nombre de phthisiques que ceux qui sont vulgairement connus sous
le nom de balsamiques ; ils paraissent n'avoir été mis en usage que
par les modernes. On a cru, parce que ces remèdes avaient la
vertu de favoriser la cicatrisation d'anciens ulcères , qu'ils devaient
contribuer à guérir ceux du poumon ; mais tous les baumes contiennent une substance huileuse ou résineuse fort âcre, et agissent
comme de puissants stimulants ; donnés à l'intérieur, ils produisent un sentiment d'âcreté et de chaleur considérable dans
la gorge, l'estomac et les intestins, et déterminent un état de
phlogose dans les vaisseaux sécrétoires ; ils accélèrent sensiblement le pouls, rendent la peau plus sèche et plus brûlante. Ce
n'est que comme stimulants qu'ils ont été mis en usage à l'extérieur,
de même que le vert-de-gris et autres substances semblables, qui
réussissent lorsque les vaisseaux étant tombés dans un état d'atonie, il est nécessaire de ranimer l'inflammation pour obtenir une
suppuration louable : les cas où les baumes conviennent extérieurement , sont même si rares que plusieurs chirurgiens ont voulu
les bannir entièrement du traitement des plaies. En effet, il est certain qu'étant appliqués sur les plaies récentes chez ceux qui sont
jeunes et robustes, ils y excitent toujours de la douleur, de la chaleur et de l'inflammation ; ils détruisent les petits vaisseaux , augmentent le degré de putridité, produisent une suppuration trop
abondante , et aggravent tous les accidents. Ils agissent à peu près

et âcre de la myrrhe, que l'on a nouvellement recommandée, m'a paru n'être d'aucune utilité, et avoir nui dans
quelques cas.

919. Le mercure, qui est si souvent utile pour guérir les
ulcères, a été proposé d'une manière assez spécieuse dans

---

de la même manière à l'intérieur. Combien ne doit-on pas, en conséquence, redouter leurs effets sur les poumons, dont une partie
des vaisseaux sont détruits ou gênés dans la phthisie ! Ces remèdes,
en y accélérant la circulation, augmentent la sécrétion des fluides
et la dissolution des solides en proportion de leur degré d'activité
et de la vigueur du malade. Plusieurs praticiens ont observé qu'on
ne pouvait les donner le soir, parce qu'ils occasionaient l'insomnie. Mais on doit les bannir dans tous les cas de phthisie. Le
baume du Pérou, surtout, paraît être le plus pernicieux de tous,
parce qu'il est le plus âcre ; la térébenthine, le baume de Tolu,
l'eau de goudron et autres résineux agissent de la même manière,
comme l'a prouvé Fothergill. On doit donc regarder comme un véritable poison pour les phthisiques, toutes les compositions où entrent les balsamiques, tels que le baume de soufre anisé, les pilules balsamiques de Morton, les pilules de cynoglosse et autres
remèdes de ce genre que l'on emploie vulgairement ; s'ils ont quelquefois réussi, ce n'est que dans des affections catarrhales que
l'on a confondues avec la pulmonie : les erreurs de cette nature
prouvent combien il est essentiel, et en même temps difficile, de
bien connaître le genre de maladie que l'on a eu à traiter quand
on a obtenu des succès.

Nous ne parlerons pas des fumigations vulgairement appelées
vulnéraires ; elles ne sont pas moins pernicieuses que les baumes
dans la vraie phthisie.

L'hysope, le lierre terrestre, le pouillot, ont été encore recommandés comme pectoraux et vulnéraires dans la phthisie : on
croit qu'ils favorisent l'expectoration ; mais cette vertu n'est nullement prouvée ; ils agissent comme antispasmodiques, de même
que les autres aromatiques : le pouillot, surtout, est un bon antispasmodique ; c'est pourquoi il a été utile dans la coqueluche et
dans d'autres toux purement spasmodiques.

cette maladie; mais je ne puis déterminer s'il a été nuisible, parce qu'il n'est pas adapté à la nature particulière des ulcères du poumon qui surviennent dans la phthisie, ou parce qu'il ne peut produire d'effet, qu'en excitant un état inflammatoire de tout le système, qui doit être très-funeste dans l'état d'étisie : dans plusieurs essais que j'en ai vu faire, il n'a été d'aucune utilité, et communément il a paru être évidemment pernicieux (1).

920. L'écorce du Pérou a été recommandée pour remplir différents objets dans la phthisie, et l'on dit qu'elle a été utile dans quelques cas ; mais je l'ai rarement trouvée telle : j'ai même observé fréquemment qu'elle était nuisible, parce qu'elle augmente la diathèse inflammatoire du système, par sa vertu tonique. Dans quelques cas où les rémissions de la fièvre étaient considérables le matin, et où les redoublements du soir étaient fort sensibles, j'ai remarqué que l'écorce du Pérou, donnée en grande quantité, arrêtait ces

---

(1) Quelques médecins rapportent avoir observé de bons effets du mercure dans la phthisie; mais je puis assurer, avec M. Cullen, que jamais je n'en ai vu que de mauvais, de quelque manière qu'on l'ait prescrit. On croit ce remède utile lorsque l'ulcère est entretenu par un vice vénérien, et que la difficulté de la cure dépend de la faiblesse des vaisseaux où il ne peut s'exciter un degré suffisant d'inflammation. Mais il est un stimulant si universel, qu'il ne peut que nuire : en effet, il irrite les ulcères scorbutiques et cancéreux ; je l'ai vu, dans le cas même de squirrhe interne, tel que celui de l'utérus, exciter l'inflammation et déterminer le cancer ; dans la phthisie, il augmente toujours la toux et l'anxiété, quoique donné avec les plus grandes précautions : deux phthisiques traités au moyen des frictions, par des charlatans, ont été suffoqués en peu de temps lorsque la salivation a commencé à se manifester. Le mercure ne peut donc être utile dans la phthisie produite par un ulcère des poumons, qui est d'une nature particulière, et, jusqu'à ce que nous la connaissions mieux, il faut renoncer entièrement à ce remède.

redoublements, et modérait en même temps tous les symptômes de la phthisie : mais alors la fièvre montrait une tendance constante à reparaître ; et à la fin les symptômes
même de phthisie revenaient et produisaient la mort en
très-peu de temps (1).

---

(1) M. Cullen vit une malade attaquée d'une toux qui menaçait
de phthisie ; il y avait tous les jours un frisson auquel succédait
l'accès de chaleur ; la fièvre paraissait du genre des tierces , ce
qui lui fit croire que la maladie était intermittente et la pulmonie
symptomatique ; il donna le quinquina , parvint à arrêter les paroxysmes et à dissiper la plupart des autres symptômes : peu de
temps après la maladie reparut ; il augmenta la dose du quinquina , et en donna dix gros en six heures , dans la matinée où la
malade attendait le paroxysme. Il crut avoir fait une cure heureuse ; mais comme la toux revenait avec quelque élévation du
pouls , il recommanda à la malade d'aller dans un climat chaud.
Cet avis fut négligé , et , à l'entrée de l'hiver , les paroxysmes
devinrent plus fréquents , il survint une expectoration copieuse de
pus , jointe à une fièvre hectique qui , en peu de temps , fut mortelle. Il y a un grand nombre d'observations de ce genre , qui prouvent que le quinquina , loin de guérir le tubercule , en hâte les
mauvais effets. Ce remède peut donc prévenir les hémorrhagies et
la fièvre , sans dissiper les congestions , et , en insistant sur son
usage dans la phthisie , on perd un temps précieux pendant lequel
on pourrait recourir à des moyens plus utiles.

Néanmoins , quelques médecins ont tâché de déterminer les cas
où le quinquina pouvait être utile , quoique la maladie eût les apparences de la phthisie pulmonaire. Fothergill a donné , dans les
Observations des médecins de Londres , vol. v , quelques réflexions
relatives à cet objet : il observe qu'il y a deux cas de consomption
dont les symptômes ressemblent à la phthisie , où le quinquina lui a
paru être avantageux. L'un est celui qui survient aux femmes d'une
constitution faible et délicate , qui allaitent leurs enfants plus que
leurs forces ne le permettent. Quand elles sont réduites à cet état
de faiblesse , un froid léger suffit pour exciter la toux ; cette dernière augmentant par degrés , présente en apparence les symptômes

621. Les acides de toute espèce, tels que les antiseptiques et les rafraîchissants sont utiles dans les cas de phthisie;

---

de la phthisie pulmonaire, et quelquefois se change enfin réellement en vraie phthisie : dans ce cas le quinquina, donné de bonne heure, à des doses modérées, et uniquement comme tonique, est souvent très-utile.

Le second cas où le quinquina convient, est celui où il a précédé des évacuations capables de produire une grande faiblesse, telle que celle qui succède aux suppurations considérables à la suite des abcès ou de grandes opérations de chirurgie, ou même après les flueurs blanches abondantes et continuelles. Il n'y a point de doute que l'on peut en général recourir au quinquina dans ces cas, pourvu que les poumons ne soient pas enflammés ; et s'ils ne sont que légèrement affectés, ce remède peut arrêter les progrès de la maladie.

Quoique cette note soit déjà fort longue, afin de ne laisser rien à désirer au lecteur sur l'usage d'un remède tel que le quinquina, qui peut être ou très-utile ou très-funeste, j'ai cru devoir ajouter ici le résultat des observations de Samuel Chapman, qui se trouvent dans les *medical communications*.

Le docteur Chapman a donné le quinquina avec succès à un homme de soixante-un ans dans une toux , accompagnée d'une fièvre vive, de difficulté de respirer, de douleurs fréquentes de côté, d'une expectoration purulente qui se supprimait en quelque sorte le soir, lorsque la fièvre redoublait : chaque accès était suivi de sueurs abondantes, qui duraient jusqu'à huit heures du matin; alors l'expectoration se rétablissait, et se soutenait le reste de la journée. Le malade n'avait pas d'appétit, et la maigreur était plus considérable qu'on ne l'observe communément dans le dernier degré de la phthisie : vers midi, on apercevait une tache rouge circonscrite sur les joues, la paume des mains était chaude et sèche ; la chaleur de la peau était telle qu'on l'observe dans la fièvre hectique : la toux était forte, la matière expectorée abondante, semblable à celle d'un abcès , et mêlée de filets de sang. La maladie empirait malgré tous les remèdes; le quinquina fut le seul qui réussit; mais il n'y avait aucun signe qui annonçât un tuber-

mais l'acide natif des végétaux (acide citrique, oxalique,

---

cule ou un ulcère ; on n'observait pas de redoublement, un peu après midi, comme dans la vraie phthisie : la surface de l'urine ne paraissait pas comme graisseuse, et n'avait pas de dépôt furfuracé. L'urine qui était généralement claire le jour, commença, au bout de quelque temps de l'usage du quinquina, à déposer un sédiment briqueté qui devenait de jour en jour plus abondant, et la partie supérieure restait parfaitement claire et transparente ; la fièvre revenait régulièrement tous les soirs, presqu'à la même heure ; le reste de la journée le pouls avait un peu de vivacité , et était légèrement tendu ; à ces signes, M. Chapman crut reconnaître une véritable fièvre intermittente qui s'était masquée d'abord sous la forme d'un catarrhe , et il regarda l'expectoration purulente comme l'effet du relâchement des glandes bronchiques, produit par l'affection catarrhale qui avait précédé, et à laquelle le malade était sujet. Quelques années après , il en fut attaqué de nouveau et guérit par le même remède.

Le même médecin donna le quinquina , avec autant de succès, à une femme qui éprouvait des symptômes semblables , mais à un degré moins considérable ; elle se plaignait en outre d'un sentiment de pesanteur qu'elle rapportait au-dessous du sternum ; l'expectoration purulente et la fièvre hectique semblaient indiquer des tubercules ou un ulcère déjà formé dans les poumons ; mais la constitution de la malade ne confirmait nullement ce soupçon, et elle avait commencé à être affectée dans le temps où régnaient les catarrhes épidémiques , ce qui donnait lieu de croire que sa maladie était de ce genre ; d'ailleurs, dans les cas de tubercules, les symptômes sont d'abord très-peu sensibles, et il y a pendant long-temps une toux sèche, au lieu que chez cette malade, les symptômes de la fièvre furent tout-à-coup assez violents ; et dès le commencement, l'expectoration était aussi considérable qu'elle le fut dans le reste du cours de la maladie. La matière purulente qu'elle expectorait était accompagnée d'un écoulement du nez de la même nature, comme on l'observe dans quelques espèces de catarrhe. Les urines déposaient un sédiment, tantôt blanc, tantôt briqueté, et au bout de peu de temps la fièvre prit le type de fièvre tierce.

malique) est préférable aux acides minéraux (1), parce qu'on peut le donner en beaucoup plus grande quantité : d'ailleurs

---

L'auteur commença le traitement par les saignées, et dans l'incertitude où il était sur la nature de la maladie, il prescrivit d'abord le quinquina en décoction : il ne le donna en substance que quand il fut assuré de ses effets avantageux, et ne négligea pas en même temps les autres remèdes, tels que le lait, les tisanes pectorales, etc.

Non-seulement le quinquina a réussi dans les cas où l'expectoration puriforme paraissait être la suite d'un catarrhe, mais il a été avantageux, lorsque des symptômes semblables à ceux qui ont été décrits plus haut ont succédé à la péripneumonie, et où il y avait lieu de soupçonner un abcès aux poumons : néanmoins M. Chapman avoue qu'il n'a jamais pu s'assurer si l'expectoration était purulente ou non, et il ajoute qu'il ne connaît aucun moyen de pouvoir acquérir une certitude complète à cet égard. Il s'est particulièrement déterminé d'après les symptômes qui accompagnaient la maladie. Ainsi il remarque, 1° que les péripneumonies suivies d'abcès qui se terminent par la phthisie, sont communément précédées de signes qui annoncent une obstruction chronique des poumons ; 2° que, dans ces cas, la matière contracte un certain degré de fétidité, dont les malades s'aperçoivent communément avant que la vomique s'ouvre. L'absence de ces signes l'a toujours rassuré ; mais il s'est particulièrement décidé d'après le type de la fièvre et la nature des urines, qui déposaient un sédiment briqueté abondant, et dont la partie supérieure restait parfaitement claire. Il a remarqué que, quoique le quinquina parût d'ailleurs indiqué, il ne réussissait pas communément lorsque l'urine contenait un sédiment briqueté, et que sa partie supérieure restait trouble.

(1) Les acides minéraux ne conviennent que vers la fin de la maladie, lorsqu'il y a une tendance générale à la putréfaction ; alors, non-seulement ils en arrêtent les progrès, mais ils modèrent même les sueurs colliquatives. La meilleure manière de prescrire les acides minéraux, tels que celui de vitriol, est d'en mêler quelques gouttes dans la teinture de rose, ou dans un autre véhicule convenable. Ces acides ne conviennent pas dans le commencement

2.   14

comme il est moins sujet que le vinaigre à exciter la toux,
son usage est plus sûr.

922. Quoique notre art ait si peu de pouvoir pour opérer la guérison de cette maladie, nous devons cependant
faire tout ce qui dépend de nous pour en pallier les symptômes fâcheux. Les plus urgents sont la toux et la diarrhée.
On peut modérer jusqu'à un certain point la toux par les
adoucissants (§ 373); mais le soulagement que produisent
ces remèdes est imparfait et de peu de durée; il arrive souvent même que les fonctions de l'estomac sont troublées par
la quantité d'huileux, de mucilagineux et de substances
douces, que l'on fait prendre dans ces cas aux malades.

923. L'unique moyen certain de modérer la toux, est
d'employer les narcotiques. Il n'est cependant pas douteux
qu'ils augmentent la diathèse inflammatoire du système;
mais communément ils nuisent moins en agissant de cette
manière, qu'ils ne produisent d'utilité en calmant la toux,
et en procurant du sommeil. On pense qu'ils sont nuisibles
parce qu'ils arrêtent l'expectoration : mais ils ne l'arrêtent
que pendant un temps fort court ; et après un sommeil tranquille, l'expectoration du matin est plus aisée que de coutume. Dans l'état avancé de la maladie, les narcotiques semblent augmenter les sueurs qui surviennent, mais cela est
compensé par le soulagement qu'ils procurent dans une
maladie qu'on ne peut guérir.

924. La diarrhée qui survient dans l'état avancé de cette
maladie, doit être palliée par les astringents modérés, les
mucilages et les narcotiques.

La rhubarbe, que l'on prescrit si communément dans

---

de la maladie où il y a des symptômes d'inflammation, pendant
que le pouls est vif et dur, la respiration difficile, la toux fréquente, accompagnée de beaucoup de chaleur, et d'une expectoration très-légère.

toute espèce de diarrhée, et les autres purgatifs sont très-pernicieux dans la diarrhée colliquative des fièvres hectiques.

Les fruits récents légèrement acides, que l'on suppose être toujours laxatifs, sont souvent, dans la diarrhée des fièvres hectiques, très-utiles, par leur qualité antiseptique.

CHAPITRE V.

Des Hémorrhoïdes, ou du gonflement et du flux hémorrhoïdaux.

SECTION PREMIÈRE.

Des phénomènes et des Causes des Hémorrhoïdes.

925. Le sang, qui coule de petites tumeurs formées sur le bord de l'anus, est le symptôme qui constitue généralement les hémorrhoïdes ; ou, suivant l'expression vulgaire, le flux hémorrhoïdal. Mais on regarde comme la même maladie, celle où il sort de l'intérieur de l'anus un sang dont la couleur vermeille indique qu'il ne vient pas d'une grande distance ; et les médecins sont convenus d'en admettre deux espèces ou variétés, sous les noms d'hémorrhoïdes externes et internes (1).

(1) Les signes caractéristiques des hémorrhoïdes sont, la pesanteur ou la douleur de tête, le vertige, la douleur des lombes, la douleur de l'anus, des tubercules livides et douloureux autour du fondement, desquels coule communément le sang ; néanmoins ce dernier suinte aussi quelquefois, sans que l'on aperçoive aucune tumeur à l'extérieur. N. C. Genre XXXVIII.

Il y a quatre espèces d'hémorrhoïdes ; savoir :

I. La tumeur hémorrhoïdale externe, qui varie en ce qu'elle est, *A* sanglante, *B* muqueuse.

926. On suppose, dans ces deux cas, que le sang sort de tumeurs formées antérieurement, que l'on désigne sous le nom d'hémorrhoïdes ; ces tumeurs existent fréquemment

---

A. L'hémorrhoïde sanglante se divise en plusieurs espèces, savoir : 1° le flux hémorrhoïdal modéré qui, loin d'affaiblir le malade, le rend plus propre à remplir ses différentes fonctions, et le met même à l'abri d'autres maladies plus graves ; 2° le flux hémorrhoïdal immodéré, qui est entretenu par la pléthore, et accompagné des signes de la diathèse inflammatoire ; 3° l'hémorrhoïde polypeuse, telle est celle qui est décrite dans le journal de médecine de 1761. Un jeune homme était fort affaibli par un flux hémorrhoïdal qui durait depuis quatre ans ; il rendit enfin par l'anus un polype de la grosseur d'une poire, et guérit en peu de temps.

B. L'hémorrhoïde muqueuse, connue sous le nom d'hémorrhoïdes blanches, se distingue de la première, en ce qu'au lieu de sang, il sort une matière blanche gélatineuse, semblable à une dissolution de gomme adragant : cette évacuation précède quelquefois le flux hémorrhoïdal, et d'autres fois survient à sa suite.

II. La tumeur hémorrhoïdale produite par la chute de l'anus. Dans ce cas l'intestin sort avec les tumeurs hémorrhoïdales lorsque le malade veut aller à la garde-robe ; le sang coule en plus ou moins grande quantité, il y a en même temps dysurie, et tous les accidents cessent dès que l'intestin est replacé ; cette maladie est grave et difficile à guérir.

III. L'hémorrhoïde interne où il y a écoulement de sang, sans tumeur externe ni chute de l'anus. Les stahliens ont nommé hémorrhoïdes internes, celles qui laissent échapper le sang qui vient des rameaux de la veine-porte, et hémorrhoïdes externes, celles par où sort le sang qui vient des rameaux de la veine-cave. Mais, comme il n'est pas possible de reconnaître la source du sang, M. Cullen rejette avec raison cette distinction, et en admet une très-aisée à saisir, qui est tirée de l'endroit qu'occupent les tumeurs hémorrhoïdales

IV. Les hémorrhoïdes aveugles où il y a douleur et tumeur de l'anus sans écoulement de sang.

sans produire aucun écoulement de sang; alors elles sont encore supposées être une partie de la même maladie, et elles se nomment *hœmorrhoïdes cœcœ*, ou hémorrhoïdes aveugles.

927. Ces tumeurs, telles qu'elles se manifestent au dehors de l'anus, sont quelquefois séparées, rondes et saillantes sur le bord du fondement; mais fréquemment il n'y a qu'un anneau gonflé, qui imite, en quelque sorte, par sa forme, la chute de l'anus.

928. Ces tumeurs, ainsi que l'écoulement de sang auquel elles donnent lieu, surviennent quelquefois comme une affection purement locale, et sans avoir été précédées d'aucun désordre dans les autres parties du corps; mais on ressent fréquemment, avant même que ces tumeurs soient formées, et surtout avant que le sang coule, des désordres variés dans différentes parties du corps, tels que des maux de tête, le vertige, la stupeur, de la difficulté de respirer, un malaise, des coliques, des douleurs du dos et des reins; et souvent il se joint à ces symptômes, qui sont plus ou moins nombreux, un degré considérable de.pyrexie.

La maladie qui se manifeste ainsi, est communément accompagnée d'un sentiment de plénitude, de chaleur, de démangeaison et de douleur, que l'on ressent à l'intérieur et autour de l'anus.

Quelquefois elle est précédée d'un écoulement de matière séreuse qui sort de l'anus; dans quelques cas cet écoulement séreux, qui est accompagné de gonflement, paraît tenir lieu de l'écoulement sanguin, et dissiper les désordres généraux dont nous avons fait l'énumération. C'est pourquoi on a nommé cet écoulement séreux, *hœmorrhois alba*, hémorrhoïde blanche.

929. La quantité de sang évacué par les hémorrhoïdes, varie suivant les circonstances; quelquefois il ne flue que quand le malade va à la selle, et paraît communément plus

ou moins après la sortie des excréments. D'autres fois il coule sans cela; alors cet écoulement est, en général, précédé des désordres indiqués ci-dessus , et est communément plus abondant. Cette hémorrhagie est souvent très-considérable ; et lorsqu'elle est réitérée, elle devient fréquemment si abondante , que l'on a peine à croire que le malade puisse la supporter sans danger pour la vie. Cependant il est rare qu'elle soit jamais assez grande pour produire la mort tout-à-coup : ces écoulements considérables surviennent spécialement à ceux qui ont été fréquemment attaqués de cette maladie. Souvent ils produisent une faiblesse considérable; et il n'est pas rare de les voir suivis de leucophlegmatie ou d'hydropisie mortelle.

Les tumeurs et les écoulements de sang reviennent souvent, dans cette maladie, à des périodes exactement marquées.

930. On observe souvent, dans le déclin de la vie, que le flux hémorrhoïdal, qui jusqu'alors avait été fréquent, cesse de couler ; et dans ce cas , les malades sont généralement attaqués d'apoplexie ou de paralysie.

931. Il survient quelquefois aux tumeurs hémorrhoïdales une inflammation considérable, qui se termine par la suppuration, et donne lieu à la formation d'ulcères fistuleux de ces parties (1).

932. On a souvent considéré les tumeurs hémorrhoïdales comme des tumeurs variqueuses, ou des dilatations de veines; il est vrai que , dans quelques cas, l'ouverture des cadavres a fait voir des dilatations variqueuses. Néanmoins on ne les observe pas toujours; et je présume que ce cas n'est

______

(1) J'ai vu un cas où il s'était formé une tumeur énorme que l'on fut obligé d'ouvrir ; il en sortit au moins une livre de sang couleur de lie de vin , et on découvrit un ulcère fistuleux qui fit périr le malade.

pas ordinaire, mais que ces tumeurs sont formées par un épanchement de sang dans le tissu cellulaire de l'intestin près de son extrémité. Ces tumeurs, surtout lorsqu'elles sont récentes, contiennent fréquemment un sang fluide; mais lorsqu'elles ont subsisté quelque temps, leur substance est communément plus ferme.

933. Les causes de ces tumeurs, dont je parlerai par la suite, donnent lieu de croire qu'elles sont produites par quelque obstacle qui s'oppose au retour libre du sang qui vient des veines de l'extrémité inférieure du rectum ; il est possible que le sang, accumulé en grande quantité dans ces veines, occasione la rupture de leurs extrémités, et produise ainsi l'hémorrhagie ou les tumeurs dont j'ai parlé : néanmoins, comme l'hémorrhagie qui survient alors, est souvent précédée de douleur, d'inflammation, et d'un état fébrile, ainsi que de beaucoup d'autres symptômes qui indiquent une connexion entre l'affection locale et l'état de tout le système, il paraît probable que l'interruption du retour du sang veineux, que nous avons supposée avoir lieu, agit de la manière que nous l'avons expliqué § 769 ; et que l'écoulement du sang vient, en conséquence, communément des artères dans le cas dont il s'agit.

934. Quelques médecins ont pensé que la différence que l'on observe dans la nature des hémorrhoïdes, et dans leurs effets sur le système, pouvait dépendre de la différence des vaisseaux hémorrhoïdaux d'où le sang coule : mais il me paraît qu'il n'y a guère de cas où nous puissions distinguer ces vaisseaux ; et que les anastomoses fréquentes, tant des artères que des veines qui se distribuent à l'extrémité inférieure du rectum, doivent rendre les effets de l'hémorrhagie à-peu-près les mêmes, quels que soient les vaisseaux qui fournissent le sang.

935. J'ai tâché d'expliquer (§ 769) comment un certain état du système sanguin peut occasioner le flux hémorrhoï-

dal ; je ne doute pas que ce flux ne puisse être produit de cette manière ; mais je ne puis nullement admettre que cela arrive fréquemment, ou plutôt je ne crois pas que , quand cette maladie commence, elle soit aussi souvent une affection du système, que les stahliens l'ont imaginé, et qu'ils voudraient nous le faire croire. On l'observe chez beaucoup de personnes avant la période de la vie où la pléthore veineuse a lieu ; elle arrive aux femmes chez lesquelles on ne peut supposer, que la pléthore veineuse soit déterminée vers les vaisseaux hémorrhoïdaux ; elle est commune aux deux sexes, et à des personnes de tout âge ; les causes qui, alors, y donnent lieu n'affectent pas le système, et sont évidemment de nature à ne produire qu'une affection locale.

936. Ces causes d'affection locale sont, en premier lieu, des excréments presque habituellement durs et volumineux, qui, non-seulement par leur long séjour dans le rectum, mais surtout par leur sortie, doivent comprimer les veines de l'anus, et y interrompre le cours du sang. C'est pour cette raison que cette maladie attaque si fréquemment les personnes dont le ventre est paresseux et resserré.

937. La maladie, en raison des causes que je viens d'exposer, attaque particulièrement ceux qui sont sujets, jusqu'à un certain point, à la chute de l'anus. La membrane interne du rectum sort plus ou moins chez presque tous les hommes, lorsqu'ils rendent leurs excréments, suivant que la dureté ou le volume des féces occasionent des efforts ou une pression plus ou moins considérable sur l'anus : souvent le sphincter de l'anus se contracte pendant que l'intestin est ainsi poussé au dehors, avant que ce dernier soit rentré ; cette contraction produit une forte constriction, qui, en empêchant l'intestin de se replacer, et y gênant en même temps le retour du sang, l'oblige de se goufler considérablement et de former un rebord saillant autour de l'anus.

938. Le sphincter se relâche un peu immédiatement après

sa forte contraction, et, en conséquence, la portion de l'intestin qui était sortie, rentre communément dans le corps ; mais cet accident fréquemment réitéré augmente beaucoup le volume et la plénitude du bourrelet formé par la chute de l'intestin ; il se replace alors plus lentement et avec plus de difficulté ; et c'est ce qui constitue principalement le malaise de ceux qui sont attaqués d'hémorrhoïdes.

939. Le rebord interne du bourrelet, dont j'ai parlé, est nécessairement divisé par des crevasses, d'où il résulte que le tout prend souvent l'apparence d'un certain nombre de tumeurs séparées; il n'est pas rare non plus de voir quelques portions du bourrelet se gonfler plus que d'autres, devenir plus éminentes, et former ces petites tumeurs que l'on nomme plus strictement hémorrhoïdes.

940. La pression des excréments, et d'autres causes qui s'opposent au retour du sang veineux, qui vient de l'extrémité du rectum, peuvent agir beaucoup plus sur la partie supérieure de l'intestin que sur ses extrémités, d'où il est aisé de comprendre qu'il doit se former des tumeurs dans l'intérieur de l'anus ; il est également probable que quelques-unes de celles qui étaient au dehors, peuvent, comme dans le § 939, subsister lorsqu'elles sont rentrées dans l'intérieur du corps, et même augmenter par les causes que je viens d'exposer. C'est ainsi que je crois pouvoir expliquer la manière dont se forment les hémorrhoïdes internes, qui, à raison de leur situation et de leur volume, ne sortent pas lorsque le malade va à la selle, et sont, en conséquence, souvent plus douloureuses, surtout quand l'effort hémorrhagique, décrit § 745 et 769, influe sur elles.

941. Cette manière dont se forment les hémorrhoïdes, est particulièrement éclaircie par l'exemple des femmes grosses qui en sont souvent affectées. On peut rendre raison de cet effet, en partie, par la pression que l'utérus exerce sur le rectum, et en partie par la constipation à laquelle les

femmes grosses sont habituellement sujettes. J'ai vu beaucoup de cas où les hémorrhoïdes sont survenues pour la
première fois pendant la grossesse; et il y a peu de femmes,
entre celles qui ont eu des enfants, qui soient entièrement
exemptes de cette maladie. Les stahliens assurent communément que les hommes en sont plus fréquemment affectés;
mais j'ai constamment observé le contraire en Ecosse (1).

942. On suppose communément que l'usage fréquent des
purgatifs est sujet à produire l'affection hémorrhoïdale, surtout lorsqu'on emploie ceux qui sont les plus âcres, et en
particulier les aloétiques; en effet, les purgatifs stimulent
principalement les gros intestins, d'où il paraît assez probable
qu'ils peuvent déterminer cette maladie.

943. Dans l'énumération que je viens de faire des différentes causes capables de produire les tumeurs hémorrhoïdales et le flux qui en est la suite, je n'ai considéré cette

---

(1) J'ai fait la même observation. Il paraît que les stahliens ont
assuré que les femmes étaient moins sujettes aux hémorrhoïdes, afin
de pouvoir mieux soutenir le système qu'ils avaient adopté. Car on
ne peut dire que la pléthore donne lieu aux hémorrhoïdes chez les
femmes , puisqu'elles ont une évacuation propre à la dissiper.
Quand les règles ont cessé, cette maladie peut plus justement être
attribuée à la pléthore , et les stahliens ont beaucoup profité de
cette circonstance ; mais elle n'est pas applicable au premier
âge de la vie.

(M. de Montègre, celui de tous les écrivains modernes qui
a traité des hémorrhoïdes avec le plus d'étendue, et qui a jeté
le plus de clarté sur l'histoire et sur le traitement de cette maladie, professe une opinion qui tient le milieu entre celle des stahliens et celle de Cullen, et que je crois d'une grande justesse.
« En général, dit-il, un plus grand nombre de femmes éprou-
» vent des attaques d'hémorrhoïdes ; mais, le plus souvent, ces at-
» taques sont passagères ou irrégulières , tandis que cette affec-
» tion s'établit avec régularité chez un bien plus grand nombre
» d'hommes. ») (D. L.)

maladie que comme une affection purement locale ; mais je
dois observer en outre que, quoiqu'elle se manifeste d'abord
comme telle, elle peut, par la fréquence de ses retours,
devenir habituelle, et par conséquent contracter une connexion avec tout le système, de la manière que j'ai expliquée
en parlant de l'hémorrhagie en général, § 748.

944. Je pense que l'on peut parfaitement appliquer au flux
hémorrhoïdal la doctrine à laquelle je viens de renvoyer ;
l'application en est d'autant plus facile, que les personnes
qui en ont été une fois affectées, sont très-exposées au retour des causes qui y ont d'abord donné lieu ; et les congestions des vaisseaux hémorrhoïdaux surviennent particulièrement chez ceux qui sont habitués à rester dans une position
droite, et à faire des exercices qui poussent le sang dans les
vaiessaux voisins du rectum, surtout si les effets de ces circonstances sont très-favorisés par la quantité et le relâchement du tissu cellulaire qui environne cet intestin.

945. C'est ainsi que souvent on rend artificiellement le
flux hémorrhoïdal une affection habituelle et dépendante
du système, et je suis persuadé que c'est ce qui a donné lieu
aux stahliens de considérer cette maladie comme ayant
presque toujours ce caractère.

946. Il faut particulièrement observer ici, que quand les
hémorrhoïdes ont été originairement une affection de tout le
système, ou qu'elles le sont devenues, de la manière que je
viens d'exposer, elles acquièrent alors une sympathie particulière avec l'estomac, tellement que certaines affections
de ce viscère déterminent les hémorrhoïdes, et que certains
états de l'affection hémorrhoïdale excitent des désordres de
l'estomac.

C'est peut-être à raison de cette sympathie, que la goutte
affecte quelquefois le rectum. *Voyez* § 525.

SECTION II.

De la Cure des affections hémorrhoïdales.

947. C'est une opinion adoptée presque de tout temps par les médecins, et qui de là s'est répandue dans le peuple, que le flux hémorrhoïdal est une évacuation salutaire, qui prévient un grand nombre de maladies, et contribue même à prolonger l'existence. Cette opinion a particulièrement été soutenue, dans les derniers temps, par Stahl et ses sectateurs, et elle a eu une grande influence sur la pratique de la médecine en Allemagne (1).

948. On a révoqué en doute la vérité de cette opinion relativement à l'hémorrhagie en général, car les stahliens l'ont en effet étendue jusque-là; c'est pourquoi je l'ai considérée comme une question générale (§ 767 à 780); mais elle a été plus spécialement contestée relativement à la maladie dont nous nous occupons maintenant. Je suis, à cet égard, très-convaincu que les hémorrhoïdes peuvent survenir, en conséquence, de l'état général du système, § 769; ou, comme il arrive encore plus souvent, qu'elles peuvent, par leurs retours fréquents, s'unir à cet état général, § 943, et que l'on ne peut, dans aucun de ces deux cas, les supprimer sans beaucoup de précaution; néanmoins je demande qu'il me soit permis de soutenir que le premier cas est rare; que généralement la maladie se manifeste d'abord comme une affection purement locale (§ 935 à 942), et qu'en con-

---

(1) Les stahliens veulent même que l'on tâche d'exciter l'écoulement hémorrhoïdal lorsqu'il ne paraît pas naturellement; mais cette pratique est sujette à beaucoup d'inconvénients. Quand de Haen vint à Vienne, il l'y trouva établie, et, s'étant aperçu qu'elle avait de mauvais effets, il s'efforça de la détruire.

venant qu'elle devient habituelle, cela ne lui est jamais propre. C'est une maladie sale, désagréable, qui devient facilement excessive, et par-là très-nuisible, quelquefois même mortelle; au moins est-elle sujette à des accidents qui sont suivis de résultats fâcheux : je pense, en conséquence, que non-seulement il faut se mettre en garde contre ses premières approches, mais que même lorsqu'elle a duré quelque temps, quelle que soit la cause qui l'a produite, il faut toujours modérer l'écoulement, et même en détruire, s'il est possible, la nécessité (1).

949. Après avoir donné ces règles générales, je vais indiquer plus particulièrement comment on doit traiter la maladie, suivant les différentes circonstances dont elle peut être accompagnée.

Lorsque l'on peut évidemment reconnaître que la pre-

___

(1) Il est aisé de voir, d'après ceci, 1° que quand le flux hémorrhoïdal est dû à l'état de pléthore de tout le système, ou du système de la veine-porte en particulier, on doit user de quelque précaution pour l'arrêter ; mais quand ce flux est l'effet de quelque cause locale qui agit immédiatement sur l'extrémité du rectum, on doit en tenter la guérison. Or, comme cette cause locale a fréquemment lieu, il faut en-général arrêter le flux hémorrhoïdal.

2° Quelle que soit la cause qui a produit cette évacuation, il est dangereux de la supprimer quand elle est devenue habituelle : il faut donc, avant que de tenter aucun remède, s'assurer si elle est telle.

3° Lorsque la maladie dépend de pléthore, il faut tâcher de dissiper la dernière, ou d'en prévenir les effets. Le danger et la difficulté de la guérison augmenteront toujours en raison de la continuité, de l'habitude et de la violence de l'évacuation ; cependant on peut, en prévenant la pléthore et ses effets, dissiper la maladie, surtout si l'on se met en garde contre ses premières attaques, en usant des moyens qui agissent sur tout le système, tels que la saignée et l'abstinence.

mière attaque de la maladie est due à des causes qui agissent seulement d'une manière locale, il faut user de la plus grande attention pour se mettre en garde contre le retour de ces causes.

950. Une des plus fréquentes causes éloignées de l'affection hémorrhoïdale, est la paresse et le resserrement du ventre (§ 936) : il faut s'occuper constamment de détruire cette cause par un régime convenable, qui doit être dirigé d'après l'expérience qu'en a chaque individu en particulier; ou, si le régime ne suffit pas, il faut tenir le ventre libre par des médicaments capables de relâcher légèrement, sans irriter le rectum (1) : dans la plupart des cas, il sera avantageux d'en

---

(1) Souvent il suffit, pour dissiper les hémorrhoïdes, d'entretenir la liberté du ventre, en donnant des aliments capables de produire des excréments peu durs. Ainsi, M. Cullen a connu un gentilhomme qui s'en est guéri en s'astreignant à une diète végétale. Néanmoins, cela réussit rarement, car les végétaux occasionent plus fréquemment la constipation : on est, en conséquence, communément obligé de recourir aux laxatifs ; le soufre est un des principaux que recommande M. Cullen : il a vu un homme dont le flux hémorrhoïdal fut singulièrement modéré par l'usage du soufre. On ignore quelle est sa manière d'agir ; mais il est certain que, donné à une dose convenable, il relâche le ventre sans produire aucune irritation : on l'a accusé de donner quelquefois des tranchées ; mais cela paraît dû à ce qu'il est sujet à éprouver une espèce de déliquescence, qui le prive de sa vertu purgative ; c'est pourquoi, lorsqu'on le prescrit, il est bon de le choisir lavé.

Lorsque le soufre ne produit aucun effet, il faut recourir aux sels neutres : ils sont sujets aux mêmes objections ; néanmoins, leur usage habituel peut être avantageux dans le cas de constipation. Ainsi, M. Cullen a connu un homme qui, pendant plusieurs années, a modéré un flux hémorrhoïdal auquel il était sujet, et s'est rendu le ventre libre, en prenant soir et matin une once de sel de Glauber (sulfate de soude). Ce sel est préférable aux autres

contracter l'habitude, relativement au temps où on y aura recours, et de l'observer exactement.

951. Une autre cause des hémorrhoïdes , à laquelle il faut spécialement faire attention , est la chute ou la sortie de l'anus , qui survient fréquemment lorsque l'on va à la selle (§937). Si cette chute parvient à un point considérable, et qu'on ne puisse y remédier aisément et sur-le-champ, elle produit nécessairement les hémorrhoïdes , ou elle les augmente lorsqu'elles existent déjà. En conséquence, les personnes sujettes à cette espèce de descente , feront tout ce qu'il dépendra d'elles, dès qu'elles auront été à la selle, pour que l'intestin se replace aussitôt; elles resteront couchées dans une position horizontale, et comprimeront doucement l'anus , jusqu'à ce qu'elles soient parvenues à obtenir une réduction complète.

952. Lorsque la descente dont je parle est occasionée uniquement par la sortie des excréments endurcis et volumineux , il faut recourir aux moyens indiqués § 950, lesquels pourront suffire pour prévenir cette descente : mais , chez quelques personnes , elle est due au relâchement du rectum , et dans ce cas elle devient souvent très-considérable , même

---

sels neutres , comme purgatif, parce qu'il se dissout facilement dans l'eau , et il n'est pas sujet à se décomposer par l'acide contenu dans l'estomac , de même que le tartre soluble (tartrate de potasse).

Les huiles douces agissent très-bien quand on en prend une quantité suffisante. Ainsi, M. Cullen a vu une personne sujette à la constipation et aux hémorrhoïdes , qui était beaucoup soulagée en prenant quatre onces d'huile. On a mis en usage, depuis quelques années , l'huile douce de ricin ou de castor , qui , prise à la dose d'une cuillerée , est très-propre à faire aller une fois à la selle.

Les fruits récents , le petit-lait , la casse , les tamarins , sont aussi très-utiles pour entretenir la liberté du ventre et modérer le flux hémorrhoïdal.

après avoir rendu des selles liquides : alors il faut recourir aux astringents et aux moyens convenables pour prévenir la chute de l'intestin.

953. Tels sont les moyens dont on doit faire usage aux premières approches de l'affection hémorrhoïdale. Ils conviennent même lorsque, faute de les avoir employés, la maladie revient fréquemment, et est devenue jusqu'à un certain point périodique. Néanmoins il y en a encore, dans le dernier cas, quelques autres de nécessaires. Il est surtout essentiel de se mettre en garde contre l'état de pléthore du corps, et d'éviter, en conséquence, la vie sédentaire, une nourriture abondante, et en particulier l'abus des liqueurs spiritueuses, qui, dans tous les cas d'hémorrhagie, comme je l'ai déjà observé, a la plus grande influence pour augmenter la disposition à la maladie.

954. Il est à peine nécessaire de répéter ici, que l'exercice de toute espèce doit être le principal moyen de prévenir et de détruire l'état de pléthore (1); mais aux approches immédiates du flux hémorrhoïdal, il faut éviter de marcher et de monter à cheval, car ces exercices augmentent la détermination du sang vers les vaisseaux hémorrhoïdaux. Dans d'autres temps, lorsqu'il n'y a pas encore de pareille détermination de formée, ces divers exercices peuvent être employés très-utilement.

955. Le bain froid est un autre remède propre à dissiper la pléthore et à prévenir l'hémorrhagie; cependant il faut en user avec précaution. Il est quelquefois dangereux, lorsque le flux hémorrhoïdal approche, de le détourner tout-à-

---

(1) L'exercice est aussi un des moyens de diminuer les congestions de la veine-porte ; car ceux qui sont accoutumés à un exercice habituel sont plus gras et mieux portants que les autres hommes, et ils sont rarement sujets aux embarras des viscères du bas-ventre.

coup par le bain froid : mais dans les intervalles de la maladie , on peut employer ce remède avec avantage ; il est même souvent très-utile aux personnes sujettes à la chute de l'anus, de se laver fréquemment le fondement avec l'eau froide.

956. Tels sont les moyens de prévenir le retour du flux hémorrhoïdal; on doit les employer dans tous les cas où ce flux n'est pas sur le point de paraître ; mais lorsqu'il existe, il faut tâcher de le modérer autant qu'il est possible, faire coucher les malades dans une position horizontale sur un lit dur ; éviter tout exercice dans une position droite ; user d'un régime rafraîchissant; fuir la chaleur externe, et s'opposer, par l'usage des laxatifs convenables (§ 950), à l'irritation que pourraient produire les excréments endurcis. D'après ce qui a été dit plus haut, sur l'attention que l'on doit avoir de ne pas augmenter la détermination du sang vers les vaisseaux hémorrhoïdaux, il est aisé de s'apercevoir combien ces mesures sont convenables ; et si on ne les négligeait pas si généralement, beaucoup de personnes éviteraient l'embarras considérable , et les différentes suites fâcheuses qui résultent si fréquemment de cette maladie.

957. Quant à ce qui concerne le reste de la cure, il n'y a guère que deux cas où les personnes attaquées d'hémorrhoïdes ont recours au médecin. Le premier est celui où cette maladie est accompagnée de beaucoup de douleur, et ce cas se divise en deux autres, suivant que la douleur accompagne les hémorrhoïdes externes ou internes.

958. La douleur des hémorrhoïdes externes survient spécialement lorsqu'une partie considérable du rectum a été poussée au dehors, et que cet intestin, n'étant pas réduit, se trouve étranglé par la constriction du sphincter, surtout s'il ne survient aucune hémorrhagie capable de dissiper le gonflement de la portion d'intestin qui est sortie. Quelquefois l'inflammation survient, et aggrave beaucoup la douleur.

Dans ce cas les fomentations émollientes et les bouillies sont quelquefois utiles pour modérer la dernière ; mais on obtient plus de soulagement de l'application des sangsues sur les parties tuméfiées.

959. Le second cas où les personnes affectées d'hémorrhoïdes demandent du secours, est celui où l'hémorrhagie est excessive. D'après l'opinion, si généralement adoptée, que cet écoulement est salutaire, et d'après l'observation de certaines personnes qui se sont trouvées quelquefois soulagées de différents maux par le flux hémorrhoïdal, la plupart de ceux qui y sont sujets le laissent facilement aller trop loin ; et en effet, les stahliens ne le regardent comme une maladie que quand il est porté à l'excès. Néanmoins, je suis très-persuadé que l'on doit toujours le guérir le plus tôt possible.

960. Lorsque la maladie survient comme une affection purement locale, on ne peut pas révoquer en doute les avantages de la règle que je viens d'établir; il paraît même que l'on peut convenablement et sans danger s'opposer au retour des hémorrhoïdes, lorsqu'elles surviennent comme évacuation critique dans le cas d'une maladie particulière, pourvu que cette dernière soit entièrement guérie et détruite.

961. On ne doit avoir quelque crainte sur les suites de la suppression totale du flux hémorrhoïdal, que quand il est l'effet d'un état de pléthore du corps, et de la stagnation du sang dans la région hypochondriaque; ou quand, quoique originairement local, ses retours fréquents l'ont rendu habituel, et qu'il a acquis par-là une connexion avec tout le système; cependant, je crois qu'il sera toujours convenable, dans ces cas même, de modérer l'hémorrhagie, à moins que sa continuité ou ses retours fréquents n'aient augmenté l'état de pléthore du corps, ainsi que la détermination particulière du sang dans les vaisseaux hémorrhoïdaux; et que ces causes,

en favorisant à l'excès les rechutes, n'aggravent tous les inconvénients et les dangers de la maladie.

962. Bien plus, dans les cas même où le flux hémorrhoïdal reparaît régulièrement (§ 961), il faut toujours tenter promptement de prévenir et dissiper, autant qu'il est possible, l'état de pléthore du corps et la disposition à cet état; car si l'on y réussit, on pourra supprimer entièrement cette évacuation.

963. Suivant les stahliens, le flux hémorrhoïdal n'est jamais excessif que quand il occasione une grande faiblesse ou la leucophlegmatie : mais cette opinion n'est nullement juste; et il me semble que, dès que l'on aperçoit le moindre indice qui annonce que la maladie tend à produire l'un de ces deux accidents, on doit la considérer comme portée à un excès dont il faut arrêter les progrès.

964. En conséquence, dans tous les cas où la maladie est excessive, ou sur le point de le devenir, et surtout lorsqu'elle dépend de la chute de l'anus (§ 951), je pense que l'on peut employer sans danger et convenablement les astringents, tant à l'intérieur qu'à l'extérieur; non pas cependant dans le dessein de produire une suppression subite et totale, mais pour modérer l'hémorrhagie, et la supprimer entièrement par degrés, pendant qu'en même temps on prendra les mesures nécessaires pour écarter la nécessité de ses retours.

965. Lorsque l'on aperçoit des circonstances (§ 846) qui indiquent une sympathie entre l'affection hémorrhoïdale et l'état de l'estomac, les mesures nécessaires à prendre sont les mêmes que celles qui conviennent dans le cas de goutte atonique (1).

---

(1) Cet état est alors analogue à celui des goutteux; de manière que tout ce qui peut affaiblir le ton de l'estomac et du système, donne lieu au retour du flux hémorrhoïdal. Ainsi M. Cullen a vu

CHAPITRE VI.

De la Ménorrhagie, ou flux immodéré des règles (1).

966. LE sang qui sort du vagin peut tirer son origine de différentes parties internes ; mais mon dessein est de ne parler ici que des écoulements, où l'on peut présumer que le

---

une personne qui ne pouvait boire une chopine de vin léger sans rappeler les hémorrhoïdes ; chez un autre malade les fruits produisaient le même effet.

(1) Le caractère de la ménorrhagie consiste dans des douleurs du dos, des lombes, du ventre, semblables à celles des femmes qui vont accoucher ; l'écoulement des règles est en même temps plus abondant que de coutume, ou le sang coule extraordinairement du vagin. N. C. *Genre* xxxix.

M. Cullen rapporte à ce genre les flueurs blanches et l'avortement. Il ne désigne sous la dénomination de flueurs blanches, que l'écoulement blanc du vagin qui n'est dû à aucun vice local. Les flueurs blanches accompagnent communément, et presque toujours la ménorrhagie, ou surviennent peu après, et il est assez vraisemblable que la sérosité qui coule alors vient des mêmes vaisseaux que ceux qui produisent les règles, et elle paraît due aux mêmes causes ; on peut en conséquence rapporter cette maladie à la ménorrhagie.

Il y a six espèces de ménorrhagies.

I. La ménorrhagie *rouge* sanglante qui affecte les femmes qui ne sont ni grosses ni nouvellement accouchées. Cette espèce comprend le flux immodéré des règles, et le suintement sanguinolent de la vulve.

II. La ménorrhagie sanglante des femmes grosses ou l'*avortement*, qui se nomme vulgairement blessure, perte rouge des femmes grosses, perte de sang : cette espèce renferme plusieurs variétés. Elle se nomme blessure ou faux germe quand elle survient dans le premier mois de la conception et qu'il sort avec le sang, soit tout-

sang vient des mêmes sources que le flux menstruel dans son état naturel ; car ce sont les seuls qui doivent être pro-

---

à-coup, soit à différentes reprises des membranes qui renferment un corps ovale qui est l'embryon. Cette variété prend différents noms suivant le temps où elle arrive ; on l'appelle 1° avortement, du premier au quatrième mois de la grossesse, si elle est suivie de la sortie du fœtus ; 2° accouchement prématuré, depuis le quatrième jusqu'au septième mois ; 3° couches précoces, quand l'enfant sort six semaines ou un mois avant le terme ordinaire. Une autre variété de cette espèce de ménorrhagie est l'avortement que Sauvages dit être produit par le relâchement de l'utérus.

III. La ménorrhagie sanglante des nouvelles accouchées, connue vulgairement sous le nom de lochies ou vidanges.

IV. La ménorrhagie sanglante produite par un vice local ; telle est celle qui accompagne la descente, ou la chute de matrice, et celle qui est produite par l'ulcère squirrheux ou carcinomateux de cet organe.

V. La ménorrhagie *blanche* séreuse, qui existe sans vice local chez les femmes qui ne sont pas grosses.

Les signes qui caractérisent cette espèce sont les mêmes que ceux de la ménorrhagie rouge. On doit y rapporter, 1° les règles viciées, ou les hémorrhoïdes de l'utérus décrites par Sennert ; 2° la leucorrhée d'Amérique décrite par Guillaume Pison ; ce sont des flueurs blanches particulières aux Américaines et qui les rendent pâles, tristes et d'une faiblesse extrême ; 3° les flueurs blanches auxquelles sont sujettes les femmes de l'île de Bourbon : on les attribue au déchirement des parties de la génération pendant l'accouchement, et aux bains dont les femmes font usage dans ce pays dans toutes les saisons de l'année, même pendant que les règles coulent ; car celles d'entre elles qui ne sont pas mariées ou qui sont stériles sont exemptes de cette maladie.

VI. La ménorrhagie séreuse des femmes grosses, qui est celle où il coule une grande quantité d'eau, long-temps avant la sortie du fœtus. Lorsqu'il n'y a qu'un écoulement modéré d'une matière muqueuse, légèrement rouge, ou visqueuse et transparente, qui sort communément des glandes de Naboth situées à l'orifice de l'utérus,

prement compris sous ce titre : on pourrait cependant en désigner un beaucoup plus grand nombre sous la dénomination de *ménorrhagie*, ou d'*hémorrhagie* de l'*utérus*.

967. On peut admettre deux espèces de ménorrhagies; dont l'une affecte les femmes grosses et celles qui sont en couche, et l'autre celles qui ne sont ni grosses, ni accouchées nouvellement. Je ne considérerai pas ici la première espèce de ménorrhagie, parce qu'elle tient aux circonstances de la grossesse et de l'accouchement, dont je ne dois pas parler dans ce cours ; je me bornerai donc à la seconde espèce.

968. L'écoulement immodéré des règles est celui qui revient plus fréquemment, qui continue plus long-temps, ou qui, durant autant que de coutume, est plus abondant que cela n'est ordinaire à la même personne dans d'autres temps.

969. La plupart des femmes sont sujettes à quelques inégalités relativement à la période, à la durée et à la quantité de leurs règles : ainsi toute inégalité de cette nature ne doit pas être considérée comme une maladie ; on ne doit regarder comme telle que les désordres qui, étant portés à un degré excessif, sont permanents, et produisent un état évident de faiblesse.

970. Ces circonstances (§ 968 et 969) sont celles qui constituent principalement la ménorrhagie : je suis convenu que l'on devait juger de la fréquence, de la durée et de la quantité des règles par ce qui arrive d'ordinaire à la même personne dans d'autres temps ; néanmoins il est bon d'observer qu'il y a, relativement à ces objets particuliers, une telle uniformité qu'il est aisé d'apercevoir chez toutes les

on l'appelle la leucorrhée de Naboth ; mais lorsque l'écoulement survient tout-à-coup et est considérable, on le nomme, *leucorrhœa gravidarum*, ou écoulement des eaux.

femmes en général, que toute irrégularité considérable dans l'ordre ordinaire, qui arrive dans un individu quelconque et qui reparaît constamment, doit être considérée au moins comme approchant de l'état morbifique, et exige en conséquence la plupart des précautions, que j'indiquerai par la suite, comme nécessaires aux femmes qui sont dans cet état.

971. Quelque opinion que l'on adopte, relativement aux circonstances indiquées (§ 968 et 969), on doit cependant convenir qu'il faut spécialement juger de l'écoulement immodéré des règles par les symptômes qui affectent les autres fonctions du corps, lesquels accompagnent et suivent l'écoulement.

On peut regarder comme immodéré tout écoulement des règles plus considérable que de coutume, précédé de douleurs de tête, de vertige, ou de dyspnée, qui a commencé par un accès de froid, et qui est accompagné d'une grande douleur du dos et des lombes, jointe à un pouls fréquent, à la chaleur et à l'altération.

972. Les signes, d'après lesquels on peut certainement conclure que l'écoulement des règles est immodéré, et qu'il a déjà produit un état de faiblesse dangereux, se tirent des circonstances indiquées (§ 968 à 971), et de leur retour réitéré ; le visage devient pâle ; le pouls s'affaiblit ; on ressent une peine extraordinaire à se mouvoir ; la respiration est précipitée par un exercice modéré : en outre le dos devient douloureux après être resté quelque temps dans une position droite ; les extrémités sont fréquemment froides ; et les pieds paraissent, vers le soir, affectés d'un gonflement œdémateux.

973. La faiblesse ainsi produite, se manifeste encore souvent par des affections de l'estomac, telles que l'anorexie et d'autres symptômes de dyspepsie ; par une palpitation de ·cœur et de fréquentes syncopes ; par une faiblesse d'esprit telle que des causes légères produisent des émotions vio-

lentes , surtout lorsque ces causes surviennent sans être attendues.

974. Le flux des règles qui est accompagné de stérilité chez les femmes mariées, peut généralement être considéré comme immodéré et morbifique.

975. Il en est de même, en général, de l'écoulement des règles qui est précédé et suivi de flueurs blanches.

976. Je parle ici de la ménorrhagie comme d'une hémorrhagie active, car je pense que la menstruation, dans son état naturel, est toujours de ce genre (1); il peut, il est vrai y avoir des cas où la ménorrhagie doit être considérée comme purement passive, mais il me semble qu'il n'est pas possible d'en parler aussi convenablement dans un autre endroit.

977. La cause prochaine de la ménorrhagie (§ 968 et suivants) consiste, ou dans l'effort hémorrhagique des vaisseaux utérins, qui est extraordinairement augmenté, ou dans le relâchement contre nature des extrémités des artères utérines, l'effort hémorrhagique subsistant dans son état naturel.

978. Les causes éloignées de la ménorrhagie peuvent être, premièrement, celles qui augmentent l'état de pléthore des vaisseaux utérins ; telles que des aliments pris en grande quantité et fort nourrissants, l'excès des liqueurs fortes, et

---

(1) Chez presque toutes les femmes le pouls s'accélère aux approches des règles ; il survient chez un grand nombre de petites tumeurs inflammatoires, autour du nez, des lèvres ou dans d'autres parties peu avant l'écoulement ; elles ont plus d'activité dans ce temps, et sont plus irascibles ; elles sont plus sensibles au froid, et ressentent de légers frissons ; elles ont enfin différents symptômes que l'on observe aussi aux approches des hémorrhagies actives, et les maladies dont elles sont affectées alors sont en général plus graves.

l'ivresse fréquente (1) : deuxièmement, les causes qui déterminent le sang à se porter avec plus d'abondance et de force vers les vaisseaux utérins ; telles que les efforts considérables de tout le corps ; les commotions générales produites par les chutes ; les coups ou les fortes contusions du bas-ventre ; tout exercice violent, particulièrement la danse et les passions vives : troisièmement, tout ce qui irrite particulièrement les vaisseaux de l'utérus ; tel que l'excès des plaisirs de Vénus ; l'usage de ces mêmes plaisirs pendant le temps de la menstruation ; la constipation, en ce qu'elle donne lieu à des efforts violents en allant à la selle, et le froid appliqué aux pieds : quatrièmement les causes capables de distendre extraordinairement et de forcer les extrémités des vaisseaux utérins ; savoir, les avortements fréquents ; les couches réitérées chez les femmes qui ne nourrissent point ; enfin les accouchements longs et difficiles : ou en dernier lieu, les causes qui produisent un relâchement général ; telles que l'habitude de rester dans des chambres chaudes, l'usage immodéré des boissons chaudes qui énervent, comme le thé et le café.

---

(1) L'opium augmente également les congestions. En Asie où l'on fait habituellement usage d'une grande quantité d'opium, on observe qu'il dispose aux hémorrhagies. M. Cullen a vu des cas où l'opium a augmenté les règles. Les liqueurs spiritueuses semblent agir de la même manière. Les règles sont considérables chez les femmes qui boivent beaucoup : souvent cette évacuation continue passé cinquante ans chez celles qui ont abusé des liqueurs fortes ; comme on l'observe quelquefois chez celles qui se sont accoutumées à en prendre, soit dans les cas d'affection hystérique, soit pour favoriser l'écoulement des règles. J'en ai vu quelques-unes qui se sont trouvées très-mal d'avoir bu secrètement des spiritueux dans ces circonstances Ils ne conviennent jamais aux jeunes personnes fort pléthoriques chez qui souvent les règles ne coulent pas, parce que l'état de constriction est porté à l'excès.

979. Les effets de la ménorrhagie sont indiqués § 972 et 973, où j'ai parlé des différents symptômes qui l'accompagnent; il est aisé de voir par ces derniers quelles sont les conséquences que l'on peut en redouter (1).

980. Le traitement et la cure de la ménorrhagie doivent varier en raison des différentes causes qui l'ont produite.

Il faut, dans tous les cas, s'occuper d'abord d'écarter, lorsqu'on le peut, les causes éloignées; et ce moyen suffira souvent pour prévenir entièrement la maladie.

Lorsqu'on n'a pu éviter les causes éloignées, ou que l'on a

---

(1) Les femmes qui négligent de porter remède à cette maladie dans ses commencements deviennent sujettes à un grand nombre d'autres, qui produisent même la stérilité. On peut juger du danger de la ménorrhagie, non-seulement par les symptômes indiqués § 972 et 973, mais même par l'âge des malades et la couleur du sang. Souvent la ménorrhagie survient vers l'âge de quarante-cinq à cinquante ans, et est un symptôme qui précède la cessation des règles, surtout chez les femmes pléthoriques; ou bien elle arrive chez les jeunes personnes lorsque les règles ont été supprimées pendant plusieurs mois : dans ces cas la maladie est moins grave surtout si le sang est d'un rouge foncé et s'il se coagule facilement; mais s'il est peu coloré, ichoreux ou fétide, il y a beaucoup plus à craindre.

La ménorrhagie produite par des causes externes, telles que les coups, les chutes, l'avortement ou l'accouchement difficile, se guérit facilement, chez les femmes bien constituées.

La ménorrhagie violente qui survient tout-à-coup chez les femmes vives et pléthoriques qui ont passé cinquante ans, est communément difficile à arrêter; elle est souvent entretenue par le squirrhe de l'utérus.

Le sang fétide, ichoreux, qui sort de temps en temps avec douleurs, annonce communément un ulcère à la matrice.

Il n'y a point de ménorrhagie plus dangereuse que celle qui survient chez les femmes grosses; elle est quelquefois mortelle si elle n'est pas suivie de l'expulsion du fœtus.

négligé de le faire, et que les règles sont, en conséquence, devenues très-abondantes, il faut pour les modérer, autant qu'il est possible, s'abstenir de tout exercice, soit aux approches ou soit pendant la durée de la menstruation; tâcher d'éviter même la position droite; fuir la chaleur externe, et par conséquent les chambres chaudes et les lits mous; faire usage d'une nourriture légère et rafraîchissante; boire froid, au moins autant que le permettra l'habitude déjà contractée; s'abstenir des plaisirs de Vénus; prévenir la constipation, ou la dissiper par les laxatifs, qui stimulent légèrement.

Le sexe néglige communément d'éviter les causes éloignées de cette maladie, ou de la modérer dans son commencement. C'est par cette négligence qu'elle devient si fréquemment violente, et difficile à guérir; car le retour fréquent de la menstruation copieuse, peut être considéré comme la cause du relâchement considérable des extrémités des vaisseaux de l'utérus.

981. Lorsque la menstruation a été précédée de quelques désordres dans d'autres parties du corps, et qu'elle est accompagnée de douleurs du dos, semblables à celles qui précèdent l'accouchement, et de symptômes fébriles, la saignée du bras peut alors convenir, lorsqu'en même temps l'écoulement semble être abondant; mais elle n'est pas souvent nécessaire : il suffira même, dans la plupart des cas, d'employer avec beaucoup d'attention et de promptitude, les moyens propres à modérer l'écoulement qui ont été indiqués dans le dernier paragraphe (1).

---

(1) Il est surtout essentiel dans ce cas d'entretenir la liberté du ventre par les laxatifs rafraîchissants; tels que la pulpe de casse et les tamarins, la crême de tartre, etc. Les Anglais préfèrent le soufre, parce qu'il relâche sans irriter le rectum.

Il faut donner les émulsions, le nitre et les acides à grandes doses.

982. Lorsque l'état de faiblesse et de relâchement géné-ral qui se manifeste par la constitution de la malade, les causes éloignées qui ont précédé (§ 978), l'absence des symptômes qui indiquent l'action augmentée des vaisseaux de l'utérus (§ 981), le retour fréquent de la maladie, et, en particulier les flueurs blanches qui paraissent dans les in-tervalles de la menstruation, donnent lieu de présumer que l'écoulement immodéré des règles est dû au relâchement de l'utérus; il faut, alors, non-seulement employer tous les moyens indiqués (§ 980), pour modérer l'hémorrhagie, mais encore éviter tout ce qui peut irriter, parce que toute irritation produit d'autant plus d'effet, que les vaisseaux sont plus relâchés, et qu'ils prêtent davantage. Si l'on s'aper-çoit qu'un certain degré d'irritation concourt avec cet état de relâchement, on peut recourir aux narcotiques pour mo-dérer l'écoulement; mais leur usage exige beaucoup de pré-caution (1).

Dickson regarde surtout le nitre comme très-avantageux dans les hémorrhagies de l'utérus lorsque le pouls n'est ni febrile, ni dur; car il a observé dans les autres cas, que l'*élixir de vitriol acide*, donné en petite quantité et réitéré très-fréquemment, était beau-coup plus avantageux.

On redoute les vésicatoires, parce qu'ils occasionent quelquefois la strangurie; néanmoins ils ont été utiles lorsqu'il y avait des mar-ques d'action augmentée et de diathèse inflammatoire; ils agissent alors comme un puissant antispasmodique, et déterminent les hu-meurs vers la surface. Les anciens recommandaient dans la même vue les ventouses. Hippocrate conseillait de les appliquer au-des-sous des mamelles ; mais comme peu de femmes voudraient se soumettre à cette opération, et que l'on en a redouté les suites, Plater et Freind ont conseillé de les mettre entre les deux épaules, ou sur les bras, et ils pensent qu'elles sont aussi efficaces.

(1) Les narcotiques ne conviennent que quand l'irritation est con-sidérable, que la ménorrhagie a duré long-temps, et que le pouls

Si, malgré ces mesures, l'écoulement est très-abondant,
on peut employer les astringents (1), tant à l'extérieur qu'à

---

est fort petit. On a conseillé dans ce cas la semence de jusquiame
et les pilules de cynoglosse; mais l'opium pur, ou le laudanum sont
préférables; la torréfaction que quelques auteurs veulent que l'on
fasse subir à l'opium pour le rendre astringent est au moins inutile:
la vertu de ce remède dépend de la dose à laquelle on le prescrit
et non des prétendus correctifs que l'on y joint. Il vaut mieux en
général le réitérer souvent à petite dose, que d'en donner tout-
à-coup une grande quantité.

(1) On a recommandé un grand nombre d'astringents; mais le
plus efficace de tous, et peut-être le seul sur lequel on puisse
compter dans les hémorrhagies de l'utérus, est l'alun donné intérieurement et appliqué à l'extérieur. On le mêle communément
avec le sang-dragon, parce qu'alors il se dissout plus lentement
dans l'estomac, qui le supporte mieux, et on peut, en conséquence, le faire prendre à des doses plus considérables. Thompson
assure, dans les Essais de médecine publiés par la société d'Edimbourg, qu'il ne connaît pas de médicament plus efficace pour prévenir le retour trop fréquent des règles, ou leur trop grande quantité, et pour arrêter toutes les ménorrhagies considérables. Dans
les cas de perte violente, il donnait un demi-gros d'un mélange de
parties égales de sang-dragon et d'alun, et il a rarement vu ce remède ne pas supprimer l'hémorrhagie après en avoir pris trois ou
quatre gros. Helvétius donnait la même quantité de ce mélange tous
les quarts d'heure dans les hémorrhagies violentes, mais il n'en
faisait usage qu'après avoir fait précéder les saignées et les antiphlogistiques. Je ne parlerai pas de la décoction de grande con-
soude, de plantain, de renouée, de bistorte, de l'infusion d'écorce
d'orange, ni du suc d'ortie et d'autres remèdes que l'on recommande en même temps que l'alun, parce qu'on ne doit pas compter
sur leurs vertus. Quoique l'alun soit plus sûr et moins stimulant
que les autres astringents, il ne faut pas le continuer long-temps,
parce que son excès peut être dangereux, et affecter tout le système.

Comme les astringents occasionent la constipation, il faut, pen-

l'intérieur. Dans des cas semblables, quelques doses d'émétique ne pourraient-elles pas être utiles ?

983. Lorsque la ménorrhagie dépend du relâchement des vaisseaux utérins, il convient, pendant les intervalles de la menstruation, d'employer les toniques, tels que les bains froids et les chalybés (1). Les exercices de la gestation peu-

---

dant leur usage, entretenir la liberté du ventre par les laxatifs antiphlogistiques et les lavements.

Dans le cas où la faiblesse est extrême, on peut appliquer extérieurement sur la région des lombes et sur le bas-ventre, les épithèmes avec l'eau froide et le vinaigre, car il faut, comme l'observe Hippocrate, *aph.* 24, *sect.* v, ne pas appliquer l'eau froide sur la partie même d'où coule le sang, mais dans les environs. Dans les cas très-urgents, lorsque les autres remèdes sont sans succès, on peut recourir à l'application de la glace. Ainsi Michelotti arrêta sur-le-champ une hémorrhagie utérine qui avait résisté à tous les remèdes, et même à l'eau très-froide, en faisant appliquer, dans le milieu de l'été, de la glace sur les jambes, les genoux, les cuisses et les lombes ; mais il ne faut pas oublier que ces remèdes ne conviennent que quand il n'y a plus rien à redouter de la diathèse inflammatoire.

Dans les cas les plus urgents, on a recommandé les pessaires et les tampons chargés de dissolution de vitriol et les injections astringentes avec le vinaigre ; mais ces remèdes violents ne conviennent que dans les hémorrhagies passives, telles que celles qui surviennent à la suite des accouchements laborieux, etc.

(1) Les eaux minérales ferrugineuses, considérées comme toniques, ne le cèdent à aucun remède.

L'air froid, ainsi que le bain froid, ne conviennent que quand le relâchement est général, et qu'il y a perte de ton. Si l'hémorrhagie dépend d'un état de pléthore ou de la circulation augmentée, ces moyens sont très-incertains, et souvent ils aggravent la maladie.

On peut dire la même chose du quinquina, il ne convient que dans les cas de faiblesse, il n'agit que comme tonique et antispas-

vent aussi être très-utiles, tant pour fortifier tout le système, que pour empêcher la détermination du sang vers les parties internes.

984. Les remèdes, indiqués dans les deux derniers paragraphes, peuvent être employés dans tous les cas de ménorrhagie, quelle qu'en soit la cause, lorsque cette maladie a déjà donné lieu à un degré considérable de faiblesse de tout le corps.

CHAPITRE VII.

De la Leucorrhée, ou flueurs blanches.

985. On peut comprendre, comme on l'a fait, sous l'une de ces deux dénominations, tout écoulement séreux ou puriforme du vagin. Ces écoulements peuvent cependant être variés, et venir de différentes sources qui ne sont pas encore bien déterminées : mais je me borne ici à parler uniquement de celui que l'on peut présumer venir dés mêmes vaisseaux, qui, dans leur état naturel, fournissent le sang menstruel.

986. Je conclus que l'écoulement du vagin est de ce genre, 1° quand il attaque les femmes sujettes au flux immodéré des mois, et chez lesquelles ce dernier est dû à des causes qui affaiblissent les vaisseaux de l'utérus; 2° quand il paraît principalement, et souvent uniquement, un peu avant l'écoulement des règles, et immédiatement après; 3° quand cet écoulement diminue, en proportion de ce que les flueurs blanches augmentent; 4° quand les flueurs blanches continuent, après que les règles ont cessé entièrement,

---

modique, et non comme astringent; il est en conséquence nuisible quand les douleurs vives des reins et de la région lombaire indiquent un état de spasme considérable.

et qu'elles paraissent observer en quelque sorte un retour périodique; 5° quand elles sont accompagnées des effets de la ménorrhagie (§ 972 et 973); 6° quand l'écoulement n'est ni précédé, ni accompagné de symptômes qui indiquent quelque affection locale de l'utérus; 7° quand la leucorrhée n'a point paru immédiatement, après avoir eu commerce avec quelqu'un qui pourrait être soupçonné d'avoir communiqué l'infection, et qu'elle n'a pas été accompagnée, en commençant, d'aucune affection inflammatoire des parties de la génération.

987. La matière qui sort dans la leucorrhée, varie beaucoup quant à sa consistance et à sa couleur; mais il n'est pas toujours possible, d'après ces apparences, de déterminer quelle est sa nature, ou quelle est la source particulière d'où elle tire son origine (1).

---

(1) Cet écoulement peut être produit par les glandes muqueuses de l'utérus, sans que ce viscère soit affecté ; quelquefois il vient uniquement des glandes muqueuses du vagin ; alors il ressemble à la gonorrhée , il a différents degrés de fétidité et de consistance : d'autres fois il dépend d'ulcères du vagin et de l'utérus; c'est pourquoi le diagnostic en est très-difficile. On ne trouve rien dans les auteurs qui caractérise indubitablement ces affections.

On peut soupçonner que les flueurs blanches sont entretenues par un ulcère lorsqu'elles ont été précédées des signes de l'inflammation de l'utérus ou du vagin, lorsqu'elles sont la suite d'accouchements difficiles, lorsqu'elles surviennent chez des femmes dont les règles ont cessé depuis long-temps , et qui ressentent de temps à autres des douleurs vives et lancinantes dans la région de la matrice; mais il n'y a plus lieu d'en douter lorsque la fièvre lente survient.

On a souvent confondu les flueurs blanches avec la gonorrhée virulente; quelquefois ces maladies sont difficiles à distinguer. Néanmoins, on doit soupçonner la dernière lorsqu'il survient, sans aucune cause évidente, un écoulement séreux ou puriforme,

988. La leucorrhée, dont je vais parler, caractérisée par les différentes circonstances indiquées § 986, paraît être due aux mêmes causes que l'espèce de ménorrhagie que je suppose venir du relâchement de l'extrémité des vaisseaux de l'utérus ; en conséquence, elle suit souvent ou accompagne cette ménorrhagie ; néanmoins, quoique la leucorrhée dépende particulièrement du relâchement indiqué, elle peut être produite par des irritations capables de donner lieu à ce relâchement, et elle paraît toujours être augmentée par toute espèce d'irritation qui agit sur l'utérus.

989. Quelques auteurs ont avancé que différentes circonstances où se trouvaient les autres parties du corps, pouvaient contribuer à produire et à entretenir l'affection de l'utérus, dont je m'occupe présentement (1) ; mais

---

accompagné de signes d'inflammation chez des femmes qui ne sont pas sujettes aux flueurs blanches.

Dans la gonorrhée, l'écoulement vient particulièrement des parties voisines du canal de l'urètre ; il est précédé de démangeaisons, d'inflammation, et d'un sentiment de chaleur lorsque les urines coulent ; l'orifice du canal de l'urètre est proéminent et douloureux, la malade a des envies fréquentes d'uriner. Ces signes ne se rencontrent dans les flueurs blanches que quand elles ont duré long-temps, et ils sont alors accompagnés communément de douleurs des lombes et d'un état général de faiblesse. Les flueurs blanches viennent plus lentement que la gonorrhée, et souvent elles sont la suite de l'irrégularité des règles, de l'avortement, des efforts, ou de malaise qui ont duré long-temps.

La couleur verte ou jaune de l'écoulement n'est pas un signe de gonorrhée, comme on le croit communément ; car les flueurs blanches, même modérées ou récentes, prennent souvent cette couleur aux approches des règles, ou lorsqu'une cause quelconque a irrité l'utérus ou le vagin ; alors il faut faire particulièrement attention aux autres symptômes qui caractérisent la leucorrhée.

(1) L'état général de tout le corps peut favoriser les flueurs blanches ; ainsi les personnes faibles y sont particulièrement sujettes ;

je n'ai pu m'assurer de la réalité de ces causes ; et il me paraît que, quand cette leucorrhée ne dépend pas de la faiblesse générale du système, elle est toujours une affection primitive de l'utérus ; et les affections des autres parties du corps,
qui peuvent accompagner les flueurs blanches, doivent en être
considérées comme les effets, plutôt que comme les causes.

990. Les effets de la leucorrhée ressemblent beaucoup à
ceux de la ménorrhagie ; ils produisent une faiblesse générale, qui se manifeste particulièrement sur les fonctions de
l'estomac ; néanmoins si la leucorrhée est modérée, et n'est
pas accompagnée d'un degré considérable de ménorrhagie ,
elle peut souvent continuer long-temps sans produire un
grand degré de faiblesse , et ce n'est que quand l'écoulement
a été très-copieux et continuel, que ses effets en ce genre
sont très-remarquables.

991. Mais on peut supposer, lors même que les effets de
la leucorrhée sur tout le corps ne sont pas fort considérables, qu'elle affaiblit le système de la génération ; et il me
semble assez probable que cet écoulement contribue souvent
à produire la stérilité.

992. La matière évacuée dans la leucorrhée , est d'abord
généralement douce : mais lorsque la maladie a continué

---

la vie sédentaire et les affections de l'ame qui diminuent l'activité
de la circulation, telles que la tristesse, les augmentent ; l'air y
influe aussi beaucoup : j'ai vu des personnes chez lesquelles cet
écoulement cessait lorsqu'elles étaient à la campagne , et reparais-
sait dès qu'elles étaient de retour à la ville. Les mêmes causes qui
donnent lieu aux hémorrhagies , produisent aussi les flueurs blanches ; mais c'est une erreur grossière de croire que cette maladie
dépend de cacochymie, ou de l'état du foie , de la tête , etc. J'ai vu
fréquemment de jeunes personnes, d'ailleurs très-bien portantes ,
être sujettes aux flueurs blanches long-temps avant l'âge de puberté ;
d'où l'on doit conclure que la cachexie et les autres affections sont
l'effet et non la cause des flueurs blanches.

quelque temps, cette matière devient quelquefois âcre; et elle peut irriter, ou même corroder la surface des parties sur lesquelles elle passe, et produire différents désordres accompagnés de douleur.

993. J'ai supposé que la leucorrhée était produite par les mêmes causes que l'espèce de ménorrhagie qui est particulièrement due au relâchement des vaisseaux utérins; on doit, en conséquence, la traiter, et en tenter la guérison par les moyens indiqués § 982, pour la cure de la ménorrhagie, et être moins réservé sur l'usage des astringents (1).

994. Comme la leucorrhée dépend généralement d'une perte considérable de ton dans les vaisseaux de l'utérus, on est parvenu à la modérer et quelquefois à la guérir par certains médicaments stimulants, qui agissent communément sur les voies urinaires, et qui, à raison de la proximité de ces dernières parties, peuvent communiquer leur ac-

---

(1) J'ai vu cependant des cas où la maladie paraissait dépendre d'un état de phlogose et d'irritation de l'utérus, et où les antiphlogistiques, les laxatifs, le petit-lait, les bains et les acides continués long-temps ont modéré l'écoulement. Cette méthode convient particulièrement lorsque les malades se plaignent de ressentir une chaleur considérable dans la région de la matrice et des douleurs des lombes. Il faut surtout entretenir la liberté du ventre.

Lorsque les flueurs blanches surviennent vers l'âge de puberté, où le sang est dans une espèce de mouvement d'effervescence, lorsqu'elles affectent des personnes qui mangent beaucoup, qui mènent une vie sédentaire, et qui paraissent robustes, pléthoriques, et être stimulées par les désirs vénériens, telles que les jeunes veuves, plusieurs auteurs, tels que Mercatus, Roderic à Castro, Hoffmann et autres, recommandent la saignée : ce moyen est des plus efficaces dans ces circonstances. On a vu, en conséquence, les flueurs blanches disparaître après des maladies aiguës qui avaient obligé de recourir aux saignées réitérées et au régime le plus austère.

16.

tion à l'utérus. Tels sont, par exemple, les cantharides, la térébenthine, et d'autres baumes de nature semblable (1).

---

(1) M. Cullen regarde l'avortement comme une espèce de ménorrhagie ; je vais, en conséquence, ajouter quelques réflexions sur cet objet, d'après ses leçons.

De l'Avortement.

La théorie de la conception étant fort obscure, celle de l'avortement doit l'être aussi beaucoup. Néanmoins, les propositions suivantes pourront contribuer à diriger dans la pratique.

La grossesse subsiste par le moyen de l'inosculation des vaisseaux de l'utérus avec le placenta, et dépend de cette même inosculation. Le placenta peut être détaché de l'utérus, par l'augmentation de circulation dans les vaisseaux utérins, ou bien par la faiblesse de l'extrémité des petits vaisseaux qui s'inosculent avec le placenta. Par conséquent, on doit mettre au rang des causes de l'avortement, 1º tout ce qui augmente l'impétuosité de la circulation du sang, comme l'exercice violent, les passions vives ; 2º tout ce qui peut diminuer le ton des vaisseaux utérins.

Ainsi les femmes dont les règles sont abondantes, et qui ont des flueurs blanches, sont plus disposées à l'avortement que d'autres, ce qui prouve que les causes de l'avortement sont les mêmes que celles de la ménorrhagie ; mais la difficulté est de déterminer s'il est dû à l'impétuosité de la circulation ou au relâchement des vaisseaux.

Lorsqu'il y a des symptômes qui annoncent l'avortement, il faut mettre la malade à la diète : la nature l'indique ; car les femmes désirent alors des aliments peu nourrissants, qu'elles n'aimaient pas même avant, tels que la salade, les fruits, et elles ont du dégoût pour la viande.

Le repos et la situation horizontale ont empéché l'avortement ; mais quand il n'est annoncé ni par des douleurs considérables, ni par un écoulement, il n'y a rien de plus propre à le prévenir, ni de plus favorable à la santé des femmes grosses, que de leur permettre d'aller en voiture ; son usage a été très-utile aux femmes sujettes à l'avortement.

CHAPITRE VIII.

De l'Aménorrhée, ou interruption du flux menstruel (1).

995. Quelle que soit la place la plus convenable à l'aménorrhée dans un système de nosologie méthodique, il ne peut être impropre d'en parler ici comme d'un objet de

---

Quand il y a des symptômes de turgescence, disposition inflammatoire et accélération de la circulation, la saignée est absolument nécessaire ; mais si les flueurs blanches, ou la ménorrhagie, qui ont précédé, donnent lieu de soupçonner le relâchement, et s'il paraît des symptômes contraires aux premiers, la saignée est nuisible, et fait même quelquefois avorter ; ce qui est dû à ce que l'inosculation du placenta avec l'utérus dépend du ton et de la force des vaisseaux de la partie ; et tout ce qui peut détruire ce ton occasione l'avortement. Quand il y a relâchement, les bains froids peuvent être utiles ; dans le cas contraire ils seraient nuisibles.

Lorsqu'une hémorrhagie violente annonce l'avortement, les astringents peuvent être nécessaires. Mais comme ils ont peu d'efficacité dans le cas de relâchement, on pourrait y substituer les toniques. M. Cullen a employé le quinquina avec succès ; mais il observe qu'il est très-nuisible si l'on prend le change sur la cause de la maladie.

Nous n'avons parlé ici que des avortements qui sont produits par les mêmes causes que la ménorrhagie ; ceux qui sont dus à d'autres maladies, telles que la toux, la constipation, l'appétit désordonné, les convulsions, doivent être traités par les remèdes propres à ces maladies. L'avortement occasioné par le détachement du placenta, la mort de l'enfant, etc., n'est pas de notre objet.

(1) L'aménorrhée forme le genre cxxvi de la nosologie de l'auteur, et se trouve dans la classe des *épischèses* ou des suppressions des évacuations naturelles.

pratique , immédiatement après avoir considéré la ménorrhagie.

996. On doit admettre deux espèces différentes d'interruption du flux menstruel ; dans l'une les règles ne commencent pas à couler dans la période de la vie où elles ont coutume de paraître ; et dans l'autre , après avoir paru régulièrement pendant quelque temps , elles cessent de revenir à
leurs périodes ordinaires , par d'autres causes que la conception : le premier de ces cas se nomme *rétention*, et le dernier *suppression* des règles.

997. L'écoulement des règles dépend de la force avec laquelle les artères utérines poussent le sang dans leurs extrémités , et les ouvrent pour laisser échapper le sang rouge ;
en conséquence, l'interruption du flux menstruel doit dépendre , ou d'un défaut de force convenable dans l'action
des artères utérines, ou de quelque résistance extraordinaire
de leurs extrémités. Je suppose que le premier cas est la cause
la plus ordinaire de rétention , et le second la cause la plus
commune de suppression ; je vais parler plus particulièrement de chacune de ces causes.

998. La rétention des règles, que ceux qui ont écrit en
latin nomment *emansio mensium*, ne doit pas être considérée
comme maladie , uniquement parce que les règles ne coulent pas à l'époque où elles ont coutume de paraître chez la
plupart des autres femmes. Cette période varie tellement, suivant les différents individus , que l'on ne peut précisément
lui assigner un temps qui soit propre au sexe en général.

Dans notre climat , les règles s'établissent communément
vers l'âge de quatorze ans ; mais chez un grand nombre de
femmes , elles devancent ce temps , et chez d'autres elles ne
paraissent pas avant seize ans ; souvent le dernier cas a lieu
sans qu'il en résulte aucun désordre (1). On ne doit donc

______

(1) Morgagni a remarqué que l'utérus des femmes qui mouraient
de la rétention des règles était d'une petitesse remarquable et ne

pas considérer la rétention des règles comme maladie, en raison de l'âge de la personne; elle n'est morbifique que quand, vers le temps où les règles ont coutume de paraître, on peut attribuer leur rétention à quelques désordres qui surviennent dans d'autres parties du corps, et que l'expérience a appris être de nature à pouvoir se dissiper par l'écoulement des règles.

999. Ces désordres sont, la lenteur à se mouvoir, et un sentiment fréquent de lassitude et de faiblesse, joints à différents symptômes de dyspepsie, et quelquefois même à un appétit extraordinaire. En même temps la couleur vermeille du visage se change en une couleur pâle et quelquefois jaunâtre; tout le corps se décolore et devient flasque; les pieds et quelquefois même une grande partie du corps sont affectés d'un gonflement œdémateux; tout mouvement vif ou pénible précipite la respiration; le cœur est sujet à être affecté de palpitation et de syncope. Le mal de tête survient quelquefois; mais il y a très-communément des douleurs du dos, des lombes et des hanches.

1000. Lorsque ces symptômes parviennent à un degré considérable, ils constituent le *chlorosis* des auteurs, qui ne paraît presque jamais sans la rétention des règles (1); et je pense qu'en faisant attention à ces symptômes, il est aisé d'apercevoir la cause de cette rétention.

Ils indiquent évidemment un relâchement et une flacci-

---

semblait pas entièrement formé. Il est aisé de voir que dans ce cas la cure doit dépendre du temps, et que l'on ferait beaucoup de mal si l'on mettait en usage des remèdes propres à augmenter la pléthore et à stimuler le système.

(1) Comme la chlorose accompagne souvent la rétention des règles, on peut demander si elle en est la cause ou l'effet. Il paraît qu'elle en est l'effet, puisqu'elle arrive à la suite de la rétention des règles, sans qu'aucune autre maladie primitive y ait donné lieu.

dité considérable de tout le système , et donnent en conséquence lieu de conclure que la rétention des mois qui les
accompagne , est due à l'action plus faible des vaisseaux de
l'utérus, qui , par conséquent, ne poussent pas le sang dans
leurs extrémités avec une force suffisante pour les ouvrir et
en faire sortir le sang.

1001. Il peut être difficile d'expliquer comment il survient,
à une certaine période de la vie, une flaccidité du système
chez les jeunes personnes qui originairement n'étaient pas
affectées d'une pareille faiblesse ou d'un pareil relâchement,
dont peu de temps avant on ne voyait pas de signes ; néanmoins je vais tenter d'en rendre raison de la manière suivante.

Il y a chez les femmes un certain état des ovaires qui les
prépare et les dispose à jouir des plaisirs de Vénus , vers la
même période où les mois paraissent pour la première fois ;
d'où l'on doit présumer qu'il y a, en quelque sorte, une
sympathie entre l'état des ovaires et celui des vaisseaux utérins ; et comme les symptômes qui indiquent un changement dans l'état des ovaires, se manifestent généralement
avant ceux qui annoncent un changement dans l'état des
vaisseaux utérins, on peut en inférer que l'état des premiers
contribue beaucoup à exciter l'action des derniers, et à produire le flux menstruel (1); on peut même présumer par

---

(1) A une certaine époque de la vie, l'état des parties de la génération a, dans l'un et l'autre sexe, une influence considérable
sur tout le système. L'évolution de ces parties chez les mâles , et
la réplétion des vésicules séminales, influent beaucoup sur la constitution : elles changent la voix et font croître la barbe. On ne peut
douter que l'état des ovaires ne produise des effets semblables chez
les femmes , et que dans le temps où la révolution se fait , elles
n'éprouvent un changement particulier qui stimule tout le système
et en augmente la tension. Quand ce changement n'a pas lieu à

analogie avec ce qui arrive chez les hommes, qu'un certain
état des parties de la génération est nécessaire, chez les femmes, pour donner le ton et la tension à tout le système; et
qu'en conséquence, lorsque le stimulus, produit par les
parties de la génération, manque, tout le système tombe
dans un état de langueur et de flaccidité, d'où peuvent survenir la chlorose et la rétention des mois.

1002. C'est pourquoi il me paraît que la rétention des mois
doit être rapportée à un certain état ou à une certaine affection des ovaires : mais je ne prétends pas expliquer quelle est
précisément la nature de cette affection, ou quelles en sont
les causes; ni même pouvoir exposer de quelle manière on
peut détruire la cause primitive de la rétention des mois. En
conséquence, dans ce cas, de même que dans beaucoup
d'autres, où nous ne pouvons déterminer quelle est la cause
prochaine de la maladie, nos indications curatives doivent
consister à prévenir et à détruire les effets ou les symptômes
morbifiques qui se manifestent.

1003. Les effets morbifiques, comme je l'ai dit § 1000,
consistent dans une flaccidité générale du système, et conséquemment dans l'action plus faible des vaisseaux de l'utérus;
ainsi cette faiblesse peut être considérée comme la cause la
plus immédiate de la rétention des règles. On doit donc,
pour guérir, rétablir le ton du système en général, et exciter
l'action des vaisseaux utérins en particulier.

1004. On rétablit le ton du système en général par l'exercice, et dans le commencement de la maladie, par le bain
froid. Il faut en même temps employer les toniques; et,

---

une certaine époque, les règles ne peuvent paraître, ni le corps
supporter long-temps la tension du système qui dépend de ce changement. La flaccidité et le relâchement doivent survenir, et la malade être affectée de chlorose. Ainsi ces symptômes peuvent dé
pendre du défaut de l'évolution et de l'accroissement de ces parties.

entre ces remèdes , on a particulièrement recommandé les
ferrugineux.

1005. On peut exciter l'action des vaisseaux de l'utérus,
premièrement, en y déterminant une plus grande quantité de sang ; ce que l'on obtient en déterminant le sang à se
porter dans l'aorte descendante, par les purgatifs, par l'exercice de la marche, par les frictions, et par les bains tièdes
des extrémités inférieures (1). Il est également probable que
le sang peut être déterminé en plus grande quantité dans les
artères hypogastriques qui vont à l'utérus par la compression
des iliaques ; mais les essais de ce genre ont jusqu'ici rarement réussi.

1006. Secondement, on peut exciter l'action des vaisseaux
utérins en y appliquant des stimulants. Ainsi les purgatifs
qui stimulent particulièrement le rectum, peuvent aussi irriter les vaisseaux qui sont unis avec ceux de cet intestin.
L'usage des plaisirs de Vénus est certainement un stimulus
pour les vaisseaux de l'utérus ; il peut, en conséquence, être

---

(1) Les remèdes qui réussissent le mieux dans la chlorose , sont
les toniques combinés avec les purgatifs. Il est quelquefois nécessaire d'aider ces remèdes par les pédiluves , et même dans certains cas par le bain froid ; mais on doit particulièrement compter
sur les purgatifs, et l'expérience a prouvé la vérité de la doctrine
enseignée par Hamilton (observations, page 104) : « J'eus à peine ,
dit - il, commencé à administrer les purgatifs dans la chlorose ,
que j'eus la satisfaction d'être convaincu que l'idée que je m'en
étais formée était bien fondée, et qu'ils étaient sans danger
et produisaient des avantages prompts. » (B.) — On recommande
le demi-bain pour déterminer le sang vers les artères iliaques et
hypogastriques : il est souvent utile en ce que la chaleur est un
stimulant propre à augmenter la détermination du sang ; néanmoins il peut nuire quelquefois en augmentant le relâchement général. Il en est de même des fomentations émollientes et des vapeurs
de l'eau chaude que quelques praticiens recommandent.

utile, lorsque les circonstances permettent d'y avoir recours. Les différents médicaments recommandés comme stimulants des vaisseaux utérins, sous le titre d'emménagogues, ne m'ont jamais paru efficaces; et je n'ai pu reconnaître qu'aucun de ces remèdes possédât une vertu spécifique à cet égard. Le mercure peut, comme stimulant universel, agir sur l'utérus; mais on ne peut l'employer avec beaucoup de sûreté chez les personnes affectées de chlorosis (1). La commotion électrique est un des plus puissants moyens d'exciter l'action des vaisseaux dans chaque partie du système; et on l'a souvent employée avec succès pour ranimer l'action des vaisseaux de l'utérus.

1007. Les remèdes (§ 1003 à 1006) que je viens d'indiquer, sont ceux qui conviennent dans le cas de *rétention* des règles; et je vais considérer celui de *suppression*. En m'occupant de cet objet, je dois commencer par observer que toute interruption du flux menstruel, dès qu'une fois il a eu lieu, ne doit pas être considérée comme un cas de suppression : car le flux menstruel, lorsqu'il commence à paraître, n'observe pas toujours tout-à-coup des périodes régulières; c'est pourquoi, s'il survient une interruption immédiatement après qu'il a paru pour la première fois, ou même pendant le cours de la première, et quelquefois de la seconde année, on peut souvent le considérer comme cas de rétention, surtout lorsque la maladie s'annonce par les symptômes particuliers à cet état.

1008. Les symptômes que l'on peut proprement considérer comme appartenant à la suppression, sont ceux qui surviennent après que le flux menstruel s'est établi d'une manière

---

(1) Dans le cas où la rétention des règles est due à une constriction inflammatoire, il faut éviter les stimulants, parce qu'ils peuvent donner lieu à des déterminations fâcheuses vers les viscères du bas-ventre, la poitrine ou la tête.

régulière pendant quelque temps, et où l'interruption ne
peut être rapportée aux causes de rétention (§ 1002 et 1003),
mais doit être attribuée à la résistance que trouve le sang
dans les extrémités des vaisseaux de l'utérus. C'est pourquoi
on voit souvent la suppression produite par le froid, la peur,
et autres causes qui peuvent occasioner une constriction des
extrémités de ces vaisseaux. Quelques médecins ont cru qu'il
y avait une viscosité dans les fluides qui obstruait les vaisseaux, et donnait lieu à la résistance dont je viens de parler:
mais cette opinion est purement hypothétique ; il n'y a rien
qui constate proprement l'existence de cette viscosité,
et, en outre, elle ne paraît pas probable, d'après d'autres
considérations.

1009. Il y a, il est vrai, quelques cas de suppression des
règles qui semblent dépendre d'un état de faiblesse générale
du système, et conséquemment des vaisseaux de l'utérus ;
mais, comme alors la suppression paraît toujours être symptomatique, ce n'est pas ici le lieu d'en parler.

1010. Il est rare que les cas idiopathiques de suppression
(§ 1008) continuent long-temps sans être accompagnés de
symptômes ou de désordres variés dans différentes parties
du corps ; ces désordres viennent communément de ce que
le sang qui devait s'écouler par l'utérus, est déterminé à se
porter en plus grande quantité vers les autres parties, et
très-souvent il s'y porte avec une telle force, qu'il y produit
des hémorrhagies ; ainsi on a vu le sang sortir du nez, des
poumons, de l'estomac et d'autres parties, à la suite de la
suppression des règles. A ces symptômes se joignent communément ceux d'hystéricisme et de dyspepsie produits par la
même cause ; et il y a fréquemment des coliques, accompagnées de constipation.

1011. Dans les cas idiopathiques de suppression (§ 1008),
l'indication curative consiste à dissiper la constriction qui
affecte les derniers vaisseaux de l'utérus ; le principal re-

mède est alors le bain chaud appliqué sur la région de ce viscère (1).

Il n'est cependant pas toujours efficace ; mais je n'en connais aucun plus propre pour remplir cette indication. Nous n'avons peut-être pas, après ce remède, d'autre moyen de dissiper la constriction, qui est la cause de la maladie, que d'augmenter l'action et la force des vaisseaux de l'utérus, de manière à vaincre la résistance ou la constriction de leurs extrémités ; on doit donc tenter d'y parvenir en employant,

---

(1) C'est dans la même vue que les anciens recommandaient des fomentations faites sur le ventre avec les plantes émollientes, les pédiluves et les lavements ; les frictions sèches, ou faites avec l'huile, produisent aussi les mêmes effets. Ces remèdes suffisent souvent dans les cas où la suppression a été produite subitement par les passions de l'ame ou le froid. Mais quand il y a des signes d'affection hystérique, on peut recourir aux spiritueux et aux antispasmodiques, entre lesquels les narcotiques tiennent le premier rang. Néanmoins j'ai vu des cas où ces remèdes n'étant suivis d'aucun succès, les bains tièdes de tout le corps ont réussi. Une jeune personne de seize ans étant saisie de peur, ses règles se supprimèrent tout-à-coup, et elle fut affectée de mouvements convulsifs effrayants. Elle ne pouvait ni parler, ni même avaler aucun aliment tant solide que liquide ; la saignée l'avait un peu calmée, mais une potion antispasmodique la rejeta dans le même état ; les vésicatoires appliqués aux jambes rétablirent la déglutition pendant quelques heures, et alors une simple infusion de capillaire rappela l'état spasmodique de l'œsophage. Enfin la malade était dans cet état depuis vingt-deux jours ; pendant tout ce temps elle avait pris, à différents intervalles, une pinte, tout au plus, de liquide ; elle était dans un état extrême de faiblesse : je conseillai le bain de tout le corps, elle le supporta, la parole lui revint ; elle avala un peu de bouillon et se rétablit en huit jours de temps ; il ne lui resta qu'une douleur dans la région hypogastrique droite, qui était tuméfiée ; l'exercice et l'air de la campagne dissipèrent en quelques mois cette tumeur, et les règles reprirent leur cours.

dans le cas de suppression, les mêmes remèdes qui ont été prescrits pour les cas de rétention des règles (§ 1004 à 1006). Néanmoins, les toniques et le bain froid (§ 1004) me paraissent moins convenir dans les cas de suppression, et leur effet m'a paru douteux (1).

1012. Il arrive communément, dans les cas de suppression, que, quoique les règles ne coulent pas à leurs périodes ordinaires, il y a souvent aux approches de ces périodes quelques marques qui indiquent une tendance à produire l'écoulement. En conséquence, c'est surtout vers ces temps où concourent les efforts du système, que nous devons employer les remèdes propres à guérir la suppression ; et il est communément inutile de les mettre en usage dans d'autres temps, à moins qu'ils ne soient de nature à exiger d'être continués pour produire leurs effets (2).

---

(1) La méthode d'Hamilton qui consiste à appliquer un tourniquet à la cuisse, de manière à comprimer légèrement l'artère crurale, n'est pas plus efficace dans le cas de suppression que dans celui de rétention des règles. M. Cullen l'a vue mettre en usage sans succès ; il est probable qu'elle détermine autant le sang vers les branches supérieures de l'aorte que vers les iliaques internes : cette pratique peut même nuire en produisant des déterminations vers les autres viscères ; je serais même tenté d'attribuer le succès d'Hamilton au purgatif qu'il prescrivit la veille, et à l'action de la vapeur de l'eau tiède qu'il dirigea dans la vulve, plutôt qu'à la compression de l'artère crurale.

(2) Ainsi l'on emploiera les toniques long-temps avant que les règles puissent paraître régulièrement, parce qu'ils demandent un certain temps pour produire leurs effets ; mais lorsque l'on prescrit les stimulants qui agissent plus promptement et occasionent une détermination vers l'utérus, tels que les pédiluves, les purgatifs stimulants, la vapeur de l'eau chaude, on ne doit les employer que dans le temps où l'on attend les règles, c'est-à-dire, lorsque la nature concourt avec l'art pour produire la pléthore utérine et aug-

1013. Les cas où les règles reviennent après de longues interruptions, et en moins grande quantité que de coutume ; sont à-peu-près semblables à ceux de suppression ; et lorsque les premiers sont accompagnés de désordres du système (§ 1010), on doit les traiter par les mêmes remèdes que les cas de suppression totale.

1014. Il paraît convenable de dire ici un mot de la dysménorrhée, ou des cas où les règles semblent couler avec difficulté , et sont accompagnées de douleurs considérables dans le dos, les lombes et le bas-ventre. J'attribue ces désordres en partie à une action trop faible des vaisseaux de l'utérus, et en partie, peut-être même plus spécialement, au spasme de l'extrémité de ces vaisseaux (1). J'ai communément observé que l'on modérait la maladie en employant quelques-uns des remèdes convenables dans les cas de suppression, immédiatement avant l'approche de la pé-

menter l'action du sang qui se porte dans les vaisseaux de cette partie.

Quand les règles sont supprimées l'hiver, tous nos efforts sont en général inutiles jusqu'au commencement de l'été ; c'est en vain qu'on tourmente la malade par les emménagogues, excepté dans les cas particuliers où il paraît des symptômes de turgescence et de pléthore.

(1) Quelquefois les règles s'épanchent dans l'utérus ; mais l'orifice en est tellement contracté , qu'elles s'amassent pendant quelques mois dans la cavité de ce viscère ; le ventre est alors légèrement tendu et rénitent, les malades éprouvent un malaise considérable , et le sang sort par caillots avec beaucoup d'abondance et des douleurs semblables à celles de l'accouchement : dans ces cas les relâchants et les antispasmodiques conviennent. Les bains tièdes sont un des meilleurs moyens de prévenir cette interruption des règles, à laquelle sont sujettes les femmes qui avancent en âge.

riode où les règles ont coutume de paraître, et en donnant
en même temps les narcotiques.

CHAPITRE IX.

Des Hémorrhagies symptomatiques (1).

1015. J'ai cru qu'il ne convenait nullement dans cet ouvrage de parler des affections morbifiques, qui sont presque
toujours des symptômes d'autres maladies primitives ; plu-

---

(1) On rapporte aux hémorrhagies symptomatiques, I, la stomacace ; II, l'hématémèse ; III, l'hématurie ; IV, la cystirrhagie. —
I. Dans la stomacace l'haleine est fétide, les gencives sont ulcérées et le sang en sort spontanément ; souvent il y a carie des
os maxillaires, et un ptyalisme fétide, les dents vacillent et tombent. Elle est souvent un symptôme du scorbut, ou de quelque
vice de l'intérieur de la bouche ; elle attaque quelquefois les enfants élevés dans les hôpitaux, qui sont mal nourris et malpropres : elle y est épidémique et règne en même temps que les maladies
catarrhales. La stomacace peut aussi être produite par une violence
externe : ses espèces, suivant Sauvages, sont, 1° la stomacace scorbutique, qui est réunie aux signes qui caractérisent le scorbut ;
2° la stomacace universelle, ou l'hémorrhagie universelle, dans
laquelle le sang sort de tous les pores du corps. Charles IX, roi de
France, mourut de cette maladie, non sans soupçon de poison :
néanmoins on trouve plusieurs exemples d'hémorrhagies pareilles,
survenues sans qu'il y eût lieu à de semblables soupçons ; 3° la stomacace produite par le serpent hémorrhous ou le curucucu, après
la morsure duquel le sang sort des narines, des oreilles, et même
de dessous les ongles des mains et des pieds ; 4° la stomacace purulente dont parle Fauchart, t. 1, p. 275, qui se reconnaît à un
pus assez blanc et un peu gluant qui sort des gencives, en y ap-
puyant le doigt un peu fortement ; mais c'est à tort que l'auteur

sieurs raisons m'y ont déterminé, particulièrement la grande confusion qu'occasione dans la pratique médicale la méthode commune, qui d'ailleurs conduit le médecin à n'employer que des moyens palliatifs. Cependant je m'écarterai ici un peu de mon plan général, pour faire quelques réflexions sur les hémorrhagies symptomatiques.

1016. Les hémorrhagies de ce genre qui méritent particulièrement notre attention, sont l'hématémèse, ou le vomissement de sang ; et l'hématurie, ou l'écoulement de sang par le canal de l'urètre. Je vais faire ici quelques remarques sur ces maladies ; car, quoiqu'elles soient très-communément symptomatiques, elles peuvent être quelquefois des affections primitives et idiopathiques ; en outre, on en a traité comme de maladies primitives dans presque tous les traités complets de médecine-pratique.

---

rapporte cette maladie au scorbut, elle est l'effet d'une matière âcre engendrée dans la substance de la dent (§ 482) : aussi ne se guérit-elle que par l'extraction des dents qui en sont affectées.

II et III. Nous ferons plus bas l'énumération des espèces d'hématémèses et d'hématuries.

IV. La cystirrhagie. Vogel a désigné sous ce nom une maladie dans laquelle le sang sort de la vessie avec douleur : cette hémorrhagie est un symptôme de la pierre ou d'une autre affection de la vessie : cependant ce dernier cas est rare. On reconnaît que le sang sort de la vessie, en ce qu'il n'est pas également mêlé avec l'urine, et qu'il se grumèle et se dépose au fond du vase ; quelquefois même il sort sans urine.

SECTION PREMIÈRE.

De l'Hématémèse ou vomissement de sang (1).

1017. J'AI dit plus haut (§ 845) de quelle manière on pouvait reconnaître que le sang rejeté par la bouche venait

---

(1) Les espèces d'*hématémèses* admises par Sauvages, peuvent se réduire aux suivantes :

1° L'hématémèse pléthorique : cette maladie survient à la suite de la suppression des régles ou des hémorrhoïdes ; elle attaque les personnes qui mènent une vie sédentaire et qui mangent beaucoup, ou elle est l'effet d'un exercice violent, de la colère, ou de l'abus des liqueurs spiritueuses ; elle est quelquefois précédée de dureté et de tumeurs de la rate ; d'autres fois d'une douleur dans l'hypochondre droit, accompagnée de fièvre ; et alors cette maladie est très-fâcheuse.

On a vu aussi le vomissement de sang être produit par un ulcère du pancréas, d'où le pus et le sang coulaient dans le duodenum, et refluaient dans l'estomac ; le malade sentait, lorsque le ventricule était comprimé, une douleur vive, qu'il rapportait au pancréas ; lés vomissements étaient précédés d'une douleur grative des lombes, et le sang sortait quelquefois par l'anus.

2° La maladie noire, dans laquelle les malades rendent par le vomissement plusieurs livres de sang noir. On doit rapporter à cette espèce le vomissement de sang dont parle Juncker, qui survient quelquefois aux scorbutiques qui ont été fréquemment attaqués d'affections catarrhales.

3° Le vomissement de sang produit par la rupture d'un anévrysme dans l'estomac ou l'œsophage.

4° L'hématémèse occasionée par les plaies de l'estomac, par des sangsues introduites dans ce viscère, par un accès de colère, par les poisons appliqués à l'extérieur pour guérir les maladies de

de l'estomac, et non des poumons; mais il peut être convenable d'exposer ici, d'une manière plus particulière, les signes auxquels on peut mieux s'en assurer : ainsi lorsque le sang est évidemment rejeté par le vomissement sans aucune toux, et qu'il a été précédé d'un sentiment de pesanteur, d'anxiété et de douleur, dans la région de l'estomac ; lorsqu'il a une apparence noire et grumeleuse, et qu'il est évidemment mêlé avec d'autres matières contenues dans l'estomac ; il est rare que l'on puisse avoir aucun doute sur la source qui le produit, et par conséquent sur la maladie dont nous parlons.

1018. Il faut convenir qu'il est possible que l'état de pléthore du corps, produit par des causes générales, soit accompagné de causes qui donnent lieu à une détermination particulière, et à une affluence du sang vers l'estomac, de manière à y produire une hémorrhagie, et de là un vomissement de sang. Dans ce cas on pourrait considérer le vomissement comme maladie primitive ; mais, en consultant les écrits des médecins, on voit que l'histoire des maladies ne peut guère servir de base à une pareille supposition ; au contraire, tous les exemples de vomissement de sang qui sont consignés dans ces écrits, sont évidemment des symptômes d'une affection plus primitive.

Les principaux exemples de vomissements symptomatiques de sang sont les suivants.

1019. Un des plus fréquents est celui qui survient en con-

---

la peau. Ainsi on lit dans le Journal de Médecine du mois de juillet 1761, que l'application des feuilles de tabac sur différentes parties du corps pour guérir la gale, fut suivie de convulsions et d'autres symptômes terribles auxquels succéda le vomissement de sang.

5° L'hématémèse simulée, que l'on a observée chez une malade qui avalait secrètement du sang de bœuf, ne doit pas être mise au rang des maladies.

séquence de la suppression d'une évacuation de sang, qui s'était manifestée d'une manière régulière, quelque temps avant, dans une autre partie du corps; tel est en particulier le vomissement de sang qui succède à la suppression du flux menstruel chez les femmes.

1020. Il y a des exemples de vomissements de sang produits par la *rétention* des règles; mais ils ne sont pas communs, parce que cette rétention est rarement l'effet de l'état pléthorique du corps, ou s'y trouve réunie; et il n'est pas moins rare qu'elle produise cet état, ou l'hémorrhagie dont nous parlons.

Il y a des exemples de vomissement de sang arrivé aux femmes grosses; on pourrait, en conséquence, les attribuer aussi à la suppression des règles, qui a lieu chez celles qui sont dans cet état. On a observé ce cas plus souvent que le premier; néanmoins il est encore très rare : car, quoique le sang qui avait coutume de couler tous les mois avant la grossesse soit retenu dès l'instant de la conception, il est communément employé en entier à la dilatation des vaisseaux utérins, et à l'accroissement du fœtus, au point qu'il est très-rare qu'il produise un état général de pléthore, qui exige une autre évacuation capable de tenir lieu de celle qui est supprimée.

Le vomissement de sang ne remplace donc communément, et même en quelque sorte uniquement, le flux menstruel supprimé, que quand ce dernier a subsisté quelque temps d'une manière régulière.

1021. Lorsqu'une pareille suppression a lieu, on peut supposer que son effet est de produire un état de pléthore de tout le corps, et d'occasioner par là une hémorrhagie dans d'autres parties; car les médecins ont vu des hémorrhagies de différentes parties du corps survenir en conséquence de la suppression dont nous parlons. Néanmoins, vu leur grande variété, je suis porté à croire qu'il faut toujours que l'état pléthorique du corps se trouve réuni à quelques circonstances particulières de la partie d'où coule le sang, lesquelles le déterminent à se porter vers cette partie, souvent fort extraordinaire (1) : ces espèces d'hémorrhagies peuvent donc, à ce que je pense, provenir de ces circonstances, sans qu'une pléthore considérable domine en même temps dans le système.

1022. Il faut observer que si l'on devait s'attendre à une hémorrhagie, en conséquence de l'état général de pléthore produit par la suppression des mois, ce devrait être particulièrement à l'hémoptysie, ou à l'hémorrhagie du poumon, car on pourrait croire que la pléthore devrait spécialement produire ses effets sur ce viscère ; c'est pourquoi, lorsque les règles sont supprimées, on observe cette hémorrhagie plus fréquemment qu'aucune autre. Néanmoins, lors même que cela arrive, ni les circonstances de l'hémorrhagie, ni ses conséquences, ne nous portent à supposer qu'il domine un degré de pléthore considérable ou dangereux.

1023. Ces considérations (§ 1021 et 1022) peuvent s'appliquer, je pense, à l'objet dont nous nous occupons ; je crois donc pouvoir avancer que le vomissement de sang peut dépendre quelquefois de circonstances particulières à l'estomac, lesquelles déterminent le sang à se porter abondamment vers cet organe, et peuvent exister sans qu'aucune pléthore considérable ou dangereuse domine dans le système. Je ne puis expliquer avec exactitude ou avec clarté, quelles sont les circonstances de l'estomac qui, dans le cas indiqué, déterminent le sang à s'y porter avec abondance ; mais je présume que cela est dû à la connexion et à la sym--

______

(1) On a vu, de ces hémorrhagies venir du coin de l'œil, des joues, du bout des doigts, des mains ou des pieds, et d'autres parties sur lesquelles on n'apercevait aucune ouverture dès que le sang avait cessé de couler.

pathie que nous savons exister entre l'utérus et tout le canal alimentaire, et spécialement entre la principale partie de ce canal, qui est l'estomac.

1024. On peut, à ce que je crois, conclure de ces ré-flexions,

1° Que le vomissement de sang dont nous parlons, n'est presque jamais une maladie dangereuse ;

2° Qu'il n'exige presque jamais les remèdes convenables pour la guérison de l'hémorrhagie active ; ou qu'au moins ces remèdes ne sont nécessaires que dans ces cas extraordi-naires où il y a des signes évidents de pléthore générale, et où le vomissement de sang paraît être fort actif, fort abon-dant, et revient plus fréquemment ;

3° Que le vomissement de sang occasioné par la suppres-sion des règles, empêche rarement de mettre en usage les remèdes qui conviennent dans l'aménorrhée ; lesquels pour-raient être contraires dans le cas d'hémorrhagie active idio-pathique (1).

1025. Un autre cas d'hématémèse symptomatique, en-tièrement analogue à celui dont je viens de parler, est l'hé-matémèse qui survient à la suite, ou qui paraît dépendre de la suppression du flux hémorrhoïdal, qui s'était réglé et avait paru fréquemment quelque temps avant.

Ceci peut s'expliquer peut-être par l'état général de plé-thore qu'occasione une semblable suppression ; il faut en effet supposer qu'il existe alors un certain degré de

____

(1) Scardone a donné des pilules aloétiques à une femme de vingt-cinq ans, sujette à des accès d'hystéricisme et à un crachement de sang qui revenaient périodiquement dans le temps où les règles, qui étaient supprimées, auraient dû reparaître ; la malade s'en étant très-mal trouvée, il eut recours au succin, à la sabine, et à d'au-tres remèdes semblables, qui rappelèrent les règles et dissipèrent tous les autres accidents.

pléthore : mais cette supposition ne suffit pas pour rendre parfaitement raison de ce cas ; car une pléthore générale doit nous donner lieu d'attendre l'hémoptysie (§ 1022) plutôt que l'hématémèse ; il nous manque donc encore quelque chose, comme dans le premier cas, pour expliquer la détermination particulière qui se fait vers l'estomac.

Je ne tenterai pas de déterminer si ce fait peut s'expliquer par la sympathie qui existe entre les différentes parties des vaisseaux sanguins du canal alimentaire, ou par la sympathie générale de ces vaisseaux avec la veine-porte. Cependant je m'imagine que l'on trouvera plus facilement cette explication dans la sympathie de l'estomac avec l'affection hémorrhoïdale dont j'ai parlé § 946.

1026. De quelque manière que l'on explique l'hématémèse produite par la suppression des hémorrhoïdes, les considérations que renferment les paragraphes 1021 et 1022, peuvent s'appliquer ici comme dans le cas analogue d'hématémèse produite par la suppression des règles ; et nous pouvons, en conséquence, en conclure de même, que la maladie dont nous parlons est rarement dangereuse, et qu'elle n'exige guère que l'on ait recours aux remèdes qui conviennent dans l'hémorrhagie idiopathique et active.

1027. On est fondé à supposer que les cas d'hématémèse dont je viens de parler, sont des hémorrhagies artérielles ; néanmoins il est probable que l'estomac est sujet aussi à des hémorrhagies veineuses (§ 768).

On trouve dans les observations de médecine beaucoup d'exemples de vomissements de sang, accompagnés du gonflement de la rate (1), qui comprimait les *vasa brevia*, et

______

(1) Dodonée dit avoir connu plusieurs personnes qui vomissaient du sang provenant de la rate ; elles étaient pâles et avaient une tumeur fort sensible à l'hypochondre gauche, qui paraissait immédiatement avant le vomissement et disparaissait après : la

empêchait par là le libre retour du sang veineux qui vient de l'estomac. Nous avons expliqué plus haut (§ 769) jusqu'à quel point cette interruption du sang veineux pouvait occasioner l'hémorrhagie des extrémités des veines mêmes, ou des extrémités des artères, qui leur correspondent, et les exemples où la tuméfaction de la rate comprimait les *vasa brevia*, éclaircissent singulièrement et confirment notre doctrine sur ce sujet ; il est même suffisamment probable, d'après ces observations, que les vomissements de sang sont souvent produits par une pareille cause.

1028. Il est encore possible que l'obstruction du foie s'opposant au mouvement libre du sang dans la veine-porte, gêne quelquefois le retour du sang veineux des vaisseaux de l'estomac, et produise un vomissement de sang ; mais les exemples de ce genre ne sont ni aussi fréquents, ni aussi clairement expliqués que ceux du premier cas.

1029. Excepté ces cas, qui dépendent de l'état du foie ou de la rate, il est très-probable que les autres hémorrhagies de l'estomac sont fréquemment du genre veineux.

La maladie que Sauvages appelle *melœna*, et que les autres écrivains nomment communément *morbus niger*, ou maladie noire (§ 772), qui consiste dans une évacuation d'un sang noir et grumeleux, rejeté par le vomissement ou par les selles, et quelquefois par ces deux voies, ne peut guère être occasionée que par une hémorrhagie veineuse de quelque partie de la surface interne du canal alimentaire.

Il est possible que la bile prenne quelquefois une apparence noire et visqueuse, et qu'elle mérite réellement le nom

---

plupart de ces malades ont péri au troisième ou au quatrième vomissement, quelquefois plus tard ; d'autres ont été affectés d'une ascite qui les a conduits au tombeau : il ajoute qu'il ne se souvient que d'un seul malade qui a échappé par l'usage fréquent de l'absinthe.

d'*atra bilis* (1) : mais il est certain que les exemples de ce genre sont très-rares ; et il est très-probable que ce qui a donné lieu à l'idée de l'atrabile chez les anciens, était réellement l'apparence que prend le sang versé dans le canal alimentaire, de la manière que je l'ai indiquée ; apparence que prend toujours, comme l'on sait, le sang lorsqu'il y est resté quelque temps en stagnation. Il est, je pense, aujourd'hui généralement reconnu que l'idée de Boerhaave, qui pensait qu'une pareille matière existait dans la masse du sang, est dépourvue de tout fondement ; il paraît en effet très-évident, d'après les ouvertures de cadavres faites récemment, que la maladie noire où le sang présente cette apparence, dépend toujours de l'épanchement et de la stagnation dont j'ai parlé.

1030. D'après cette théorie de la maladie noire, il paraît que les vomissements de sang peuvent survenir lorsque ce liquide s'est épanché de la manière que j'ai indiquée, soit dans la cavité de l'estomac même, soit dans les portions supérieures des intestins, d'où les matières qui y sont contenues passent souvent dans l'estomac.

1031. Dans le cas de la maladie noire, et dans les cas analogues qui dépendent des affections de la rate ou du foie, il paraît que les vomissements de sang doivent être considérés comme des affections symptomatiques ; qu'il ne faut nullement les traiter comme une hémorrhagie active primitive, mais qu'ils exigent les remèdes qui peuvent résoudre les obstructions primitives, si l'on en connaît quelqu'un qui jouisse de cette propriété.

1032. Je crois avoir indiqué presque toutes les causes qui

______

(1) Quelques observations prouvent que quand le pylore est obstrué, les matières qui séjournent dans l'estomac, et le suc gastrique même, peuvent prendre une couleur brune plus ou moins foncée.

produisent l'hématémèse ; certainement celles dont j'ai fait l'énumération donnent le plus communément lieu à ce symptôme. Néanmoins il est possible qu'il y en ait d'autres; tel est le cas particulier, indiqué par Sauvages, d'un anévrysme de l'aorte qui s'ouvrit dans l'estomac : quelques autres parties contiguës peuvent aussi, à raison des adhérences morbifiques qu'elles contractent avec l'estomac, donner lieu dans ce viscère à un épanchement de sang qui est ensuite rejeté par le vomissement. Il est encore possible que des abcès et des ulcères de l'estomac même ; fournissent du sang qui soit ensuite rejeté par le vomissement.

Je ne regarde pas comme nécessaire de mettre au rang des vomissements symptomatiques de sang, ceux qui sont produits par une violence externe, ni ceux qui dépendent des efforts violents que l'on fait pour vomir : ces derniers, quoique analogues, sont néanmoins beaucoup plus rares qu'on ne le croit. On ne peut, dans ces deux cas, avoir de douté sur la nature de la maladie; et il sera aisé de connaître la manière dont on doit la traiter, d'après ce que j'ai dit plus haut sur les moyens de modérer et d'arrêter l'hémorrhagie en général.

SECTION II.

De l'Hématurie (1) *ou écoulement de sang par le canal de l'urètre.*

1033. On dit que l'hématurie est survenue sans aucun autre symptôme d'une affection des reins ou des conduits de

---

(1) Les principales espèces d'hématuries, admises par Sauvages, sont les suivantes :

1° L'hématurie spontanée, qui affecte les pléthoriques, qui n'est précédée d'aucune douleur aiguë des reins, mais d'un état d'engourdissement de tout le corps, et d'un sentiment de malaise dans la vessie. On peut rapporter à cette espèce l'hématurie périodique qui remplace les règles supprimées.

l'urine ; et comme cette hémorrhagie est arrivée à des personnes pléthoriques, et a reparu à des périodes fixes, on l'a
regardée dans ce cas comme un exemple d'hématurie idiopathique, de la nature des hémorrhagies actives dont j'ai
parlé plus haut.

1034. Je ne puis positivement nier l'existence de ce cas ;

2º L'hématurie produite par le calcul des reins ou de la vessie,
qui se reconnaît aux signes propres à ces maladies. On doit rapporter à cette espèce l'hématurie purulente, dans laquelle le sang
que l'on rend avec les urines est mêlé de pus, comme on l'observe
dans les cas où le rein est en suppuration.

3º L'hématurie noire, dans laquelle les urines sont noires, est
un symptôme qui s'observe dans plusieurs maladies, telles que les
fièvres putrides, où il est toujours fâcheux. Marcellus Donatus a
vu une jaunisse guérie tout à coup par un écoulement d'urines
très-noires. Valesius a vu un ictérique qui, tous les ans, avait un
gonflement douloureux de la rate, qui se dissipait par un écoulement d'urine aussi noire que de l'encre.

4º L'hématurie forcée, telle que celle qui est produite par les
vomissements violents, les chutes, l'exercice du cheval, les coups,
les varices, ou les hémorrhoïdes de la vessie, les excès des plaisirs
de Vénus chez les jeunes gens, et qui souvent est la suite des an-
ciennes gonorrhées : on doit rapporter à cette espèce l'hématurie
produite par un ver renfermé dans la vessie, et celle que l'on a
observée chez quelques-uns des animaux sur lesquels on a pratiqué
la transfusion.

5º L'hématurie où le sang coule continuellement goutte à goutte,
et ne vient pas de la vessie, mais du canal de l'urètre.

6º L'hématurie qui survient dans les exanthèmes, tels que la
petite-vérole, la fièvre miliaire, etc.

7º La fausse hématurie, dans laquelle les urines sont d'un rouge
foncé et briqueté, sans contenir de sang, comme on l'observe
dans plusieurs espèces de fièvres, dans l'hydropisie, la dysenterie, etc. On doit rapporter à cette espèce l'hématurie produite par
certains aliments.

mais je dois observer que l'on en trouve très-peu d'exemples dans les écrits des médecins; que ni mes amis, ni moi,
n'en avons vu aucun; et que les observations que l'on a rapportées peuvent être erronées, en ceci que j'ai fréquemment
vu l'hématurie survenir sans aucun symptôme qui indiquât
en même temps l'existence d'une autre affection des reins
ou des voies urinaires : néanmoins, comme l'hémorrhagie
avait été précédée ou suivie, peu de temps après, d'accès
de néphralgie calculeuse, cela a suffi pour me rendre probable que l'hématurie était due à une plaie produite par
la présence de la pierre dans quelque partie des voies urinaires (1).

---

(1) J'ai vu un homme qui, depuis son enfance, rendait tous les
ans, au commencement de l'été, une très-grande quantité de sang
par le canal de l'urètre. Il n'a commencé à ressentir de douleurs
dans la région du rein gauche, que passé l'âge de quarante ans :
tous les ans les douleurs ont augmenté à un point considérable, et
il est survenu une tumeur qui semblait prouver que le rein était
primitivement affecté.

Différentes maladies des reins, dont les progrès sont imperceptibles, peuvent produire l'hématurie. Telle est l'observation que
donne Sébastien Scheffer, dans les Éphémérides d'Allemagne,
dec. 1, *cen.* 9 *et* 10. Un homme rendit beaucoup de sang après
avoir joué à la paume avec excès. Cet accident se renouvelait toutes
les fois qu'il faisait quelque exercice extraordinaire. Il vécut vingt
ans dans cet état; mais, treize ans avant sa mort, il éprouva de
très-grandes douleurs dans les reins; le ventre enfla considérablement, et il rendit quelquefois plusieurs pintes de sang par le canal
de l'urètre. A l'ouverture du cadavre, on trouva que le rein gauche avait acquis un volume monstrueux. Il formait une tumeur qui
occupait presque toute la cavité du ventre, et qui renfermait des
matières de différentes couleurs et de différentes consistances; on
en voyait de jaunes et pleines de corpuscules glanduleux, et il y
avait des calculs raboteux de différentes figures et de la grosseur
du pouce.

1035. En outre, l'existence de l'hématurie idiopathique n'est pas probable, en ce qu'il paraît plus vraisemblable que la pléthore générale produise l'hémoptysie ($\S$ 1022), et qu'il n'y a aucune circonstance bien connue qui puisse déterminer plus particulièrement le sang à se porter vers les reins. L'hématurie idiopathique doit donc être certainement un cas rare, tandis que les exemples d'affections symptomatiques de ce genre sont très-fréquents.

1036. Un des plus communs, est celui où l'hématurie accompagne la néphralgie calculeuse, et paraît évidemment due à une pierre qui blesse la surface interne du bassinet des reins ou de l'uretère. Dans ce cas, le sang qui sort avec l'urine est quelquefois d'un beau rouge vermeil ; mais le plus communément il est d'une couleur noire : la totalité en est quelquefois répandue ou dissoute, et par conséquent entièrement suspendue dans l'urine ; mais s'il s'en trouve une grande quantité, une portion se dépose au fond du vaisseau qui contient le sang évacué avec l'urine. L'apparence du sang varie suivant les différents cas. Si celui qui vient du rein est resté quelque temps en stagnation dans les uretères ou dans la vessie, il se coagule quelquefois ; la partie coagulée se divise ensuite, et sort sous la forme d'une masse grumeleuse de couleur noire ou brune, qui donne en conséquence la même teinte à l'urine évacuée ; ou s'il n'y a qu'une petite quantité de sang, elle ne produit qu'une urine brune semblable à du café. Il arrive aussi quelquefois que le sang qui est en stagnation, et qui se coagule dans les uretères, se moule suivant leur forme, et est en conséquence évacué sous l'apparence d'un ver ; si le gluten du sang coagulé se sépare des globules rouges, comme il arrive quelquefois, la surface externe de cette substance vermiforme est blanchâtre, et le tout ressemble à un tube qui contient une liqueur rouge. J'ai aussi quelquefois observé que le sang qui paraissait avoir été coagulé dans l'uretère, sortait sous une

formé presque sèche, qui ressemblait à une mèche de chan-
delle à moitié brûlée.

1037. Telles sont les différentes apparences que prend le
sang évacué dans l'hématurie calculeuse, lorsqu'il vient particulièrement des reins ou des uretères ; on observe une
grande partie de ces mêmes apparences lorsqu'il ne tire son
origine que de la vessie, et qu'il est produit par la présence
de la pierre dans cette partie : mais les symptômes qui se
manifestent alors, indiquent communément que le siége de
la maladie est différent.

Le sang qui vient du rein ou de l'uretère se coagule quelquefois dans la vessie, et n'en sort qu'avec difficulté ; alors la
douleur et le malaise peuvent paraître résider particulièrement dans la vessie, quoiqu'elle ne contienne pas de pierre ;
mais les symptômes qui ont précédé suffiront communément
pour faire connaître la nature de la maladie.

1038. Il n'est guère nécessaire, dans aucun des cas d'hématurie calculeuse, de mettre en usage les remèdes qui conviennent dans l'hémorrhagie active. Il suffit d'employer
uniquement le régime propre à modérer l'hémorrhagie en
général, et il faut surtout éviter toutes les choses ou toutes
les circonstances qui pourraient irriter les reins ou les uretères. Entre toutes ces causes d'irritation, il n'y en a pas de
plus fréquente ou de plus considérable que la présence des
excréments endurcis dans le colon ; c'est pourquoi il faut
en procurer fréquemment l'évacuation par l'usage des doux
laxatifs.

1039. L'hématurie calculeuse peut proprement être considérée comme un cas d'hématurie ; c'est pourquoi je la
joins aux autres exemples d'hématurie produite par une
violence externe, telle que celle qui est l'effet d'une contusion sur la région des reins, ou d'un exercice violent et
long-temps continué des muscles qui recouvrent ces par-

ties. On a surtout un exemple de la dernière cause dans l'é-
quitation.

1040. On peut encore considérer comme un cas d'hématurie violente, celui où la maladie survient après avoir pris
certaines substances âcres, qui se portent ensuite particulièrement vers les conduits de l'urine ; et qui, enflammant et
gonflant le col de la vessie, produisent la rupture des vaisseaux sanguins qui sont extraordinairement distendus, ce qui
donne lieu à un écoulement sanglant d'urine : l'exemple le
plus connu de ce genre est l'effet des cantharides introduites
en certaine quantité dans le corps, d'une manière quelconque,
et il est possible que quelques autres substances âcres produisent un effet semblable (1).

1041. Outre ces exemples les plus fréquents d'hématurie,
qu'on ne peut considérer comme des hémorrhagies idiopathiques, il y en a quelques autres indiqués par les auteurs,
et qui sont encore évidemment symptomatiques ; tel est
l'écoulement de sang par les conduits urinaires, suite
de la suppression du flux menstruel ou hémorrhoïdal.
Ces cas doivent être regardés comme analogues au vomissement de sang produit par des causes semblables ; et les différentes réflexions que j'ai faites plus haut sur cet objet, peuvent, à ce que je pense, s'appliquer ici, et surtout les con-
clusions que j'en ai tirées (§ 1024). Néanmoins on trouve
très-peu d'exemples de ces deux cas, et particulièrement du
premier.

1042. Il y a cependant un cas d'une semblable hématurie symptomatique, qui mérite d'être observé ; c'est celui
où le flux hémorrhoïdal supprimé occasione, par anastomose, ou uniquement par le voisinage des parties, une dé-

---

(1) On a vu l'hématurie survenir à la suite de l'abus de l'aloès et
des asperges.

termination du sang dans les vaisseaux du col de la vessie, lesquels, par rupture ou par anastomose, laissent échapper le sang qui sort avec les urines ou sans urines. Ce cas a été nommé hémorrhoïdes de la vessie ; et ce nom lui convient assez bien , lorsque cette évacuation tient évidemment lieu de celle qui avait coutume de se faire par le rectum. Quant au traitement des hémorrhoïdes de la vessie, je ne pourrais qu'appliquer ici tous les principes que j'ai établis plus haut, relativement à la cure de l'affection hémorrhoïdale proprement dite.

1043. Il me reste encore à parler d'un autre exemple d'hématurie symptomatique ; c'est celui qui survient dans le cas de petite vérole confluente et putride, de même que dans plusieurs autres maladies putrides. On peut présumer que, dans ces cas, le sang vient des reins; et je pense qu'il sort alors en conséquence de la fluidité qu'il acquiert toujours lorsqu'il approche de l'état de putridité. C'est pourquoi on ne doit pas considérer cette hématurie comme un symptôme d'une affection des reins , mais seulement comme une marque de l'état putrescent du sang.

1044. Dans certaines maladies l'urine est d'une couleur rouge si foncée, que l'on pourrait soupçonner qu'elle est teinte de sang ; et ceci a donné occasion à Sauvages d'indiquer parmi les espèces d'hématuries , l'*hæmaturia spuria*, et l'*hæmaturia lateritia*, dans lesquelles il croit cependant qu'il n'y a pas de sang dans l'urine. Il est souvent important, pour décider la nature de la maladie, de déterminer si la couleur rouge de l'urine est produite par le sang qui y est contenu, ou par un certain état des sels et des huiles qui forment toujours en plus ou moins grande proportion les parties constituantes de l'urine ; et l'on peut communément décider cette question d'après les considérations suivantes.

On a observé plus haut, que quand une quantité considé-

rable de sang est évacuée avec l'urine, il s'en dépose toujours une portion au fond du vaisseau où elle est reçue; et
dans ce cas, on peut, sans hésiter, attribuer la couleur de
l'urine qui est au-dessus, à une partie du sang qui y est répandu. Il ne doit donc y avoir de doute relativement à
la présence du sang dans l'urine, que quand on n'y ob=
serve pas le dépôt dont j'ai parlé plus haut; et que quand
le sang qu'on y croit contenu est dissous ou répandu dans
toute la masse des urines, et y reste, en conséquence, entièrement suspendu. Dans ce cas, on peut communément reconnaître la présence du sang : premièrement, par la couleur qu'il donne aux urines ; car j'ai toujours observé que
cette couleur était différente de celle des urines qui ne contiennent pas de sang, et je pense qu'un peu d'expérience
mettra presque tout le monde en état de faire cette distinction ; deuxièmement, lorsque le sang est mêlé aux urines,
il en diminue toujours la transparence, et il est très-rare que
l'urine, quoique très-colorée, perde sa transparence ; au
moins cela n'arrive presque jamais lorsqu'on examine l'urine
récemment évacuée; troisièmement, lorsque l'urine est mêlée
de sang, si l'on y trempe un morceau de linge, elle le teint
d'une couleur rouge, ce que ne fait jamais l'urine la plus
haute en couleur qui ne contient pas de sang ; quatrièmement, l'urine la plus haute en couleur, où il n'y a pas de
sang, dépose presque toujours en se refroidissant, et en res-
tant au fond du vase, un sédiment briqueté; et s'il arrive
que l'urine sanglante dépose un sédiment qui puisse être une
portion du sang qui y était répandu, on peut facilement en
reconnaître la différence, en ce que le sédiment de l'urine
qui ne contient pas de sang, se redissout entièrement lorsqu'on réchauffe l'urine, ce qui n'arrive jamais lorsque le
sédiment est produit par le sang. En dernier lieu, on ne connaît aucun cas où une portion de l'urine qui ne contient pas
de sang, soit coagulable à un degré de chaleur égal à celui

2.   18

de l'eau bouillante ; mais le sang répandu dans l'urine est encore coagulable à ce degré de chaleur. En conséquence, on peut, par cet essai, déterminer communément la présence du sang dans les urines.

LIVRE V.

Des Profluvia ou des Flux accompagnés de pyrexie.

1045. LES premiers nosologistes ont établi une classe de maladies sous le titre de flux ou de profluvia ; mais comme ils y ont rassemblé un grand nombre de maladies qui n'ont rien de commun que la seule circonstance d'un écoulement augmenté de fluides, lesquels diffèrent aussi beaucoup les uns des autres, j'ai évité un ordre aussi peu convenable, et j'ai distribué la plupart dés maladies comprises par les nosologistes dans cette classe, dans les endroits qui leur sont plus naturels et plus convenables. J'ai néanmoins conservé ici le titre général ; mais je le borne aux flux qui sont constamment accompagnés de pyrexie, et qui, en conséquence, appartiennent nécessairement à la classe de maladies (1) dont je traite présentement.

Il n'y a que deux genres de flux que l'on peut très-constamment regarder comme des maladies fébriles ; savoir, le *catarrhe* et la *dysenterie*, dont je vais en conséquence parler.

_____

(1) L'auteur comprend dans cette classe la pyrexie accompagnée d'une excrétion augmentée , qui, dans l'état naturel, n'est pas sanguine ; on doit, en conséquence, regarder ces flux comme actifs et fébriles, en opposition à ceux qui sont passifs ou spasmodiques.

CHAPITRE PREMIER.

Du catarrhe.

1046. Le catarrhe est une excrétion augmentée du mucus que fournit la membrane muqueuse du nez, de la gorge et des bronches, excrétion qui est accompagnée de pyrexie (1).

---

(1) Le catarrhe est le Genre xl de la Nosologie de l'auteur. Il ajoute au caractère qu'il en donne ici, que la pyrexie qui accompagne le catarrhe, est souvent contagieuse, et que si l'excrétion des glandes muqueuses n'est pas augmentée, il y a au moins une disposition à l'augmentation de cette excrétion.

On doit rapporter particulièrement à ce genre, ceux que Sauvages désigne sous les noms de catarrhe, de rhume de poitrine et de toux. Mais il faut regarder comme symptomatique l'*anacatharsis* ou l'expectoration qui se manifeste de différentes manières dans plusieurs affections de poitrine.

Il y a deux espèces de catarrhe, dont l'une est produite par le froid, et l'autre par la contagion.

I. On doit rapporter au catarrhe produit par le froid,

1º Le catarrhe bénin produit par un refroidissement subit, qui n'est accompagné que d'un mouvement fébrile léger, qui se manifeste le soir, et qui souvent même est à peine sensible ; il est réuni communément à la douleur de tête et à la toux ; mais tous ces symptômes se dissipent facilement.

2º Le catarrhe qui affecte les muscles de la poitrine et du cou, ou d'autres parties qui ont été exposées au froid : la douleur augmente dans ce cas par le tact ; elle est accompagnée de toux, et elle se distingue communément de la douleur de rhumatisme, en ce qu'elle se dissipe facilement en se couvrant bien et en faisant usage des délayants.

3º Le rhume de cerveau ou l'enchifrenement, qui s'annonce par une douleur gravative du front, par l'éternument, la perte de l'odorat, la voix nasale, la dyspnée et la toux ; à ces symptômes

18.

Ceux qui ont écrit sur la médecine-pratique, ainsi que les nosologistes, ont distingué le catarrhe par différents noms,

---

succède un écoulement du nez, d'une matière d'abord limpide, qui ensuite s'épaissit, devient visqueuse et abondante, et dissipe les premiers accidents. Dans cette maladie, que les auteurs ont décrite sous le nom de *coryza*, la membrane pituitaire est enflammée ; elle est plus violente quand les arrière-narines sont affectées, que quand il n'y a que les parties supérieures.

4° La phlegmatorrhagie de Juncker, qui se nomme morfondure quand elle affecte les chevaux. Cette espèce diffère de la précédente, en ce qu'elle n'est pas précédée des signes particuliers au catarrhe ; le nez est tout à coup affecté d'un écoulement considérable et continuel d'une humeur limpide, lymphatique, tel que celui qui s'observe particulièrement chez les vieillards qui ont été exposés à un froid vif ; cet écoulement dure quelquefois plusieurs mois.

5° Le coryza fébrile, qui est un écoulement du mucus des narines, qui survient tous les soirs, et est accompagné du gonflement de la tête, de douleur, et de l'embarras des sinus frontaux.

6° Le rhume catarrhal. Cette espèce se distingue des précédentes par la toux, les douleurs vagues, et le gonflement des parties qui ont été exposées à l'air.

7° La toux catarrhale, qui diffère des autres espèces, parce que ses symptômes sont plus légers. On peut rapporter à cette espèce le catarrhe dont parle Stoll. (Rat. med., tom. I, pag. 135.)

8° La fièvre rémittente catarrhale, ou la fièvre de rhume, qui se reconnaît à la pyrexie, qui se joint aux autres symptômes de catarrhe, et dont les paroxysmes reviennent tous les soirs. Elle paraît quelquefois au commencement des étés chauds et secs, lorsqu'il souffle tous les jours des vents froids.

M. Cullen doute que l'on doive rapporter ici la fièvre catarrhale et vermineuse des enfants, ou la coqueluche. Cette maladie est souvent épidémique parmi les enfants ; elle est accompagnée d'une fièvre violente avec des redoublements tous les jours : la toux est si forte, que l'on dirait que les malades sont sur le point d'être suffoqués, et ils rendent souvent des vers.

suivant qu'il affecte plus ou moins quelques-unes de ces parties de la membrane muqueuse plutôt que d'autres; mais je

---

La céphalalgie catarrhale ne doit pas être regardée comme une
espèce différente, puisque l'on observe dans tous les catarrhes une
douleur de tête plus ou moins violente : tantôt cette douleur n'affecte que la peau ; elle est alors accompagnée de rougeur et augmente par le tact : d'autres fois elle s'étend jusqu'à la calotte apo-
névrotique qui enveloppe le crâne, et elle se modère par le frotte-
ment : quelquefois elle est très-violente et très-difficile à détruire ;
elle est accompagnée de tintements d'oreille, de strabisme, et d'autres symptômes qui varient en raison des organes que la fluxion
affecte. Elle dure communément quarante jours ; quelquefois
cependant elle passe ce temps, et je l'ai vue alors être suivie
d'abcès.

II. On doit rapporter au catarrhe produit par la contagion, les
espèces que Sauvages désigne sous les noms, 1º de catarrhe épidémique, appelé vulgairement *grippe*, *folette* ; 2º le rhume épidémique ; 3º la synoque catarrhale. Toutes ces espèces ne sont que
des variétés de la même maladie.

On trouve dans Sauvages un grand nombre d'espèces de catarrhe, de coryza, et de toux, qui sont symptomatiques: ces espèces
sont, 1º le catarrhe ou le coryza, qui précède la rougeole et
quelquefois la fièvre miliaire ; 2º la toux produite par la gale répercutée ; 3º le coryza produit par l'ulcère des sinus frontaux, auquel on doit rapporter l'ozène ; 4º la toux accidentelle excitée par
l'introduction de quelque corps étranger dans la trachée-artère,
où par les ris, les cris, les acides, etc. ; 5º la toux gutturale, où
la trachée-artère est irritée par une humeur visqueuse ; on l'a vue
aussi produite par une pierre qui s'était formée dans les amygdales ; 6º souvent la sécheresse de la gorge, et quelquefois différents insectes, tels que des vers renfermés dans les poumons, excitent la toux ; des calculs ont produit le même effet : alors il n'y a
pas d'expectoration ; 7º la saburre contenue dans l'estomac, la dentition, l'affection hystérique, la grossesse, les abcès du foie, l'inflammation, les abcès et les engorgements sanguins des poumons,
les concrétions polypeuses qui se forment dans ce viscère ; la goutte

pense qu'il est toujours de la même nature, et qu'il est produit par la même cause, quoiqu'il affecte différentes parties; très-communément toutes sont affectées en même temps : c'est, en conséquence, avec peu de fondement que l'on admet la distinction dont je viens de parler.

On a fréquemment traité cette maladie sous la dénomination de toux; en effet, cette dernière accompagne toujours le type principal du catarrhe, c'est-à-dire l'excrétion augmentée des glandes bronchiques : mais comme la toux est très-souvent un symptôme de beaucoup d'autres affections très-différentes entre elles, c'est improprement que l'on a employé ce terme comme générique.

1047. La cause éloignée du catarrhe est, très-communément, l'action du froid sur le corps. La manière dont elle produit le catarrhe peut s'observer distinctement dans beaucoup de cas; et je crois qu'on l'observerait toujours de même, si l'on connaissait toutes les circonstances qui déterminent le froid à agir sur le corps, ou si l'on y faisait attention. *Voyez* § 94 à 96.

On voit aussi, d'après les mêmes paragraphes, ce qui dispose quelques personnes au catarrhe.

1048. La maladie dont je parle présentement commence en général par une difficulté à respirer par le nez, et par un sentiment de plénitude qui bouche l'ouverture des narines; souvent il s'y joint une douleur sourde, un sentiment de pesanteur dans le front, et quelque roideur dans le mouvement des yeux. Quelquefois, dès que le malade commence à éprouver ces sensations, et toujours immédiatement après qu'elles se sont manifestées, il coule du nez, et même des yeux, un fluide ténu, qui souvent paraît avoir une certaine âcreté,

---

répercutée, les vapeurs métalliques, donnent lieu à autant d'espèces de toux symptomatiques qui seront aisées à distinguer en faisant attention à la maladie primitive.

tant par le goût qu'y trouve le malade, que par les démangeaisons qu'il produit dans les parties sur lesquelles il passe.

1049. Ces symptômes, qui constituent le *coryza* et le *gra-
vedo* des auteurs, sont communément accompagnés d'un
sentiment de lassitude dans tout le corps. Quelquefois on
éprouve des frissons, ou au moins le corps est plus sensible
que de coutume au froid de l'air, et en même temps le pouls
devient, surtout le soir, plus fréquent qu'il ne l'est ordinairement (1).

1050. Il est rare que ces symptômes continuent long-temps
sans être accompagnés d'enrouement, d'un sentiment d'â-
preté et de malaise dans la trachée-artère, et de quelque
difficulté de respirer, que l'on attribue à un resserrement de
la poitrine, et qui est jointe à une toux qui paraît produite
par une irritation que l'on ressent à la glotte. La toux, en
général, est d'abord sèche ; elle occasione des douleurs autour du thorax, et plus particulièrement dans la poitrine.
Quelquefois ces symptômes sont réunis à des douleurs semblables à celles du rhumatisme, que l'on ressent dans différentes parties du corps, particulièrement autour du cou et
de la tête. En même temps l'appétit cesse, la soif survient,
et le malade éprouve une lassitude générale.

1051. Ces symptômes (§ 1048 à 1050) indiquent la violence et le degré de la maladie ; néanmoins elle n'est pas
communément de longue durée. A mesure que le catarrhe
fait des progrès, il se joint à la toux une excrétion abondante de mucus, qui d'abord est ténu, mais qui s'épaissit par
degré, et est rejeté par une toux moins fréquente et moins
laborieuse. La maladie cesse entièrement dès que l'enroue-

---

(1) Quelquefois la pyrexie n'est pas sensible ; alors la maladie
n'est que locale : dans le commencement le pouls est généralement
plein, et il est très rare de le trouver dur.

ment et la douleur de la trachée-artère se dissipent, que les symptômes fébriles diminuent, que la toux devient moins fréquente, et l'expectoration moins abondante.

1052. Tel est généralement le cours de cette maladie; communément elle n'est ni longue, ni dangereuse; mais dans quelques cas on observe tout le contraire. Ceux qui sont attaqués de catarrhe paraissent être plus facilement affectés que de coutume par l'air froid; et si, pendant qu'ils sont dans cet état, ils s'exposent au froid, la maladie qui semblait se dissiper, reparaît souvent avec plus de violence qu'avant, et devient non-seulement plus longue qu'elle ne l'aurait été, mais même plus dangereuse par les autres maladies qui surviennent.

1053. Souvent le catarrhe est accompagné d'un certain degré d'esquinancie tonsillaire; et quand le premier est aggravé par une nouvelle action du froid, l'esquinancie devient aussi plus violente et plus dangereuse, à cause de la toux qui existe en même temps.

1054. Quand le catarrhe a été occasioné par une cause violente, quand il a été aggravé par un mauvais régime, et surtout lorsqu'il est devenu plus violent par l'action nouvelle et souvent réitérée du froid, il se change fréquemment en inflammation de poitrine accompagnée du plus grand danger.

1055. Cependant, à moins qu'il ne survienne des accidents tels que ceux qui sont indiqués (§ 1052 à 1054), le catarrhe est toujours, à ce que je pense, une maladie légère et peu dangereuse chez les personnes saines qui ne sont pas fort avancées en âge : mais chez ceux qui sont disposés à la phthisie, le catarrhe peut produire facilement l'hémoptysie, ou engendrer des tubercules dans les poumons; et lorsqu'il existe déjà des tubercules, le catarrhe accidentel

peut plus facilement en déterminer l'inflammation et produire, en conséquence, la phthisie pulmonaire (1).

1056. Le catarrhe est quelquefois une maladie dangereuse pour les personnes âgées. Chez un grand nombre
d'hommes, à mesure qu'ils avancent en âge, et surtout
quand ils ont commencé à vieillir, la sécrétion du mucus,
qui existe naturellement dans les poumons, se fait en plus
grande quantité, et exige, en conséquence, une expectoration fréquente. C'est pourquoi si le catarrhe survient à de
telles personnes, s'il augmente l'affluence des fluides vers les
poumons, et est joint à un certain degré d'inflammation, il
peut produire la fausse péripneumonie, qui, dans ces cas,
est très-souvent mortelle (2). *Voyez* § 376 à 382.

1057. Il paraît que la cause prochaine du catarrhe consiste dans la détermination augmentée des fluides vers la
membrane muqueuse du nez, de la gorge et des bronches,
jointe à un certain degré d'inflammation qui affecte ces parties. La dernière circonstance est confirmée, en ce que,
dans le cas de catarrhe, le sang que l'on tire d'une veine
offre communément la même croûte inflammatoire qui paraît dans le cas d'inflammation.

1058. Le froid produit probablement le catarrhe, en diminuant la transpiration qui se fait habituellement par la
peau, et en la déterminant, en conséquence, à se porter

---

(1) Ceci est particulièrement vrai dans le cas de catarrhe sporadique; car il est très-rare de voir le catarrhe épidémique suivi
de phthisie.

(2) Quelquefois chez les vieillards le catarrhe produit dans les
poumons un épanchement abondant de mucus séreux capable de
suffoquer le malade tout-à-coup; c'est ce qui constitue le catarrhe
suffocant de Morgagni. Dans ce cas, la mort peut être une suite
de la faiblesse qui met le malade hors d'état d'expectorer.

vers la membrane muqueuse des parties indiquées plus haut.
Une partie du poids que le corps perd journellement par
l'évacuation insensible, est due à la transpiration pulmonaire, d'où il est probable qu'il y a une connexion entre
cette transpiration et celle de la peau, de manière que l'une
peut augmenter dans la même proportion où l'autre diminue ;
d'après ceci, on peut concevoir comment la diminution de la
transpiration cutanée, en conséquence de l'action du froid,
peut augmenter la détermination des fluides vers les poumons, et produire le catarrhe.

1059. Le docteur James Keil a fait quelques observations
qui pourraient, en apparence, rendre cette matière douteuse ; mais il y a quelque erreur dans ces observations.
L'effet évident du froid, quant à la manière dont il produit
le catarrhe, ne laisse en général aucun doute sur cet objet ;
et plusieurs autres circonstances prouvent qu'il existe une
connexion entre les poumons et la surface du corps.

1060. On ne peut déterminer avec certitude si la suppression de la transpiration produit le catarrhe, uniquement en
augmentant la détermination des fluides, ou si la matière de
la transpiration est en même temps portée vers les glandes
muqueuses, et y excite une irritation particulière ; mais la
dernière supposition est assez probable.

1061. Dans le cas de catarrhe ordinaire, qui souvent est
sporadique, on peut douter qu'une matière morbifique agisse
sur les glandes muqueuses ; il est néanmoins certain que les
symptômes du catarrhe dépendent fréquemment de l'action
d'une matière semblable sur ces glandes, comme le prouvent évidemment la rougeole, la coqueluche, et sur-tout
les exemples fréquents de catarrhe contagieux et épidémique.

1062. J'observerai, à l'occasion de ce dernier, qu'il y a
deux espèces de catarrhe, comme je l'ai indiqué dans mon
synopsis de nosologie. L'une, à ce que je crois, est produite par le froid seul, de la manière que j'ai expliquée plus

haut, et l'autre paraît évidemment être l'effet d'une contagion particulière (1).

J'ai indiqué, dans mon synopsis, plusieurs exemples de
pareils catarrhes contagieux, observés depuis le quatorzième
siècle jusqu'à ce jour (2), dont tous les phénomènes ont été

---

(1) Quelques médecins ont pensé que jamais le catarrhe n'était
produit par une contagion particulière, et qu'il était toujours l'effet
des variations de l'atmosphère; mais on ne peut point admettre
leur opinion, si l'on considère que les symptômes pathognomo-
niques de la maladie ont toujours été les mêmes, malgré la variété
des climats et des saisons dans lesquels on l'a observée. D'ailleurs
la promptitude avec laquelle elle s'est répandue dans tous les endroits où il y avait un grand nombre d'hommes de rassemblés ,
ne permet pas de douter qu'elle ne soit souvent contagieuse.
Il faut remarquer que quand cette maladie paraît l'hiver, elle est
en général moins contagieuse, mais plus grave, et l'épidémie dure
plus long-temps que quand elle survient à la fin du printemps ou
de l'été. Ainsi en 1762 et 1775, la maladie a régné en France
l'hiver, et s'est terminée plus fréquemment par la pleurésie ou la
péripneumonie qu'en 1782, où elle n'a paru qu'au commencement
de l'été.

(2) Valescus de Tarenta parle d'un catarrhe épidémique qui a
régné à Montpellier en 1387. On a observé quinze épidémies de ce
genre depuis le commencement du 18e siècle. Les plus remarquables
ont été celles de 1762, 1775 et 1782.

Cette épidémie n'épargne, en général, aucun âge, ni aucun
tempérament ; les riches n'en sont pas plus exempts que les
pauvres; ceux qui vivent renfermés la gagnent de même que ceux
qui sont obligés par état de s'exposer souvent à l'air. Néanmoins
les enfants et les vieillards y sont moins sujets que les adultes ;
aucune maladie ne se répand plus généralement : on a observé que,
dans plusieurs endroits, elle avait attaqué les quatre cinquièmes
des habitants; néanmoins elle est communément très-bénigne, et
dure peu de temps ; celle qui a régné en 1782, cessait communément au bout de six semaines lorsqu'elle s'était manifestée dans
un endroit; sa durée sur chaque individu varie en raison de la vio-

exactement les mêmes ; et la maladie a toujours été pàrticu-
lièrement remarquable, en ce que, de toutes les épidémies
connues, aucune ne s'est répandue plus loin ni plus générale-
lement ; elle a rarement paru dans une contrée de l'Europe,
sans se manifester successivement dans chacune des autres
parties ; et dans quelques cas elle a même été transportée
en Amérique, et s'est répandue sur ce continent, dans tous
les endroits d'où nous avons pu recevoir des observations.

1063. Le çatarrhe produit par la contagion, se manifeste
presque par les mêmes symptômes que ceux qui sont indiqués § 1048 à 1050. Il paraît souvent survenir à la suite de
l'action du froid (1). Il commence par un frisson plus fort
que celui du catarrhe qui est produit par le froid seul, les
symptômes fébriles paraissent plus tôt, et s'élèvent aussi à
un degré plus considérable ; en conséquence, son cours est
plus rapide, et se termine communément en peu de jours,

---

lence de ses symptômes, qui, quoique les mêmes, diffèrent cependant par leur degré. Souvent elle se dissipe en deux ou trois
jours, et l'on n'a guère vu de malade la conserver plus de quinze.

Cette épidémie s'est manifestée plus tôt dans les villes fort peu-
plées que dans les hameaux et les villages ; il y a plusieurs endroits
où elle n'a commencé à paraître que lorsqu'il y était arrivé des
personnes qui avaient habité des lieux où cette maladie régnait.
La dernière n'a paru observer aucun ordre dans la manière dont
elle s'est propagée ; elle a passé de la Chine en Russie, et elle a
parcouru les pays méridionaux de l'Europe.

(1) Il est annoncé par le défaut d'appétit, l'amertume de la
bouche ; la langue est blanche, jaunâtre, couverte de mucus ; le
scrobicule est douloureux au toucher, la région de l'estomac tuméfiée, les hypochondres tendus ; les urines sont d'un jaune foncé, et
sortent quelquefois en excitant un sentiment de chaleur, elles sont
en petite quantité, leur sédiment est d'un blanc rougeâtre, furfuracé, muqueux, briqueté ; la nausée survient presque toujours ;
il y a des envies de vomir, beaucoup de toux, un sentiment d'ardeur au sternum, et oppression de poitrine. (B.)

quelquefois il se juge par une sueur spontanée, et cette sueur produit, chez quelques personnes, une éruption miliaire. Néanmoins, c'est particulièrement l'état fébrile de cette maladie, qui se termine en peu de jours ; car la toux et les autres symptômes de catarrhe continuent fréquemment plus long-temps ; et souvent, lorsqu'ils paraissent se dissiper, ils sont renouvelés par l'action du froid.

1064. En considérant le nombre de personnes qui sont attaquées de l'une ou l'autre espèce de catarrhe, et qui en guérissent promptement sans aucun accident, on peut convenir que la maladie n'est nullement dangereuse : cependant on ne doit pas toujours la regarder comme telle ; car chez quelques personnes, elle est accompagnée d'inflammation de poitrine. Le catarrhe accélère souvent la phthisie, lorsqu'il attaque ceux qui y sont disposés, et il produit fréquemment la mort chez les vieillards, de la manière expliquée plus haut (§ 1054 et 1056).

1065. La curation du catarrhe est presque la même, quand il est produit par le froid ou par la contagion ; elle ne diffère qu'en ce que, dans le dernier cas, les remèdes sont communément plus nécessaires que dans le premier.

Lorsque la maladie est modérée, il suffit communément d'éviter le froid, et de s'abstenir de la nourriture animale pendant quelques jours, ou peut-être de rester au lit, et de prendre fréquemment quelque boisson douce et délayante légèrement chaude, afin de favoriser une sueur très-modérée ; il faut ensuite avoir la précaution de ne s'exposer que par degrés insensibles à l'air libre (1).

---

(1) Il faut, en conséquence, que le malade reste quelque temps dans une chambre plus chaude que de coutume. Morgagni parle d'un catarrhe qui a régné à Padoue en 1730 : son traitement consistait à aider doucement la sueur et à éviter le froid ; car le mal qui survient après la sueur n'est dû qu'à ce qu'on néglige d'entre-

1066. Lorsque la maladie est plus violente, non-seulement il faut observer exactement le régime antiphlogistique, mais il est encore nécessaire de faire usage de différents remèdes.

Le remède le plus convenable pour dissiper la diathèse inflammatoire qui accompagne toujours cette maladie, est la saignée, que l'on doit faire plus ou moins copieuse, et réitérer suivant que les symptômes l'exigent (1).

---

tenir le corps dans une douce chaleur. Toutes les fois que la maladie est légère, cette méthode suffit : il est avantageux de recourir aux sels neutres; mais les diaphorétiques stimulants sont toujours nuisibles, en ce qu'ils déterminent l'inflammation ; c'est pourquoi le peuple détermine souvent le catarrhe à se changer en maladies inflammatoires, en excitant la sueur par des boissons chaudes et du sucre. Il faut observer néanmoins que l'on n'a rien à redouter des sudorifiques légers, surtout les deux premiers jours de la maladie, quand ces remèdes n'occasionent pas de sécheresse à la peau, et que la diathèse inflammatoire n'est pas considérable.

(1) La saignée a été utile dans les cas où la maladie était accompagnée de symptômes inflammatoires, tels que ceux de pleurésie et de péripneumonie. On l'a même réitérée souvent avec avantage; elle a aussi été très-avantageuse aux femmes grosses, dans les cas même où il n'y avait pas de signes évidents d'inflammation. Plusieurs praticiens célèbres ont eu recours à la saignée dans le commencement de la maladie, malgré le symptôme ordinaire d'abattement chez les personnes fortes et robustes, où la chaleur et le malaise étaient considérables ; et ils ont souvent observé qu'après avoir tiré quelques onces de sang, l'état de langueur, l'oppression, et l'anxiété fébrile diminuaient, que la tête et la poitrine se débarrassaient, et que la maladie se terminait facilement sans avoir aucune suite fâcheuse que l'on pût raisonnablement attribuer à la saignée. Voyez *med. trans. v. iij.*

Le seul cas où la saignée n'est pas admissible, est celui où il y a une prostration de force considérable, et des signes évidents de putridité.

Le vomissement (1) est le moyen le plus efficace pour rétablir la détermination des fluides vers la surface du corps, et favoriser en même temps la sécrétion du mucus qui se fait dans les poumons, et qui peut dissiper l'inflammation des membranes de ce viscère.

Pour remplir la dernière indication, on a cru que la scille, la gomme ammoniaque, l'alcali volatil, et quelques autres remèdes, pouvaient être utiles : mais ils ne m'ont jamais paru être fort efficaces; et si la scille a quelquefois été fort utile, je pense que c'est plutôt en raison de sa vertu éméti-que, que par sa vertu expectorante.

Lorsque l'affection inflammatoire des poumons paraît être considérable, il convient, outre la saignée, d'appliquer les vésicatoires sur quelque partie du thorax.

La toux est souvent le symptôme qui fatigue le plus dans cette maladie; on peut, en conséquence, recourir aux adoucissants pour la modérer (§ 373).

Mais si la toux continue encore, lorsque les symptômes

---

(1) Les vomitifs donnés en lavage et plusieurs fois réitérés dès les premiers jours de la maladie, suffisent souvent pour dissiper l'oppression de poitrine, le malaise et les douleurs de tête, et pour accélérer la terminaison de la maladie, surtout quand il y a des symptômes bilieux.

On peut les donner lors même qu'il y a des symptômes de péripneumonie, car ils en préviennent les suites. Il n'y a pas d'expectorant plus efficace, pour les vieillards sujets à un flux de matière visqueuse vers les poumons, que les vomitifs réunis aux sels neutres ou à l'esprit de Mindererus : ils favorisent particulièrement la transpiration. Un de leurs avantages est de relâcher le ventre, et s'ils ne produisent pas cet effet, il faut prescrire un doux laxatif; c'est un moyen de modérer la toux, et la nature semble l'indiquer quelquefois par les douleurs que le malade ressent dans l'estomac et les intestins, et par la diarrhée qui survient chez quelques-uns. Néanmoins tous les purgatifs stimulants sont nuisibles.

inflammatoires sont considérablement diminués, les narcotiques sont le moyen le plus efficace de la modérer ; et dans
ces circonstances, on peut les employer sans aucun danger
(§ 375).

Dès que les états fébrile et inflammatoire de cette maladie sont presque entièrement dissipés, les moyens les plus
efficaces de détruire les restes de l'affection catarrhale, consistent à faire usage pendant long-temps de quelques-uns des
exercices de gestation (1).

CHAPITRE II.

De la Dysenterie (2).

1067. Les selles fréquentes, accompagnées de beaucoup
de coliques et suivies de ténesme, constituent la dysenterie.
Ces selles, quoique fréquentes, sont généralement en petite

---

(1) Ceux qui relèvent de cette maladie se plaignent souvent d'un
état de langueur, de défaut d'appétit, et de ce que leur sommeil est interrompu et ne les ranime pas. Le changement d'air et
l'exercice du cheval sont alors les moyens les plus efficaces pour rétablir le malade. Il est quelquefois nécessaire de recourir au lait,
lorsque la toux est rebelle.

(2) La dysenterie est une pyrexie contagieuse, où il y a des déjections fréquentes, muqueuses, ou sanguinolentes, dans lesquelles
on n'observe pas communément d'excréments ; les tranchées et le
ténesme se réunissent à ces symptômes. N. C.

Il n'y a qu'une seule espèce de dysenterie que Sauvages a décrite sous différents noms. Car la dysenterie épidémique, celle qui
règne dans les armées, et celle que l'on a appelée équinoxiale,
parce qu'elle règne dans les Indes vers le temps des équinoxes, ne
sont qu'une seule et même maladie.

On observe plusieurs variétés dans la dysenterie : 1° lorsque
les malades rendent des vers, on la nomme vermineuse ; 2° quand

quantité, et la matière évacuée consiste principalement en une matière muqueuse mêlée quelquefois de sang. Tant que la maladie subsiste, il sort rarement de véritables excré— ments; et s'il en sort, ils sont communément d'une forme compacte et dure.

1068. La maladie règne particulièrement l'été et l'au-

on remarque comme des morceaux de chair dans les excréments, on l'appelle *dysenteria carnosa*; 3° la dysenterie intermittente est compliquée avec la fièvre qui porte ce nom; 4° la dysenterie blanche est celle où l'on n'observe pas de sang dans les matières que rendent les malades; 5° on nomme miliaire celle qui est accompagnée d'une éruption miliaire.

On doit regarder comme symptomatiques, 1° la dysenterie spontanée bénigne qui survient chez les pléthoriques sans fièvre et sans obstruction du foie, telle est celle que l'on observe chez les enfants et qui dure plusieurs mois; les personnes qui mènent une vie sédentaire et mangent beaucoup y sont également sujettes; 2° la dysenterie cataméniale d'Horstius, qui survient dans le temps où doivent paraître les règles chez les femmes, ou qui revient périodiquement à la suite des hémorrhagies du nez supprimées; 3° la dysenterie des femmes grosses, qui s'observe fréquemment au bout de quelques jours de mariage, ou qui précède l'accouchement; 4° la dysenterie atrabilaire, qui est accompagnée de fièvre putride, et dans laquelle les malades rendent des déjections brunes, verdâtres, ou noires, extrêmement fétides; souvent les urines sont, dans cette maladie, couleur de café et très-fétides; 5° la dysenterie syphilitique, entretenue par un vice vénérien; cette variété, si elle a été observée, est très-rare; 6° la dysenterie scorbutique, qui est un flux de sang qui survient dans le scorbut; 7° la dysenterie polonaise, qui quelquefois, dit-on, accompagne le plica polonica; 8° la dysenterie produite par l'abcès du mésentère.

On doit rapporter à la diarrhée, 1° la dysenterie qui attaque les étrangers nouvellement arrivés à Paris, à Londres, à Amsterdam et surtout dans les Indes-Orientales; 2° la dysenterie produite par l'abus des purgatifs, des fruits rouges, tels que les cerises, les pêches, les abricots, etc.

2. 19

tomne, en même temps que les fièvres automnales intermittentes et rémittentes ; et elle est quelquefois réunie ou
compliquée avec ces mêmes fièvres (1).

1069. Elle s'annonce quelquefois par des frissons et d'autres symptômes de pyrexie ; mais ceux d'affection locale se
manifestent communément les premiers. Le ventre est con-
stipé et les intestins sont extraordinairement remplis de
vents ; un degré de diarrhée est quelquefois le premier
symptôme de la dysenterie, néanmoins cela est rare ; elle
commence le plus souvent par des tranchées et des envies
fréquentes d'aller à la selle. Le malade rend peu de chose
à chaque fois qu'il veut évacuer, mais il se plaint de tenesme. Les selles deviennent par degrés plus fréquentes,
les tranchées plus violentes et le tenesme plus considérable :
à ces symptômes se joint la perte de l'appétit ; fréquemment
le malaise, la nausée et le vomissement tourmentent aussi
le malade. En même temps il y a toujours plus ou moins
de pyrexie, qui est quelquefois du genre des rémittentes,
et observe la période tierce. D'autres fois la fièvre est évidemment inflammatoire, et très-souvent d'un genre putride.
Ces états fébriles accompagnent la maladie pendant tout son
cours (2), surtout lorsqu'elle se termine promptement par

---

(1) La dysenterie attaque plutôt les pauvres que les riches; elle
est plus grave chez les enfants que chez les adultes ; elle enlève
plutôt les personnes faibles que celles qui sont robustes. Elle est
toujours contagieuse, il paraît même qu'on ne peut la distinguer de
la diarrhée que par la contagion.

(2) Lorsque la dysenterie a duré quelque temps, la fièvre diminue, parce que la réaction qui était d'abord générale est devenue
locale; néanmoins tant que la maladie subsiste, la peau est res-
serrée et sèche, il est difficile de rétablir la transpiration et les
sueurs. Quelquefois l'urine est supprimée pendant plusieurs jours.
Le ventre est plus ou moins tuméfié chez tous les malades, même
lorsque les symptômes les plus fâcheux commencent à se dissiper.

la mort. Dans d'autres cas , l'état fébrile disparaît presque
entièrement , et néanmoins les symptômes propres à la dysenterie subsistent long-temps après.

1070. Quelle que soit la durée de la dysenterie , la matière évacuée par les selles pendant son cours varie beaucoup. Quelquefois c'est uniquement une matière muqueuse ,
où il n'y a pas de sang , et qui constitue la maladie que
Rœderer a nommée *morbus mucosus* , et d'autres *dysenteria
alba*. Néanmoins, le plus souvent le mucus évacué est plus
ou moins mêlé de sang. Quelquefois on n'en aperçoit que
des filets mélangés avec la matière muqueuse ; mais d'autres
fois le sang est plus abondant , et teint toute la matière
évacuée ; dans quelques cas on rend une quantité considérable de sang pur et sans mélange. La couleur et la consistance de la matière évacuée varient aussi : communément
son odeur est forte et d'une fétidité extraordinaire. Il est probable que l'on rend quelquefois de vrai pus , et fréquemment une sanie putride , qui vient des parties gangrénées.
Très-souvent la matière liquide est mêlée avec d'autres matières visqueuses qui ont l'apparence membraneuse , et fréquemment avec de petites masses qui ressemblent à une matière sébacée.

1071. Tant que les évacuations de ces différentes matières sont, comme il arrive dans beaucoup de cas, extraordinairement fréquentes , il est rare d'y apercevoir les excréments naturels ; et lorsque cela arrive, ils sont, comme
je l'ai dit, sous la forme de scybala , c'est-à-dire, de boules
durcies et séparées. Lorsque ces excréments sortent, soit
par les efforts de la nature, ou par le secours de l'art , ils

Quelquefois ils rendent une grande quantité de sang pur , ce qui
est un signe fâcheux , surtout lorsque les extrémités deviennent
froides.

modèrent tous les symptômes , et surtout les selles fréquentes , les tranchées et le ténesme.

1072. La maladie subsiste plus ou moins de temps avec toutes ces circonstances. Lorsque la pyrexie qui l'accompagne est d'un genre inflammatoire violent (1) , et surtout de nature très-putride, la dysenterie se termine souvent par la mort en très-peu de jours, et on observe tous les signes qui indiquent la gangrène. Quand l'état fébrile est plus modéré ou disparaît entièrement, souvent la maladie se prolonge plusieurs semaines , et même plusieurs mois ; mais alors même, après avoir duré plus ou moins, souvent elle se termine d'une manière fatale ; et généralement la mort survient en conséquence du retour et de l'augmentation considérable des états putride et inflammatoire . Dans quelques cas , la maladie cesse spontanément ; la fréquence des selles, les tranchées et le ténesme diminuent par degrés , pendant que les excréments naturels reviennent. D'autres fois elle continue long-temps , avec des symptômes modérés , et se termine par une diarrhée ; quelquefois elle est accompagnée de symptômes de lienterie.

1073. On a différemment jugé des causes éloignées de cette maladie. Elle survient généralement l'été ou l'automne, lorsque des chaleurs considérables ont dominé quelque temps, et spécialement après des constitutions très-chaudes, et en même temps très-sèchés de l'atmosphère. La dysenterie est beaucoup plus fréquente dans les climats chauds que

---

(1) Il y a peu d'espoir dans la dysenterie , si la soif est extrême, la langue sèche et raboteuse , de couleur cendrée ou livide , surtout si le ventre est gonflé , tendu , et offre une certaine résistance au toucher. Les aphthes de l'intérieur de la bouche , le hoquet , la difficulté de la déglutition , et un écoulement d'eau fétide de l'anus indiquent les approches de la mort.

dans ceux qui sont plus froids (1). En conséquence, elle paraît dans les mêmes circonstances et dans les mêmes saisons qui affectent considérablement l'état de la bile dans le corps humain. Mais comme le *cholera morbus* se manifeste souvent sans aucun symptôme de dysenterie, et que l'on a remarqué que des évacuations considérables de bile modéraient ces derniers, il est difficile de déterminer quelle analogie il y a entre cette maladie et l'état de la bile.

1074. On a observé que les exhalaisons qui s'élèvent des substances animales très-putrides, affectaient facilement le canal alimentaire; elles produisent certainement la diarrhée dans quelques occasions : mais je n'ai jamais été à portée de m'assurer avec certitude si ces exhalaisons occasionaient toujours une véritable dysenterie.

1075. Souvent la dysenterie est évidemment produite par l'application du froid; mais elle est toujours contagieuse; elle devient épidémique dans les camps et dans d'autres endroits, par la propagation d'une semblable contagion, indépendamment du froid ou des autres causes qui peuvent la déterminer. Il est donc douteux que l'action du froid donne toujours lieu à la maladie, excepté dans les cas où la contagion particulière a déjà été introduite dans le corps; et il est probable, d'après tout ce que je viens de dire, qu'une

---

(1) La chaleur ne suffit pas pour la produire; le froid et l'humidité sont les causes qui la déterminent le plus souvent, car on observe qu'elle règne particulièrement lorsqu'une pluie froide succède à une grande chaleur.

C'est à tort que quelques auteurs ont regardé l'usage des fruits d'été ou d'automne comme une des causes de la dysenterie; on a observé dans plusieurs épidémies que ceux qui en avaient mangé immodérément, étaient exempts de la maladie, ou n'en étaient que légèrement affectés; bien plus il paraît, d'après un passage d'Alexandre de Tralles, qu'on a eu recours de tout temps avec succès à ces fruits pour guérir la dysenterie.

telle contagion doit toujours être considérée comme la cause éloignée de la dysenterie.

1076. Je ne puis déterminer si cette contagion , de même que beaucoup d'autres, est d'une nature permanente, et si elle ne manifeste ses effets que dans certaines circonstances qui la rendent active , ou si elle n'est produite que par des causes occasionelles : en admettant la dernière supposition , je ne puis dire comment cette contagion est engendrée. Nous n'en savons pas davantage sur sa nature, considérée en elle-même ; ou au moins nous savons uniquement que communément elle paraît être , de même que beaucoup d'autres contagions, de nature putride et capable de communiquer au corps humain une disposition à la putridité. Néanmoins cela n'explique nullement la puissance particulière que cette contagion a de produire les symptômes qui constituent proprement et essentiellement la dysenterie (§ 1067).

1077. La cause prochaine de ces symptômes est encore obscure. Suivant l'opinion commune, la dysenterie dépend d'une matière âcre introduite ou engendrée dans les intestins mêmes, qui augmente leur mouvement péristaltique , et donne lieu, en conséquence, aux selles fréquentes que l'on observe dans cette maladie. Mais on ne peut admettre cette supposition : car, dans tous les cas connus où des substances âcres agissent sur les intestins et produisent des selles fréquentes, elles occasionent en même temps des évacuations copieuses , effet que l'on doit attendre de semblables substances appliquées sur une certaine étendue des intestins. Néanmoins ce n'est pas ce qui arrive dans la dysenterie, où les déjections, quoique fréquentes , sont généralement en très-petite quantité , et telles que l'on peut supposer qu'elles viennent uniquement des parties inférieures du rectum. Quant aux portions supérieures des intestins , et particulièrement celles du colon, il est probable qu'elles

sont dans un degré extraordinaire et considérable de constriction : car, comme je l'ai observé plus haut, on rend
rarement des excréments naturels ; et lorsque cela arrive ,
ils ont une forme qui donne lieu de supposer qu'ils ont été
retenus long-temps dans les cellules du colon, et qu'en conséquence cet intestin a été affecté d'une constriction extraordinaire. Ceci est confirmé par presque toutes les ouvertures
des cadavres de ceux qui sont morts de la dysenterie ; lorsque la gangrène n'avait pas entièrement détruit la texture et la forme des parties, on a trouvé chez eux de très-
grandes portions des gros intestins affectées d'une constriction
très-considérable.

1078. Je crois, en conséquence, que la cause prochaine
de la dysenterie, ou au moins la principale partie de la
cause prochaine ; consiste dans une constriction extraordinaire du colon ; que c'est elle qui donne lieu en même
temps à ces efforts spasmodiques que l'on aperçoit pendant
les tranchées violentes, et qui, en se propageant jusqu'au
rectum, produisent la fréquence des selles muqueuses et le
tenesme. Mais, que l'on admette cette explication ou non ,
il est toujours certain que les excréments endurcis retenus
dans le colon, sont la cause des tranchées, des selles fréquentes et du tenesme : car l'évacuation de ces excréments,
excitée par la nature ou par l'art, modère les symptômes
dont je viens de parler ; ceci est encore confirmé d'une manière plus complète et plus utile, par la cure la plus prompte
et la plus heureuse de la dysenterie, que l'on obtient en
s'attachant de bonne heure et constamment à prévenir la
constriction du colon et la stagnation fréquente des excréments dans cet intestin.

1079. J'ai tenté de déterminer de cette manière la cause
prochaine de la dysenterie, et d'indiquer en conséquence,
en même temps, la partie principale de la cure, qui, faute
d'avoir une idée juste de la nature de la maladie, paraît

avoir varié à plusieurs égards, et ne pas avoir été déterminée par les praticiens.

1080. Un des plus célèbres médecins de nos jours, et l'un de ceux qui avaient le plus d'expérience sur cette maladie, semble croire que le moyen le plus efficace de la guérir est d'employer assidûment les purgatifs : on peut varier les moyens curatifs ; mais les plus doux laxatifs suffisent communément ; ils sont même les plus sûrs, vu qu'il faut les réitérer fréquemment, et surtout à raison de l'état inflammatoire qui accompagne si fréquemment la maladie. Tous les laxatifs qui produisent une évacuation des excréments naturels, et qui sont en conséquence suivis de la rémission des symptômes, suffiront pour opérer la guérison. Mais si les laxatifs doux n'occasionent pas l'évacuation dont je viens de parler, on doit employer quelques médicaments plus actifs ; et je n'en ai trouvé aucun mieux adapté à cette maladie, ou plus convenable, que le tartre stibié, donné à petites doses, et à des intervalles convenables pour le déterminer à agir particulièrement par les selles. La rhubarbe, que l'on emploie si fréquemment, est, à plusieurs égards, un des purgatifs qui conviennent le moins (1).

1081. Les vomitifs ont été regardés comme le principal remède dans cette maladie. On peut les employer utilement dans ses commencements, en ayant égard à l'état de l'esto-

---

(1) La rhubarbe purge peu ou point ; son action est toujours très-lente ; elle augmente presque toujours les tranchées et le gonflement du bas-ventre ; sa vertu astringente, sur laquelle on compte beaucoup, loin d'être utile, ne peut être que très-funeste dans la dysenterie. Ceux qui ajoutent la cannelle et autres aromates à la rhubarbe, dans le dessein de dissiper les vents et de fortifier les intestins, aggravent le mal : ce n'est pas lorsque les intestins sont affectés d'inflammation que l'on doit songer à les fortifier.

mac et de la fièvre; mais il n'est pas nécessaire de les réitérer souvent; ils sont même peu utiles, si ceux que l'on
emploie n'agissent aussi par les selles. L'ipécacuanha ne paraît jouir d'aucune vertu spécifique; et il n'est efficace que
quand on le donne de manière à agir particulièrement par
les selles.

1082. Les lavements peuvent quelquefois être utiles pour
dissiper la constriction du colon, et évacuer les excréments qui
y sont retenus (1); mais il est rare qu'ils soient aussi efficaces
que les laxatifs donnés par la bouche; et les lavements âcres,
qui ne sont pas assez actifs pour évacuer les matières contenues dans le colon, peuvent être nuisibles en stimulant trop
le rectum.

1083. Les tranchées fréquentes et violentes qui accompagnent cette maladie, conduisent presque nécessairement
à l'usage des narcotiques; ces remèdes sont très-efficaces pour
modérer les tranchées; cependant en interrompant l'action
des petits intestins, ils favorisent la constriction du colon;
et, en conséquence, aggravent quelquefois la maladie (2);

---

(1) Les lavements avec la décoction de graine de lin, le lait, la
graisse fondue ou l'huile, et autres adoucissants, soulagent quelques
malades; mais comme ils augmentent quelquefois les douleurs, il
ne faut en faire prendre que rarement et en petite quantité.

(2) Plusieurs médecins, persuadés que l'opium empêchait l'évacuation des matières putrides, ont entièrement banni ce remède du
traitement de la dysenterie. Il est en effet possible qu'il diminue la
sensibilité des intestins et empêche l'évacuation des matières qui
y sont contenues, mais cet effet n'est que passager; l'action de
l'opium ne dure que cinq ou six heures, la constriction et la rétention de la matière irritante ne peuvent augmenter beaucoup en
aussi peu de temps. En outre la matière morbifique n'est nullement
évacuée par les déjections muqueuses, qui n'ont lieu qu'en conséquence de l'irritation du rectum. On objecte encore que les nar-

ils font même communément beaucoup de mal, lorsque leur usage suspend en quelque sorte celui des purgatifs ; car je pense que c'est uniquement parce que l'on néglige les derniers, que les narcotiques deviennent fort nécessaires.

1084. Lorsque les tranchées sont fréquentes et violentes, on peut quelquefois parvenir à les modérer par le demi-bain (1) ou les fomentations sur l'abdomen, continuées

---

cotiques, en diminuant la constriction du colon, suspendent aussi l'action des petits intestins, qu'ils leur enlèvent la force nécessaire pour vaincre la résistance qu'oppose le colon au passage des matières qui y sont contenues ; qu'ils ne peuvent en conséquence que pallier les symptômes, et qu'après leur action, la constriction peut revenir avec plus de violence. On peut répondre à cette objection, qu'il est rare que les narcotiques produisent ces effets : souvent après leur usage les purgatifs agissent plus facilement et plus sûrement. Néanmoins s'ils empêchent l'action des purgatifs comme on l'a quelquefois observé, il faut les éviter et recourir à d'autres moyens tels que les fomentations sur le bas-ventre.

On doit attribuer la diversité des remèdes que l'on 'a recommandés dans la dysenterie, aux variétés dont cette maladie est susceptible, en raison de la constitution de chaque individu et de la nature des épidémies ; ainsi Sydenham en a guéri par l'usage seul du laudanum, sans employer d'autres remèdes : mais cette pratique est rarement admissible. L'opium est toujours nuisible les premiers jours de la maladie, il donne lieu à d'autres affections inflammatoires très-graves ; il ne convient que quand les excréments naturels ont commencé à sortir, il est même alors absolument nécessaire pour hâter la guérison parfaite.

(1) George Baker rapporte dans son traité de la dysenterie qui a régné à Londres en 1762, qu'ayant fait mettre dans le bain un malade qui, depuis huit jours, était tourmenté par cette maladie, la douleur se dissipa tout-à-coup ; il survint une évacuation considérable que suivit une prompte guérison.

quelque temps. On peut, dans le même cas, calmer les douleurs, et, à ce que je crois, dissiper la constriction du colon, en appliquant les vésicatoires sur le bas-ventre.

1085. Dans le commencement de cette maladie, lorsque la fièvre est considérable, la saignée peut être convenable et même nécessaire chez les malades qui ont suffisamment de force; on doit même la réitérer lorsqu'il y a plénitude et dureté du pouls, avec d'autres symptômes de disposition inflammatoire; mais comme la fièvre qui accompagne la dysenterie est souvent du genre putride, ou en prend la nature dans le cours de la maladie, la saignée doit être employée avec beaucoup de précaution (1).

1086. De ce que je viens de dire sur la nature de cette maladie, il est facile de conclure que l'usage des astringents doit être absolument pernicieux dans ses commencements.

1087. On peut douter qu'une matière âcre soit la cause primitive de cette maladie; mais le dérangement des fonctions de l'estomac, et la stagnation des fluides dans ce viscère, qui accompagnent la maladie, donnent lieu de présumer qu'il y a quelques matières âcres qui résident constamment dans l'estomac et les intestins, et qu'en conséquence on peut toujours employer utilement les adoucissants. En outre, comme les substances douces huileuses introduites

---

(1) La saignée convient particulièrement dans le commencement de la maladie lorsqu'on observe des signes d'inflammation; mais on doit la réitérer dans les temps plus avancés, lorsque le malade est jeune et fort, que la douleur est extrême et la fièvre très-violente. C'est à tort que l'on craint d'affaiblir le malade lorsqu'il s'agit de la vie. George Baker pense que les préjugés que l'on a eus contre l'usage de la saignée ont été très nuisibles dans la dysenterie.

dans les intestins en grande quantité deviennent toujours laxatives, je pense que les adoucissants oléagineux sont les plus utiles (1).

1088. Cette maladie est si souvent de nature inflammatoire ou putride, qu'on ne peut douter qu'elle n'exige un régime végétal et acescent. L'usage du lait dans son état naturel peut être douteux dans beaucoup de cas (2); mais on peut souvent accorder un peu de crème, et le petit lait est toujours convenable.

Dans les premiers temps de la maladie, on permettra les fruits doux et légèrement acides, leur usage est même nécessaire. C'est uniquement dans les temps plus avancés

---

(1) On a remarqué que l'huile douce de ricin était un eccoprotique très-utile pour dissiper les coliques rebelles et la constriction spasmodique des intestins.

On peut donner, dans le cours de la dysenterie, les remèdes qui tiennent en quelque sorte lieu du mucus naturel, qui, dans l'état de santé, sert à lubrifier les intestins. On doit particulièrement prescrire les émulsions faites avec l'huile d'amandes douces, le blanc d'œuf, l'amidon, le mucilage de salep que Degner regarde comme un des meilleurs antidysentériques. Vers la fin de la maladie, on peut, à l'exemple de Baker, donner le lait de vache dans lequel on a fait bouillir de la graisse nouvelle, et y ajouter un peu d'amidon. Le beurre fondu donné par cuillerées a été utile dans quelques épidémies. Ludovic, au rapport de Degner, guérit une dysenterie épidémique qui ravageait une armée, en donnant du lait chaud dans lequel on avait fait fondre de la cire. Dans la guerre de 1758, les médecins des armées anglaises ont ajouté avec avantage un peu de savon à ce remède, pour rendre la cire plus soluble.

(2) Il faut bannir tous les bouillons faits avec les substances animales, se borner à la tisane d'orge ou de riz. Mais le petit lait est préférable à tous les autres remèdes; il a seul suffi dans plusieurs dysenteries pour déterminer une prompte guérison.

qu'une acidité morbifique paraît dominer dans l'estomac, et exiger quelque réserve sur l'usage des acescents. Dans les commencements, les absorbants semblent superflus, et ils peuvent nuire par leurs vertus astringente et septique.

1089. Lorsque cette maladie est compliquée de fièvre intermittente, et qu'elle est prolongée particulièrement par cette circonstance, on doit la traiter comme les fièvres intermittentes, en donnant l'écorce du Pérou, qui néanmoins n'est guère admissible dans les premières périodes de la maladie.

SECONDE PARTIE.

Des Névroses ou maladies nerveuses (1).

1090. Presque toutes les maladies du corps humain, considérées sous un certain point de vue, pourraient être qualifiées du titre de *nerveuses*; mais une dénomination aussi générique ne serait d'aucun usage; et cependant, il ne paraît pas convenable de limiter ce terme, en l'appliquant, comme on a fait jusqu'ici, d'une manière vague et inexacte, aux affections hystériques et hypochondriaques (2), qui elles-mêmes ne peuvent guère être définies avec une précision suffisante.

1091. Je propose ici de comprendre sous le titre de *névroses* ou *maladies nerveuses*, toutes les affections contre nature du sentiment ou du mouvement, où la pyrexie ne constitue pas une partie de la maladie primitive; et toutes celles qui ne dépendent pas d'une affection topique des organes, mais d'une affection plus générale du système nerveux, et des puissances du système d'où dépendent plus spécialement le sentiment et le mouvement.

---

(1) Les névroses ou maladies nerveuses consistent dans la lésion du sentiment et du mouvement, sans pyrexie idiopathique, ou sans maladie locale. N. C.

(2) Les médecins anglais ont les premiers, à l'exemple de Willis leur compatriote, désigné ces maladies sous le nom de nerveuses. Whytt a borné mal-à-propos le terme de maladies nerveuses à celles qui affectent le canal alimentaire. Il paraît plus convenable de comprendre dans cette classe toutes celles qui sont occasionées par la faiblesse des nerfs ou par l'irrégularité des fonctions qui en dépendent.

1092. J'ai établi une classe de ces maladies, sous le titre de *névroses* ou de *maladies nerveuses*. Je les ai ensuite distinguées en ce qu'elles consistent, ou dans l'interruption et la faiblesse des puissances sensitives et motrices, ou dans l'irrégularité avec laquelle ces puissances exécutent leurs fonctions ; je les ai en conséquence divisées en quatre ordres sous les noms de *comata*, *adynamiæ*, *spasmi et vesaniæ*, que je définirai à mesure que j'aurai occasion d'en traiter plus particulièrement.

LIVRE PREMIER.

Des Comata (1) *ou perte du mouvement volontaire.*

1093. JE comprends sous ce titre les affections que l'on appelle communément maladies soporeuses ; mais on les distingue plus convenablement en ce qu'elles consistent dans quelque interruption ou dans quelque suppression des puissances d'où dépendent le sentiment et le mouvement volontaire, ou de ce qu'on appelle les fonctions animales. Ces fonctions sont ordinairement suspendues pendant le temps du sommeil naturel : mais le sommeil, ou même l'apparence du sommeil, n'est pas constamment un symptôme de toutes les maladies comprises sous ce titre. Je ne puis indiquer et

____

(1) **Dans les maladies comprises sous ce nom, il y a une diminution du mouvement volontaire, accompagnée d'un état soporeux, ou de la suspension des sens. N. C.**

Les nosologistes se sont servis du terme de *sopor* pour exprimer un état qui ressemble au sommeil naturel, et j'ai rendu ce terme par *état soporeux*.

expliquer convenablement que deux genres de maladies qui
doivent se rapporter à cet ordre. Je vais en parler sous **les**
titres d'apoplexie et de paralysie (1).

CHAPITRE PREMIER.

De l'Apoplexie.

1094. L'APOPLEXIE est une maladie dans laquelle tous les
sens externes et internes, et tous les mouvements volontaires, sont, jusqu'à un certain point, détruits, pendant que
la respiration et l'action du cœur subsistent. On la distingue
de la *paralysie*, en ce qu'elle est une affection de toutes les
puissances qui servent au sentiment et au mouvement volontaire ; et de la *syncope*, en ce qu'elle existe pendant que la
respiration et l'action du cœur continuent. J'ai de plus ajouté
à la définition ordinaire de l'apoplexie, que les puissances
qui servent au sentiment et au mouvement ne sont détruites
que jusqu'à un *certain point ;* voulant faire entendre par-là
que, sous le titre d'apoplexie, je comprends ici les maladies qui, n'en différant que par le degré, ne peuvent, relativement à la pathologie ou à la pratique, en être convenablement distinguées : telles sont les maladies dont on traite

(2) Le docteur Chandler a donné, en 1785, des recherches sur
ces deux maladies, qui ne sont qu'un commentaire de notre auteur ; j'ai en conséquence tâché d'en extraire ce qui m'a paru être
le plus utile. Ainsi il observe avec raison que la méthode admise
par M. Cullen, indique fortement la relation qui existe entre ces
deux maladies, et y jette un nouveau jour. Le changement fréquent
de l'apoplexie, en paralysie, et de la paralysie, quand elle est mortelle, en apoplexie, prouve suffisamment que ces deux maladies ne
doivent pas être séparées.

quelquefois sous les noms de *carus*, de *cataphora*, de *coma* et de *léthargie* (1).

----

(1) Cette maladie est caractérisée par la diminution de tous les mouvements volontaires et par un état soporeux plus ou moins profond , pendant lequel le mouvement du cœur et des artères subsiste. N. C.

M. Cullen comprend sous le nom d'apoplexie le carus et le cataphora : ces maladies ne diffèrent, dans le fait, de l'apoplexie, qu'en ce qu'elles sont moins violentes ; ainsi dans l'apoplexie le malade tombe tout à coup , et les mouvements volontaires sont entièrement suspendus : elle diffère de la paralysie en ce qu'elle affecte tout le système et quelle est toujours accompagnée d'un assoupissement profond qui est très-rare dans la paralysie. C'est le degré d'assoupissement qui distingue les différentes espèces d'apoplexie, et on ne peut établir de limites entre les divers degrés d'assoupissement. Car le sommeil naturel même est sujet à beaucoup de variétés chez les différents hommes ; les uns sont facilement éveillés, d'autres difficilement. Il en est de même de l'apoplexie , les unes sont légères ; dans d'autres on ne peut tirer les malades de leur assoupissement par les plus forts stimulants. Mais ces différences né constituent pas plusieurs espèces.

Dans le carus , l'assoupissement est tel qu'on peut à peine en tirer le malade : il n'a que très-peu de sentiment, il n'exécute les mouvements volontaires qu'avec une difficulté extrême. Néanmoins la respiration et le pouls sont à peu près comme dans l'état naturel ; la déglutition se fait quoiqu'imparfaitement ; si on tiraille ou pique profondément le malade , il ouvre les yeux , mais il les referme aussitôt, et ne répond pas aux questions qu'on lui fait ; enfin cet état ne diffère de l'apoplexie qu'en ce que la respiration n'est pas stertoreuse.

Le cataphora , ou la somnolence , consiste dans un assoupissement continuel , sans fièvre ni délire : le malade a un sentiment obscur ; on peut, en le tourmentant, l'éveiller ; il parle, ou répond aux questions qu'on lui fait, ouvre les yeux, se remue et retombe tout à coup dans son premier état. Cette maladie n'est pas accompagnée de respiration stertoreuse, comme l'apoplexie, si ce n'est

1095. L'apoplexie et tous ses différents degrés affectent
le plus communément les personnes avancées en âge, et spé-

aux approches de la mort ; il n'y a jamais de fièvre comme dans le
carus, et on réveille plus facilement le malade.

On peut, à ce que croit M. Cullen, rapporter à l'apoplexie la
catalepsie et l'extase.

La catalepsie consiste dans la suppression de tous les sens et
des mouvements volontaires ; le pouls et la respiration subsistent,
mais sont à peine sensibles ; les muscles sont dans l'état de contraction où les a laissés la volonté ; et si on remue un membre, il
reste dans la position où on le met. Cette maladie attaque tout à
coup, quelquefois elle revient à des périodes fixes ; d'autres fois
elle est déterminée par les affections de l'âme.

Elle dure souvent quelques minutes, et rarement plusieurs heures ; quand elle cesse, les malades semblent sortir d'un sommeil
profond, et ils ne se ressouviennent pas de ce qui s'est passé pendant l'accès. Cette affection est souvent réunie à d'autres maladies,
telles que l'hystéricisme.

L'extase ne diffère de la catalepsie, qu'en ce que les membres
du malade ne restent pas dans la position où on les met, et conservent celle où ils se trouvaient dans le temps de l'accès ; le sentiment et le mouvement y sont totalement détruits : cette maladie
est produite par les contemplations profondes et les vives affections de l'ame.

Il semble que l'on doit regarder comme des maladies symptomatiques, la typhomanie et la léthargie.

La typhomanie est une maladie dans laquelle il y a un assoupissement simulé ou apparent, quoique le malade veille réellement, ou bien il y a un sommeil léger, accompagné de délire et
de fièvre. Le malade conserve du sentiment et de la sensibilité ; il
parle ou répond, mais hors de propos.

La léthargie ne diffère de la typhomanie qu'en ce que le malade
né se souvient nullement de ce qu'on lui a dit, et ne s'occupe
d'aucun objet ; quelquefois même il oublie tout ce qu'il savait
avant.

L'apoplexie est idiopathique ou symptomatique.

cialement celles qui ont passé soixante ans. Elle attaque le
plus souvent ceux qui ont la tête large et le cou court, ceux

Les espèces d'apoplexie idiopathique sont,

I. L'apoplexie *sanguine*, dans laquelle il y a des signes de pléthore universelle, et particulièrement de la tête. On doit rapporter
à cette espèce, 1° l'apoplexie sanguine des auteurs ou le coup de
sang, qui attaque principalement les sexagénaires pléthoriques, et
qui est la plus fâcheuse de toutes les espèces d'apoplexie. 2° Le carus spontané, ou l'apoplexie sanguine légère de Rivière. Cette espèce s'annonce souvent par la céphalalgie, le vertige et une pyrexie continue; il y a rougeur du visage, chaleur de tout le corps,
le pouls est fréquent et fort. 3° L'asphyxie spinale, produite par
l'extravasation du sang dans la moelle épinière. M. Cullen observe
à ce sujet que, quoiqu'il rapporte l'asphyxie à la syncope, et qu'il
pense que ces deux maladies ne diffèrent que par leur degré, néanmoins, il y a plusieurs espèces d'asphyxie qui appartiennent à
l'apoplexie. Ainsi, c'est à tort que l'on met au nombre des espèces
l'asphyxie spinale, puisqu'on ne peut la distinguer par aucun signe
externe; et, d'après les causes internes qui y donnent lieu, il est
évident qu'on doit la regarder comme une espèce d'apoplexie. La
connaissance des causes externes et évidentes, que l'on ne doit jamais perdre de vue, a déterminé M. Cullen à mettre au rang des
apoplexies plusieurs espèces d'asphyxie. 4° Le cataphora coma,
qui est la maladie désignée par les auteurs sous le nom de *coma
somnolentum*, dans laquelle l'assoupissement est très-profond, la
bouche reste béante, les yeux sont fermés, le visage est pâle, le
pouls rare et quelquefois enfoncé, les extrémités sont flasques, et
le malade diffère peu d'un mort; on ne peut le tirer que très-difficilement de son assoupissement, et il y retombe dans l'instant : on
en a vu rester dans cet état pendant plusieurs mois de suite. Néanmoins, communément cette maladie ne dure que peu de jours, et
la mort s'annonce par le changement de la respiration, qui, de
tranquille qu'elle était, devient stertoreuse. Les vieillards y sont
particulièrement sujets.

II. L'apoplexie *séreuse* est celle qui attaque les personnes affectées de leucophlegmatie; elle s'observe surtout chez les vieil-

qui sont replets, qui mènent une vie indolente, qui sont habitués à manger beaucoup, et spécialement ceux qui se

---

lards. On doit rapporter à cette espèce, 1° l'apoplexie pituiteuse de Sennert, appelée séreuse par Preysinger. Elle se reconnaît à la faiblesse du pouls, à la pâleur du visage, et à l'état de cacochymie ou de faiblesse qui la précède. 2° Le carus produit par l'hydrocéphale. Dans cette espèce, la respiration est plus courte et plus fréquente que dans les autres, et la prostration de forces est extrême. Elle est produite par l'épanchement de sérosité dans les sinus du cerveau, et elle succède quelquefois à l'hydrothorax. 3° Le cataphora hydrocéphalique ; cette espèce se reconnaît aux mêmes signes que la précédente, et elle dépend d'un épanchement de sérosité dans différentes parties du cerveau. 4° La somnolence continuelle, qui consiste dans l'habitude de dormir plus que ne le comporte l'âge du malade ; car, plus on avance en âge, moins on doit avoir de propension au sommeil. 5° La léthargie des gens de lettres ; car l'énergie du sensorium commun diminue chez ceux qui pâlissent sur les livres, le corps et l'ame s'affaiblissent ; la mémoire se perd, ils deviennent stupides, et sont enfin attaqués d'apoplexie.

· III. L'apoplexie *hydrocéphalique*, qui s'annonce par degrés insensibles, et produit chez les enfants et chez ceux qui n'ont pas encore atteint l'âge de la puberté, d'abord de la lassitude, de la fièvre et une douleur de tête : à ces symptômes succèdent la lenteur du pouls, la dilatation de la pupille et la somnolence.

M. Cullen observe, relativement à cette espèce d'apoplexie, qu'il est difficile de classer convenablement dans la nosologie les maladies dont le type varie pendant leur cours, et que l'on ne peut guère déterminer, en conséquence, le lieu le plus convenable à l'apoplexie ; premièrement, parce que, dans ces cas, l'hydrocéphale n'est nullement sensible aux sens ; secondement, cette maladie diffère beaucoup, par ses symptômes, de l'hydrocéphale, qui se reconnaît par des signes externes ; troisièmement, elle approche beaucoup de l'apoplexie par sa cause prochaine et par ses symptômes.

On doit rapporter à cette espèce, l'hydrocéphale interne des auteurs, ou l'hydrocéphale des ventricules : la maladie que Sauvages

sont fréquemment enivrés. Les hommes qui ont été long-
temps sujets à des hémorrhagies fréquentes et copieuses des

---

appelle *asthenia ab hydrocephalo* , est un des principaux symptômes de cette espèce d'apoplexie.

IV. L'apoplexie *atrabilaire* , qui attaque les mélancoliques dont
la maladie est parvenue au plus haut degré.

V. L'apoplexie *traumatique* , produite par une cause externe mécanique qui a blessé la tête. On doit y rapporter le carus occasioné par une cause semblable.

VI. L'apoplexie *vénéneuse* , produite par des pouvoirs sédatifs
appliqués intérieurement ou extérieurement. Telles sont les variétés
suivantes : 1° L'ivresse apoplectique, espèce d'apoplexie qui attaque ceux qui ont abusé des liqueurs spiritueuses ou des narcotiques , et qui se dissipe souvent d'elle-même. 2° Le carus produit
par des doses trop fortes de narcotiques , tels que l'opium , la jusquiame , le stramonium , les vapeurs du charbon, etc. 3° La léthargie occasionée par les mêmes causes. 4° Le carus dans lequel
tombent , au bout de quelques heures, ceux qui préparent la décoction de dentelaire pour la teinture , est aussi une variété de ce
genre. Les vapeurs méphitiques , et les liqueurs spiritueuses en
fermentation, produisent aussi cette espèce d'apoplexie , que l'on
a désignée sous les noms d'asphyxie ou de catalepsie , suivant son
degré. 5° On doit rapporter encore à cette espèce l'asphyxie dans
laquelle tombent les ouvriers qui descendent dans les latrines ,
dans le temps où une vapeur épaisse , vulgairement appelée *le
plomb* , surnage les matières qui y sont contenues. 6° L'asphyxie
de ceux qui sont frappés de la foudre. 7° Le coup de soleil que
Sauvages rapporte au carus , parce qu'il y a, dans cette maladie,
assoupissement profond , interruption du sentiment et du mouvement : le mouvement du pouls et de la respiration est très-lent,
tous les membres sont flasques ; cependant la couleur et la chaleur
naturelles subsistent. Cette maladie attaque ceux qui sont restés
long-temps exposés au soleil ou qui s'y sont endormis : elle fait
périr communément en peu de temps. 8° Le carus , la léthargie et
l'asphyxie produits par le froid ; car ceux qui voyagent pendant les

vaisseaux hémorrhoïdaux, sont particulièrement disposés à
être attaqués d'apoplexie lorsque ces hémorrhagies se suppriment ou s'arrêtent spontanément.

---

grands froids, éprouvent souvent une envie de dormir à laquelle
ils ne peuvent résister, et ils périssent.

VII. L'apoplexie *mentale*, produite par les vives affections de
l'ame, telles que l'amour porté à l'excès, la joie, la terreur, etc.
On a désigné cette maladie sous les noms de carus, d'asphyxie et
d'extase, suivant ses différents degrés.

VIII. L'apoplexie *cataleptique*, dans laquelle les muscles mis
en mouvement par une force externe se contractent. M. Cullen
rapporte à cette espèce la catalepsie : il remarque qu'il n'a jamais
vu cette maladie que simulée, et il pense que celle que d'autres
médecins ont observée, était fréquemment simulée : en conséquence, il n'ose rien décider sur cette maladie; il est néanmoins
persuadé qu'elle est du genre de l'apoplexie.

Cette maladie peut être produite par l'affection hystérique, les
vers, la vapeur du charbon, la suppression des règles, la mélancolie, la folie. Sauvages regarde chacune de ces causes comme
constituant autant d'espèces de catalepsie.

IX. L'apoplexie *suffoquante*, produite par une cause externe
capable de suffoquer; telle est l'asphyxie des pendus ou des noyés.

M. Cullen croit que l'on pourrait rapporter à cette espèce l'asphyxie flatulente, si on pouvait la reconnaître par quelques signes
externes. On a appelé asphyxie flatulente, la mort subite produite
par l'air qui distend les ventricules du cœur, ou les artères du
cerveau. Morgagni a observé deux ou trois fois le dernier cas.

L'apoplexie est souvent symptomatique; ainsi elle se trouve
réunie avec 1º la fièvre intermittente ; 2º la fièvre continue ; 3º les
phlegmasies, telles que l'inflammation du cerveau ou de la poitrine ; 4º les exanthèmes ; 5º l'affection hystérique ; 6º l'épilepsie ;
7º la goutte; 8º les vers; 9º l'ischurie ; 10º le scorbut. Sauvages fait
de ces complications autant d'espèces qu'il désigne sous les noms
d'apoplexie, d'asphyxie, de carus, de cataphora, de typhomanie
et de léthargie, en raison du degré de la maladie.

1096. Cette maladie survient fréquemment très-subite-
ment : mais, dans beaucoup de cas, elle est précédée de différents symptômes ; tels sont des accès fréquents de vertige,
des maux de tête fréquents, l'hémorrhagie du nez, quelque
interruption passagère de la vue et de l'ouïe, des visions
et des ententes fausses, un degré passager d'engourdissement ou de perte de mouvement dans les extrémités, un
embarras de la langue en parlant, la perte de la mémoire,
un assoupissement fréquent, et des accès répétés de cau-
chemar.

1097. Ces symptômes, et les circonstances qui disposent
à l'apoplexie (§ 1095), nous mettront souvent à même d'en
prévoir les attaques plus violentes, si nous y faisons attention.

1098. On a fréquemment observé que quand cette maladie attaquait subitement à un degré considérable, elle
avait été immédiatement occasionée par un exercice violent; une inspiration entière et long-temps continuée; un
accès de colère; une chaleur externe considérable, surtout
par celle d'un grand nombre de personnes rassemblées dans
un même lieu; par le bain chaud; par l'ivresse; par la position de la tête, qui était restée long-temps baissée, et par
une ligature serrée autour du cou. On a remarqué qu'elle
était plus fréquente au printemps, surtout lorsque la chaleur
de cette saison succédait subitement au froid de l'hiver.

1099. On connaîtra suffisamment les symptômes qui indiquent la présence de cette maladie, d'après la définition
que j'en ai donnée § 1094. La perte du sentiment et du
mouvement s'étend sur tout le corps; néanmoins, il y a
quelquefois un côté plus affecté que l'autre; et, dans ce cas,
celui qui est le moins paralysé, est quelquefois attaqué de
convulsions (1). La respiration est souvent stertoreuse dans

---

(1) Il suffit de faire attention à la structure du cerveau et du

cette maladie, et l'on a dit que ce symptôme en indiquait l'état le plus violent; mais il n'existe pas toujours dans le type le plus parfait, ou dans le degré le plus considérable de la maladie.

1100. On peut en général regarder comme cause prochaine de l'apoplexie (1), tout ce qui interrompt le mou-

---

cervelet, et à la manière dont ils sont divisés, pour concevoir comment un épanchement de sang ou de sérosité peut être borné à un côté seulement, ou y être plus considérable que de l'autre ; quelquefois il n'y a que du sang épanché d'un côté, et de la sérosité ou de la lymphe de l'autre. Les nerfs qui tirent leur origine de la partie qui est comprimée, deviennent paralytiques ; et cette affection a lieu sur le côté opposé du corps, à cause de la manière dont s'entrecroisént les fibres de la moelle alongée. L'hémisphère qui est le moins comprimé, ou qui est entièrement libre, comme on l'observe quelquefois, est alors dans un état d'excitement plus considérable que de coutume, qui produit des convulsions : on ne peut rendre raison de ce phénomène, que par la sympathie inexplicable qui existe entre toutes les parties du système nerveux. L'épanchement donne lieu à l'apoplexie, quand il est très-considérable, et à l'épilepsie, quand il est léger. Lancisi donne un exemple d'une complication d'apoplexie, d'épilepsie et de syncope, à laquelle succéda la paralysie, et qui se termina par la mort.

(1) Afin de mieux comprendre les idées de l'auteur, relativement à la cause prochaine de l'apoplexie, il faut connaître les faits suivants, qui forment la base de sa physiologie :

1° Il existe une puissance nerveuse dont l'action se porte aussi loin que le cerveau et les nerfs peuvent s'étendre, et qui entretient une libre communication entre les parties d'où dépendent tous les phénomènes du sentiment et du mouvement.

2° La puissance nerveuse est la partie fondamentale du corps humain ; elle est, en quelque sorte, préexistante à chaque fonction, et toutes en dépendent.

3° Cette puissance nerveuse qui domine, en quelque sorte, dans l'économie animale, est indépendante des autres fonctions. Il fat

vement de la puissance nerveuse, et l'empêche de se porter du cerveau aux muscles qui servent au mouvement volontaire; ou, en tant que le sentiment est affecté, tout ce qui interrompt le mouvement de la puissance nerveuse qui, des extrémités sentantes des nerfs, se communique au cerveau.

1101. Cette interruption des mouvements de la puissance nerveuse peut être occasionée, ou *par la compression de l'origine des nerfs*, ou *par quelque cause qui détruit la mobilité de la puissance nerveuse*. Nous allons parler plus particulièrement de ces deux causes; et en premier lieu, de la compression, qui est en apparence la cause occasionelle la plus fréquente de l'apoplexie, et peut être de toutes les maladies de ce genre produites par des causes internes.

1102. La perte du sentiment et du mouvement dans certaines parties du corps, peut être occasionée par la compression de l'origine de quelques nerfs seulement, ou par la compression des mêmes nerfs dans quelque partie de leur cours depuis le cerveau jusqu'aux organes du sentiment et du mouvement. Je considérerai plus convenablement par la suite ces cas de compression partielle; mais

---

cependant prendre garde de pousser cette idée trop loin; car, à mesure que le corps se forme, le système nerveux acquiert une connexion avec les autres fonctions, et parvient, en quelque sorte, à dépendre d'elles.

Les interruptions des fonctions du système nerveux peuvent donc, dans cette hypothèse, se rapporter aux trois espèces de causes suivantes. Les premières sont celles qui agissent directement sur les nerfs, comme les poisons; les secondes sont celles qui affectent les organes des nerfs, tels que la substance médullaire du cerveau, dont l'intégrité constitue la communication du sentiment et du mouvement; les troisièmes sont tout ce qui trouble les fonctions nécessaires pour le soutien du système nerveux; par exemple, la circulation.

l'affection dont je parle maintenant étant générale , doit dépendre d'une compression très-générale de l'origine des nerfs , ou de la substance médullaire du cerveau ; c'est pourquoi je ne considérerai ici que la compression la plus générale.

1103. Cette compression de l'origine des nerfs, ou de la substance médullaire du cerveau, peut être due à différentes causes ; tels sont,

I. Une violence externe qui occasione une fracture et une dépression d'une partie du crâne.

II. Des tumeurs, quelquefois molles, d'autres fois osseuses, formées dans différentes parties du cerveau , ou dans ses membranes , et dont le volume augmente au point de comprimer la substance cérébrale.

III. Le sang accumulé dans les vaisseaux sanguins du cerveau , et qui les distend à un degré capable d'en comprimer la substance médullaire.

IV. Les fluides épanchés dans différentes parties du cerveau , ou dans la cavité du crâne , et accumulés en si grande quantité qu'ils donnent lieu à la compression dont nous parlons.

Quant à cette dernière cause , il faut remarquer que les fluides épanchés peuvent être de deux espèces ; c'est-à-dire, qu'ils peuvent être une portion de la masse commune du sang épanché des vaisseaux rouges; ou une portion du sérum, ou fluide sans couleur que versent particulièrement les vaisseaux exhalants.

1104. Je ne considérerai pas ici la première de ces différentes causes de compression, parce que les moyens de la détruire ne sont pas de notre objet; on peut négliger de considérer la seconde, car le plus souvent on ne peut ni la découvrir, ni la guérir par aucun des moyens connus. Comme la troisième et la quatrième causes de compression sont les plus fréquentes, et sont aussi plus particulièrement les objets de notre art, elles méritent principalement notre attention ; c'est pourquoi je vais tâcher de les développer de nouveau, en exposant par ordre les causes qui peuvent les produire.

1105. Les états de distension extraordinaire et d'épanchement, peuvent être l'un et l'autre produits par tout ce qui augmente l'affluence et l'impétuosité du sang dans les artères de la tête ; tel que les exercices violents, un accès violent de colère, l'action de la chaleur externe, ou une forte compression sur l'aorte descendante (1).

1106. Mais ces deux états de distension extraordinaire et d'épanchement, peuvent aussi et semblent être plus fréquemment produits par des causes qui agissent en s'opposant au retour libre du sang veineux, qui se porte des vaisseaux de la tête au ventricule droit du cœur.

1107. La conformation et la distribution particulière des vaisseaux veineux du cerveau (2) sont telles, qu'elles nous portent à croire que l'intention de la nature a été d'y retarder le mouvement du sang, et de l'accumuler dans ces vaisseaux ; c'est pourquoi la plus petite augmentation même de

---

(1) M. Cullen a vu une personne qui avait un stéatôme dans l'abdomen, qui comprimait l'aorte ; chaque fois que l'on exerçait une compression sur cette tumeur, la malade était affectée d'une véritable apoplexie momentanée.

(2) Les veines qui sont petites traversent obliquement la dure-mère pour se rendre dans de larges sinus, et l'insertion d'un grand nombre se fait dans une direction contraire au mouvement du sang. Celles même qui semblent avoir la même direction que les sinus, font un détour, et se réfléchissent entre les membranes des sinus. De plus, le mouvement du sang veineux de la tête n'est pas aidé par la compression musculaire, si utile dans les autres parties. Le système veineux n'est exposé à la compression qu'à l'extérieur du crâne. Ainsi, tout ce qui agit sur ces vaisseaux externes doit retarder ou accélérer le mouvement du sang.

résistance qui gêne le retour du sang qui se porte de ces
vaisseaux au ventricule droit du cœur, peut encore y favoriser davantage l'accumulation de ce fluide : cela doit arriver
plus facilement dans un âge avancé, lorsque le système veineux, en général, est dans un état de pléthore, et que
cette pléthore a lieu spécialement dans les vaisseaux veineux du cerveau. Les personnes dont la tête est grosse en
proportion du reste du corps (1); et ceux qui ont un cou
court (2), qui n'est pas favorable au retour du sang veineux de la tête, seront pour la même raison plus disposés
que d'autres à cette accumulation du sang veineux. Il est
aussi très-vraisemblable que cette même accumulation aura
lieu chez ceux qui sont replets, soit parce qu'on peut
les considérer comme dans un état de pléthore, ou parce
que la graisse, en comprimant les vaisseaux sanguins des
autres parties du corps, favorise la réplétion de ceux du
cerveau, qui sont entièrement à l'abri d'une semblable compression.

1108. Telles sont les circonstances particulières à la constitution du corps, qui, en retardant le mouvement et le

---

(1) Cette conformation est en général l'indice d'une constitution forte et pléthorique. Chez ceux qui ont été affectés du rachitis
pendant leur enfance, la tête prend aussi un volume considérable
lorsqu'ils avancent en âge ; les sutures du crâne ne se réunissant
que fort tard, les vaisseaux sanguins reçoivent une plus grande
quantité de sang, ce qui les dispose à l'apoplexie.

(2) M. Cullen a observé, par la dissection, que quelques apoplectiques n'avaient que six vertèbres au cou. Le docteur Fothergill observe qu'il est dangereux pour les personnes qui ont le
cou court de regarder long-temps en arrière sans tourner tout le
corps, parce qu'en tournant la tête, les veines jugulaires se contractent, et leurs parois se touchent. Il confirme son opinion par
l'exemple d'une apoplexie survenue dans une circonstance semblable.

retour du sang veineux des vaisseaux de la tête, y favorisent l'accumulation du sang, et donnent lieu à leur distension ; je vais maintenant faire mention des différentes causes occasionelles, qui, chez chaque individu, peuvent directement s'opposer au retour libre du sang des vaisseaux de la tête vers le cœur. Tels sont,

I. L'habitude de rester la tête penchée (1), ou d'autres situations du corps, dans lesquelles la tête reste long-temps baissée, et où la gravité du sang augmente la force avec laquelle il se porte dans les artères et s'oppose à son retour dans les veines.

II. Une ligature serrée autour du cou qui comprime les veines plus fortement que les artères ;

III. Toute obstruction d'un grand nombre des veines qui rapportent le sang de la tête, et surtout toute obstruction considérable de la veine cave ascendante ;

IV. Tout obstacle considérable qui s'oppose au passage libre du sang des veines dans le ventricule droit du cœur. On a observé que c'était communément en raison de cette cause, ainsi que de la circonstance qui la précédait immédiatement, que les concrétions polypeuses de la veine cave, ou du ventricule droit, occasionaient l'apoplexie.

V. Le retour du sang veineux de la tête vers le cœur est particulièrement interrompu par tout ce qui peut l'empêcher de passer aussi librement que de coutume dans les vaisseaux du poumon ; on sait que, à la fin de chaque expiration, le passage libre du sang à travers les poumons éprouve quelque interruption, et qu'il en résulte en même

---

(1) La rougeur du visage, que l'on observe alors, est une preuve suffisante de la gêne où se trouve le sang qui revient de la tête. Mais le danger est encore plus grand si, pendant ce temps, on fait quelque effort qui oblige de faire une grande inspiration, parce que celle-ci augmente la détermination du sang vers la tête.

temps une interruption dans le mouvement du sang qui
passe des veines dans le ventricule droit du cœur. Ceci est
évident d'après ce reflux du sang dans les veines, qui occasione l'élévation et l'abaissement alternatifs que l'on aperçoit
dans le cerveau des animaux vivants dont on a enlevé le
crâne, et que l'on a observé être isochrones avec les mouvements alternatifs de la respiration. D'après ceci, il est
aisé d'apercevoir que tout ce qui gêne le passage du sang
dans les poumons, doit aussi interrompre le retour libre du
sang veineux des vaisseaux de la tête ; et doit en conséquence favoriser ou peut-être produire une accumulation du
sang dans ces vaisseaux, et donner lieu à leur distension
extraordinaire.

On doit de plus observer, que, comme une inspiration
très-considérable continuée quelque temps, interrompt tellement le passage libre du sang à travers les poumons, qu'elle
donne lieu à la rougeur du visage, et à un gonflement évident des vaisseaux de la tête et du col ; ainsi toute inspiration entière et long-temps continuée peut, quand elle est
portée à un très-grand degré, produire une accumulation du
sang dans les vaisseaux de la tête : en conséquence, comme
tout effort violent des muscles du corps exige et produit une
respiration très-considérable et long-temps continuée, on
voit pourquoi ces efforts ont si souvent été les causes immédiates ou occasionelles de l'apoplexie.

On peut aussi remarquer que la corpulence et l'obésité
semblent contribuer beaucoup à cet effet, en rendant le
passage du sang à travers les vaisseaux des poumons plus
difficile. Il paraît que chez les personnes grasses, les vaisseaux du poumon sont toujours très-pleins, à cause de la
compression qu'éprouvent les vaisseaux sanguins dans plusieurs parties du corps ; de manière que, au moindre accroissement du mouvement du corps, qui accélère le retour du
sang vers les poumons, la respiration devient sur-le-champ,

chez ces sortes de personnes, nécessairement plus fréquente et plus laborieuse; ce qui prouve que le sang ne passe pas librement à travers les poumons. Cette circonstance doit, de même que dans d'autres cas, opposer une résistance constante au retour du sang des vaisseaux de la tête , et y favoriser en conséquence, ou y occasioner l'accumulation du sang.

L'étude, les inquiétudes et les chagrins rendent-ils le mouvement du sang plus lent dans les vaisseaux de la tête (1)?

1109. Il faut observer en outre que ces différentes causes (§ 1105 à 1108), qui donnent lieu à une pléthore extraordinaire des vaisseaux sanguins du cerveau, peuvent produire l'apoplexie de différentes manières, suivant que la pléthore a lieu dans les artères ou dans les veines.

1110. Premièrement, l'affluence du sang augmentée dans les artères du cerveau , et l'augmentation d'action de ces mêmes artères , peuvent occasioner une rupture dans leurs extrémités, et en conséquence donner lieu à un épanchement de sang rouge capable de produire la compression ; ou bien la même affluence du sang et l'action augmentée peuvent produire une exhalation plus considérable du fluide séreux qui s'échappe des extrémités des artères ; et si ce fluide n'est pas réabsorbé à l'instant, il peut en peu de temps s'accumuler au point de produire la compression.

1111. Secondement, l'état de pléthore des vaisseaux veineux du cerveau peut agir de trois manières différentes.

I. La pléthore des veines peut opposer une telle résistance au sang qu'elles reçoivent des artères , que la force avec laquelle il est poussé à agir soit déterminée à un point

---

(1) M. Cullen n'ose pas résoudre ce problème. Je me contenterai d'observer que les médecins les plus célèbres pensent que la contention d'esprit long-temps continuée, est une cause d'apoplexie.

si considérable sur les extrémités de ces vaisseaux, qu'elle en occasione la rupture, et donne en conséquence lieu à un épanchement de sang rouge, ou à l'*hæmorrhagia cerebri*, que Hoffmann considère comme une cause fréquente d'apoplexie, et dont nous avons donné l'explication plus haut § 772 (1).

II. Pendant que cette résistance que le sang éprouve à passer des artères dans les veines, augmente la force avec laquelle il est poussé dans les premières, cette force peut, sans occasioner de rupture, augmenter l'exhalation des extrémités des artères, et produire un épanchement de fluide séreux; de même que cette résistance que le sang trouve dans les veines, produit des épanchements d'eau dans d'autres parties du corps.

III. On n'a pas encore découvert de vaisseaux lymphatiques dans le cerveau; si l'on pouvait en conséquence supposer que les vaisseaux absorbants ordinaires n'y existassent pas, et que les fluides exhalés fussent absorbés ou repris par les extrémités des veines, on prouverait encore plus clairement que la résistance qu'éprouve le mouvement du sang dans les veines du cerveau, peut facilement produire une accumulation de fluide séreux dans ses cavités, et donner lieu en conséquence à une compression capable de produire l'apoplexie.

1112. Outre ces cas d'apoplexie produite par l'abondance du sang qui se porte dans les artères, ou par la résistance qu'il éprouve dans les veines, l'épanchement de sérum peut être occasioné par deux autres causes. L'une est le relâchement des vaisseaux exhalants, comme dans les autres cas où une disposition à l'hydropisie domine dans le corps; et il

---

(1) La même cause donne lieu aux hémorrhagies du nez qui surviennent quelquefois passé l'âge de quarante ans, et qui sont souvent le prélude de l'apoplexie ou de la paralysie.

n'est pas extraordinaire de voir une hydropisie générale se terminer par l'apoplexie. La seconde est une trop grande quantité de parties aqueuses contenues dans la masse du sang, lesquelles sont en conséquence disposées à s'échapper par les vaisseaux exhalants, comme on le voit dans le cas d'ischurie rénale, qui, lorsqu'elle est incurable, se termine très-communément par l'apoplexie (1).

1113. Je viens d'indiquer les différentes causes d'apoplexie qui dépendent de la compression; et, d'après tout ce que j'ai dit, il paraît que la plus fréquente de toutes ces causes est un état pléthorique, ou une accumulation et une congestion de sang dans les vaisseaux veineux de la tête, d'où il résulte, à raison du degré de pléthore, une distension extraordinaire ou un épanchement. L'action fréquente de cette cause est spécialement évidente par la considération des circonstances qui disposent à l'apoplexie (§ 1095), et par les symptômes qui ont précédé (§ 1096).

1114. D'après l'exposition que je viens de faire des causes de l'apoplexie produite par la compression, il est aisé de voir que la distinction commune de cette maladie en deux espèces, savoir, en séreuse et en sanguine, est fondée : mais on ne peut faire une application fort utile de cette distinction dans la pratique, parce que ces deux espèces peuvent souvent dépendre de la même cause, c'est-à-dire de la pléthore veineuse, et exigent en conséquence la même méthode curative. La seule distinction convenable que l'on puisse faire des apoplexies produites par la compression, est peut-être celle d'apoplexie séreuse en deux espèces, dont l'une dépend de la pléthore indiquée (§ 1113), et l'autre de la disposition à l'hydropisie, ou d'une proportion trop considérable d'eau dans la masse du sang (§ 1112) :

---

(1) Toutes les ischuries que M. Cullen a vues, n'ont été mortelles que par l'apoplexie qui est survenue.

les premières causes donnent lieu à l'apoplexie vraiment idiopathique; les secondes ne produisent qu'une maladie symptomatique.

1115. Outre les causes dont je viens de parler, qui occasionent l'apoplexie par compression, je pense qu'il y en a d'autres qui produisent la même maladie, en détruisant directement la mobilité de la puissance nerveuse; ces causes paraissent être l'air méphitique (gaz acide carbonique) qui s'élève des liqueurs en fermentation, et de beaucoup d'autres sources; les vapeurs du charbon allumé; celles du mercure , du plomb, et de quelques autres substances métalliques; l'opium , l'esprit-de-vin, et beaucoup d'autres poisons narcotiques : on pourrait ajouter à ces causes l'action du froid, des commotions, de l'électricité, et de certaines passions de l'ame.

1116. Aucun de ces poisons ou de ces puissances pernicieuses, ne paraît donner la mort en agissant d'abord sur les organes de la respiration ou sur le système sanguin ; je pense que leur action immédiate et directe se porte sur la puissance nerveuse , dont ils anéantissent la mobilité ; car la puissance de ces mêmes poisons se manifeste, en détruisant l'irritabilité des muscles et des nerfs qui leur sont unis, lorsque les uns et les autres sont entièrement séparés du reste du corps.

1117. Il me paraît probable que l'état apoplectique qui accompagne jusqu'à un certain point l'accès épileptique, et qui presque toujours lui succède, ne dépend pas de compression, mais d'un certain état d'immobilité de la puissance nerveuse, produit par certaines circonstances du système nerveux même, lesquelles semblent quelquefois se communiquer d'une partie du corps à l'autre, et enfin au cerveau.

1118. On peut faire la même observation relativement à beaucoup d'exemples d'accès hystériques; et les cas où les paroxysmes épileptiques et hystériques se terminent par le coma, ou par un degré d'apoplexie, me portent à croire que l'apoplexie produite par la goutte rentrée ou atonique est aussi du même genre, ou qu'elle dépend de l'immobilité de la puissance nerveuse plutôt que de la compression.

1119. Néanmoins, comme les dispositions à l'apoplexie et à la goutte se trouvent souvent réunies chez la même personne, il se peut que l'apoplexie qui survient aux goutteux dépende quelquefois de compression ; et l'ouverture des cadavres peut, en conséquence, indiquer que l'apoplexie a été précédée d'une pareille cause. Mais dans beaucoup de cas où cette maladie succède à la goutte rentrée ou atonique, on n'aperçoit aucune marque distincte ou évidente, qui annonce que l'apoplexie a été précédée ou accompagnée des circonstances qui se rencontrent communément dans les cas de compression ; au contraire, on découvre des signes qui indiquent uniquement une affection de la puissance nerveuse.

1120. Néanmoins, quant aux circonstances que l'on peut apercevoir par l'ouverture des cadavres de ceux qui sont morts d'apoplexie, il peut y avoir de l'erreur dans le jugement que l'on porte sur la cause de la maladie, d'après ces circonstances. Tout ce qui détruit ou diminue la mobilité de la puissance nerveuse, peut considérablement retarder le mouvement du sang dans les vaisseaux du cerveau, au point même d'augmenter l'exhalation, ou peut-être d'occasioner une rupture et un épanchement : de manière que, dans des cas semblables, il est possible que l'ouverture des cadavres offre des marques de compression, quoique la maladie ait été réellement produite par des causes qui ont détruit la mobilité de la puissance nerveuse. Ceci paraît éclairci et confirmé par ce qui s'observe souvent dans l'épilepsie. Dans beaucoup de cas, lorsque les accès ont été réitérés, et qu'ils se sont dissipés comme de coutume, il survient un état de stupidité, qui dépend communément d'un épanchement séreux dans le cerveau : et d'autres fois, lorsque les accès d'épilepsie ont été souvent réitérés sans aucune conséquence permanente, il arrive enfin un paroxysme qui donne la mort; et il paraît, par l'ouverture des cadavres, qu'il s'est fait un épanchement de sang. Cet épanchement doit, à ce que je crois, être considéré comme la cause de la mort, et non comme la cause de la maladie : car je suppose qu'alors les accès réitérés, en diminuant l'action des vaisseaux du cerveau, ont donné lieu à la stagnation qui a produit les effets dont je viens de parler. Je pense que l'on peut appliquer le même raisonnement aux cas de goutte rentrée, qui, en détruisant l'énergie du cerveau, peut occasioner une stagnation capable de produire une rupture des extrémités des vaisseaux, l'épanchement et la mort : or, les apparences que présente dans ce cas l'ouverture des cadavres, pourraient nous faire croire que l'apoplexie dépendait entièrement de compression.

1121. Les différentes causes indiquées § 1115, sont souvent si puissantes, qu'elles font périr sur-le-champ ; c'est pourquoi on ne les donne pas communément comme des exemples d'apoplexie : mais comme l'action de toutes ces causes est semblable et analogue, et que dans la plupart des cas où elles agissent il survient évidemment un état apoplectique, on ne peut guère hésiter à regarder la plupart de leurs effets comme des exemples d'apoplexie, qui sont en conséquence tels qu'il est convenable de les considérer ici.

1122. On guérit quelquefois entièrement de l'apoplexie ; mais le plus fréquemment elle se termine par la mort, ou par l'hémiplégie. Lors même que l'on réchappe d'une attaque de cette maladie, on observe qu'en général elle est disposée à revenir ; et ses attaques réitérées produisent presque toujours tôt ou tard les effets que je viens de dire.

1123. Les différentes terminaisons de l'apoplexie, par la santé , la mort, ou une autre maladie, peuvent être prévues et prédites, en faisant attention aux causes prédisposantes (§ 1095): aux symptômes qui ont précédé (§ 1096); aux causes occasionelles (§ 1098) ; à la violence et au degré des symptômes (§ 1094); à la durée de la maladie, et aux effets des remèdes que l'on a mis en usage.

1124. Il est aisé de voir, par le danger imminent qui accompagne cette maladie quand elle survient (§ 1122), que nous devons particulièrement diriger nos vues vers les moyens de la prévenir. On y parviendra souvent, à ce que je crois, en évitant les causes éloignées et occasionelles : l'énumération que j'ai faite de ces causes (§ 1098), fera facilement connaître comment on peut remplir cette indication ; mais on verra aussi, d'après ce que j'ai dit plus haut, que pour prévenir cette maladie, il faut particulièrement s'occuper d'éviter la cause prédisposante, qui, le plus souvent, paraît être l'état de pléthore des vaisseaux sanguins du cerveau. Je pense que l'on peut prévenir cet état par différents moyens; et, en premier lieu, par l'exercice et le régime convenablement dirigés.

1125. L'exercice doit être tel qu'il puisse entretenir la transpiration, sans échauffer le corps ou précipiter la respiration; il doit, en conséquence, consister communément en quelques-uns des genres de gestation. Chez les personnes qui ne sont pas sujettes à des accès fréquents de vertige, et qui sont accoutumées à monter à cheval, cet exercice est le plus avantageux de tous (1). La marche, et quelques-

---

(1) L'équitation convient particulièrement lorsque les malades ont été affaiblis par la saignée , les purgatifs réitérés et le régime.

uns des autres exercices du corps, peuvent être mis en usage
avec les restrictions dont je viens de parler; mais chez les
vieillards et chez les hommes replets, l'exercice du corps
doit toujours être très-modéré.

1126. Lorsque la disposition à l'apoplexie s'est montrée
de très-bonne heure, il est probable qu'un régime sévère,
joint à un exercice assez considérable, pourrait entièrement
prévenir la maladie; mais il serait peut-être dangereux de
mettre à un régime sévère ceux qui sont parvenus à un
âge avancé, sans songer à prendre aucune précaution,
et qui sont en même temps replets; car cet état suppose
généralement qu'ils ont été accoutumés à manger beaucoup, et il peut suffire de leur prescrire un régime plus
modéré que de coutume, surtout relativement à la nourriture animale, et de les obliger de s'en abstenir entièrement
le soir.

Quant à la boisson, il faut s'abstenir de toutes les liqueurs
échauffantes, autant que l'habitude déjà contractée le permettra, et éviter avec soin les approches les plus légères de
l'ivresse, ou préférer pour boisson ordinaire la petite bière
à l'eau pure, parce que la dernière produit plus facilement
la constipation, que l'on doit soigneusement éviter chez
ceux qui sont disposés à l'apoplexie. L'usage immodéré du
tabac, sous une forme quelconque, peut être nuisible,
et il faut l'éviter, excepté dans les cas où il a coutume de
produire une excrétion abondante de la tête, dont l'interruption pourrait être dangereuse; dans le cas même dont je
viens de parler, où le tabac pourrait être jusqu'à un certain
point nécessaire, il faut au moins en modérer l'usage autant
qu'il est possible (1).

Il est préférable, pour ceux surtout qui sont avancés en âge, d'aller en voiture ou de naviguer sur une rivière calme.

(1) On a plusieurs exemples de personnes qui sont mortes d'apoplexie, pour avoir abusé du tabac : il n'est pas moins pernicieux

1127. Les évacuations alvines peuvent certainement contribuer à diminuer l'état de pléthore des vaisseaux de la tête; et dès que l'on y observe une turgescence extraordinaire, les purgatifs sont toujours très-convenables ; mais , quand rien n'indique une pareille turgescence, les forts purgatifs, fréquemment réiterés, pourraient trop affaiblir le corps ; et pour prévenir l'apoplexie, il peut être suffisant, le plus souvent , d'entretenir la régularité du ventre, ou plutôt de le tenir libre, par les doux laxatifs. Il peut être utile , pendant l'été , de boire tous les matins une eau minérale légèrement laxative ; mais il ne faut jamais en prendre une grande quantité.

1128. On pourrait regarder la saignée comme le moyen le plus efficace de diminuer la pléthore générale quand elle domine, et d'en prévenir les suites : quand on est vivement menacé d'une attaque d'apoplexie, la saignée est certainement le remède sur lequel on doit compter ; il faut même tirer alors une grande quantité de sang , s'il est possible, de la veine jugulaire, ou de l'artère temporale. Mais lorsqu'il n'y a rien qui menace de turgescence, on ne peut judicieusement tenter de prévenir la pléthore par la saignée, comme nous avons essayé de le démontrer plus haut (§ 787). Dans les circonstances douteuses, les sangsues appliquées aux tempes , ou les scarifications à la nuque du cou, peuvent être plus sûres que les saignées générales.

1129. Lorsqu'il y a des symptômes évidents de l'état de pléthore des vaisseaux de la tête, il peut être très-utile, pour prévenir la turgescence du sang , d'ouvrir un séton ou un cautère près de la tête (1).

de le mâcher ou d'en fumer, que d'en introduire la poudre dans le nez ; mais la fumée de tabac, surtout , enivre et produit des vertiges ; ce que l'on doit particulièrement attribuer à la vertu narcotique de cette plante.

(1) On trouve dans les auteurs un grand nombre d'exemples qui

1130. Tels sont les moyens que l'on doit employer pour prévenir l'apoplexie qui pourrait être occasionée, par l'état de pléthore des vaisseaux du cerveau : ces moyens réussiront en général, si, en même temps, on a grand soin d'éviter les causes occasionelles (§ 1098).

Dans les cas où l'apoplexie est produite par d'autres causes (§ 1095), leur action est si subitement suivie de la maladie, qu'elles ne permettent guère de pouvoir employer les moyens préservatifs.

1131. La cure des apoplexies produites par des causes internes, et que je suppose être particulièrement dues à la compression, exige que l'on emploie sur-le-champ, et à grande dose, les remèdes convenables, en raison de la violence avec laquelle ces maladies se manifestent communément, et donnent la mort.

Il faut tenir le malade, autant qu'il est possible, dans une position légèrement droite, et l'exposer à l'air frais; c'est pourquoi on évitera de le mettre dans une chambre chaude, on ne lui laissera pas de couvertures, et on empêchera qu'il soit environné de beaucoup de monde.

1132. Dans tous les cas de corpulence, et lorsque la maladie a été précédée de signes qui indiquent un état de pléthore, il faut employer la saignée sur-le-champ, et la faire très-copieuse (1) : je pense qu'elle est plus efficace lorsque

---

prouvent les avantages que l'on retire de ces suppurations habituelles dans les cas de congestions locales. Il y en a un exemple remarquable dans les Essais de médecine d'Edimbourg. Un enfant, qu'une chute avait rendu apoplectique, quoique guéri depuis trois semaines, n'avait point recouvré la mémoire; on lui appliqua un séton au cou, la mémoire et le jugement lui revinrent.

(1) De tout temps on a recommandé la saignée dans l'apoplexie; quelques auteurs ont fixé la quantité de sang que l'on doit tirer, à huit onces; mais il faut en tirer plusieurs livres si la pléthore l'exige et si les forces le permettent. C'est de l'usage ou de l'omis-

l'on tire le sang de la jugulaire (1); mais, si on ne peut le faire convenablement, on en tirera du bras. L'ouverture de l'artère temporale, lorsque l'on peut en ouvrir une grosse branche, de manière à verser tout à coup une quantité considérable de sang, peut aussi être un remède efficace ; mais son exécution est plus incertaine, et peut avoir des inconvénients. On peut y suppléer, en quelque sorte, en appli-

---

sion de ce remède, que dépend la vie ou la mort du malade. Il faut tâcher de produire sur-le-champ un vide considérable. C'est pourquoi quelques auteurs ont recommandé de tirer du sang des deux bras en même temps. Tulpius, *Observ.*, *lib.* 1, *ch.* VII, assure avoir guéri très-promptement, par ce moyen, un apoplectique. Les apoplexies que l'on a nommées improprement séreuses, n'excluent point la saignée ; on doit absolument la pratiquer si le pouls n'est pas trop faible, si les yeux ne sont pas enfoncés ; et si l'état du visage n'annonce pas une faiblesse extrême, on doit même prescrire un lavement pendant que le sang coule. Morgagni rapporte plusieurs exemples de l'efficacité de la saignée dans des cas semblables, et il est aisé d'en rendre raison d'après la théorie de M. Cullen, qui prouve que la cause prochaine de l'apoplexie séreuse consiste dans l'état de pléthore des vaisseaux du cerveau.

(1) On a rejeté la saignée de la jugulaire, en raison de la ligature que l'on applique autour du cou, que l'on croit pouvoir gêner le retour du sang veineux ; mais on peut éviter cet inconvénient en passant la ligature dans une direction oblique sur la poitrine, vers l'omoplate du côté opposé, et en la faisant tenir par un aide, ou en l'attachant au-dessus de l'aisselle : par ce moyen on ne comprime que le vaisseau que l'on veut ouvrir. On peut même ouvrir la veine en faisant pencher la tête du côté opposé à celui que l'on a adopté pour saigner, et ensuite lui donner une position contraire pour faciliter l'écoulement du sang. Mais, dans le cas où ces moyens ne réussiraient pas, l'observation journalière prouve que l'on peut, sans rien craindre, appliquer la ligature autour du cou. Comme les veines jugulaires viennent immédiatement des sinus de la dure-mère, leur ouverture est le moyen le plus prompt de désemplir les vaisseaux du cerveau.

quant des ventouses scarifiées sur les tempes ou derrière la tête. Il est rare que l'on puisse omettre ce remède ; et ces scarifications sont toujours préférables à l'application des sangsues (1).

Quant aux différentes manières de pratiquer la saignée, il faut observer que quand, dans un cas quelconque d'apoplexie , il y a un côté du corps plus affecté de la perte du mouvement que l'autre, il faut, s'il est possible, faire la saignée du côté opposé à celui qui est le plus affecté.

1133. Il faut sur-le-champ tenter d'évacuer par des lavements âcres , et par les purgatifs drastiques donnés par la bouche, si le malade peut encore avaler ; cependant ces derniers doivent être divisés en plusieurs doses, et donnés à des intervalles convenables , de peur qu'ils n'excitent le vomissement.

1134. Quelques praticiens ont recommandé dans leurs écrits le vomitif ; mais je ne l'ai jamais employé, dans la crainte qu'il ne poussât le sang avec trop de violence vers les vaisseaux de la tête (2).

----

(1) Les anciens appliquaient souvent les ventouses scarifiées à l'occiput, et tiraient par ce moyen autant de sang que nous en tirons dans une saignée ordinaire : ce secours est très-utile pour dégager la tête , surtout lorsque les forces sont déjà diminuées par les saignées générales. Si le malade a été sujet aux hémorrhoïdes., on peut appliquer les sangsues à l'anus ; cependant on ne doit pas compter beaucoup sur ce moyen.

(2) Je crois que M. Cullen pousse la circonspection trop loin sur l'usage des émétiques ; ils ne déterminent pas, aussi facilement qu'on le croit, le sang à se porter vers le cerveau. L'expérience m'a prouvé que c'était le moyen qui produisait le soulagement le plus prompt après la saignée : l'effet des purgatifs donnés par la bouche ou en lavement, est trop lent pour que l'on puisse y compter dans une maladie dont les progrès sont si rapides. Dans toutes les apo-

1135. Un autre remède qu'il faut employer sur-le-champ, est le vésicatoire ; et je pense qu'il est plus efficace de l'appliquer sur la tête ou dans sa proximité, que sur les extrémités inférieures. Je ne le regarde pas comme stimulant, ou comme capable de produire une révulsion considérable ; mais je suppose qu'il est utile de l'appliquer sur la tête pour détruire la disposition hémorrhagique qui y domine si souvent.

1136. Les praticiens ont coutume de joindre aux remèdes que je viens d'indiquer, les stimulants de différents genres ; mais je suis disposé à les regarder comme généralement nuisibles, et ils doivent l'être toutes les fois qu'il s'agit de diminuer la plénitude des vaisseaux, et l'impétuosité avec laquelle le sang y circule. En conséquence de ce principe, on convient que les stimulants ne sont nullement propres dans l'apoplexie que l'on regarde comme sanguine ; mais on croit communément qu'ils sont convenables dans l'apoplexie séreuse (1). Néanmoins, si nous avons eu raison d'a-

---

plexies que j'ai eu occasion de traiter, j'ai uni les vomitifs à grande dose aux purgatifs, et les malades ont communément guéri toutes les fois qu'il s'en est suivi une évacuation abondante, par haut et par bas. Chez ceux qui ont péri, l'émétique n'avait produit aucun effet. Je n'ai vu qu'un malade à qui j'ai donné l'ellébore blanc, après lui avoir fait tirer plusieurs livres de sang, parce que les autres vomitifs avaient été inutiles ; le vomissement fut suivi de convulsions terribles, mais il guérit de l'apoplexie ; et il mourut, dix-huit mois après, d'une hydropisie de poitrine qui succéda à un érysipèle. On peut donc donner le vomitif dans le temps même de l'attaque : cependant, lorsqu'elle est dissipée, son usage est moins sûr ; il faut alors se borner aux laxatifs rafraîchissants.

(1) On ne peut nier que les auteurs les plus célèbres ont trop insisté sur l'usage des stimulants dans l'apoplexie séreuse. Néanmoins lorsque le malade est fort abattu, que le pouls est très-faible, que la mort semble peinte sur son visage, et qu'il y a des

vancer que d'ordinaire cette apoplexie dépend également de l'état de pléthore des vaisseaux sanguins du cerveau, les stimulants sont aussi peu convenables dans un cas que dans l'autre.

1137. On peut objecter, d'après l'usage presque universel des stimulants, qui, quelquefois ont produit un avantage apparent, qu'ils peuvent ne pas être aussi nuisibles, que mes idées sur les causes de l'apoplexie me portent à le supposer. Mais cet argument est faux à plusieurs égards, et particulièrement en ce que, dans une maladie qui, malgré toutes les espèces de traitement, se termine si promptement par la mort, il n'est pas aisé de déterminer, d'une manière positive, les effets des remèdes.

1138. Après avoir indiqué les différents remèdes que je crois convenables dans l'apoplexie produite par la compression, je vais maintenant parler de la cure de l'apoplexie occasionée par les causes qui détruisent directement la mobilité de la puissance nerveuse. Mais un grand nombre de ces causes sont souvent si actives, et leurs effets sont, en conséquence, si subitement suivis de la mort, qu'à peine donnent-ils le temps de faire usage des remèdes : ces cas ont, pour cette raison, été si rarement l'objet de la pratique, que les remèdes convenables ne sont pas assez bien déterminés, pour me permettre de m'étendre beaucoup ici sur ce qui les concerne.

---

signes certains de collapsus ; lorsqu'on lui a inutilement fait respirer ou avaler une grande quantité de vinaigre, et que tous les autres remèdes ont été sans effet, il vaut mieux tenter de rappeler le pouls, et de ranimer le mouvement du sang par l'usage des stimulants, que d'abandonner le malade à son malheureux sort. C'est le seul cas où l'on puisse se permettre de prescrire les sels volatils et même les sternutatoires ; je n'ai jamais remarqué qu'ils aient nui dans de semblables circonstances ; quelquefois même les malades se sont parfaitement rétablis.

1139. Néanmoins, lorsque l'action des causes indiquées (§ 1115) n'est pas assez puissante pour donner la mort sur-le-champ, et qu'elle ne produit qu'un état apoplectique, il faut faire quelques efforts pour en prévenir les suites et rétablir le malade : dans quelques cas même où ces causes ont arrêté le mouvement du pouls et de la respiration, occasioné le refroidissement de tout le corps, et produit une mort apparente, il peut y avoir des moyens de rendre la vie et la santé, s'il n'y a pas long-temps que ces apparences subsistent (1). Il ne m'est pas possible de traiter ce sujet complétement ; mais je vais offrir les règles générales suivantes, pour indiquer la manière dont on doit se conduire dans la cure de l'apoplexie produite par les différentes causes indiquées § 1115 :

I. Quand un poison capable d'occasioner l'apoplexie a été récemment introduit dans l'estomac, si le vomissement survient spontanément, il faut l'aider, ou, s'il ne paraît pas, il faut l'exciter sur-le-champ par le secours de l'art, afin de faire rejeter le poison le plus promptement possible. Néanmoins, s'il a été pris long-temps avant que ses effets se soient manifestés, je pense que quand ils se sont manifestés, il est inutile, et peut-être même nuisible, d'exciter le vomissement.

II. Lorsque le poison introduit dans l'estomac, ou appliqué d'une autre manière quelconque sur le corps, a déjà produit un état apoplectique, ces causes donnent communément lieu, en même temps, à une stagnation ou à un mouvement plus lent du sang dans les vaisseaux du cerveau

----

(1) Il paraît que dans les cas où l'apoplexie était produite par les poisons, Boërhaave ne tentait aucun remède, parce qu'il désespérait entièrement de la guérison des malades ; néanmoins plusieurs observations prouvent qu'ils ne sont pas toujours incurables.

et des poumons ; c'est pourquoi il est, en général, convenable de diminuer cette congestion, en tirant du sang de la jugulaire ou du bras.

III. En admettant qu'il y a congestion dans le cerveau ou les poumons, il convient en général de la modérer par le moyen des lavements âcres, qui excitent quelque évacuation des intestins.

IV. Après avoir procuré ces évacuations par le moyen des saignées et des purgatifs, on peut recourir avec plus d'espérance et moins de danger aux différents stimulants que l'on propose communément dans les autres cas d'apoplexie (1). L'un des moyens les plus efficaces de tirer de leur état de stupeur les apoplectiques de ce genre, semble être de jeter de l'eau froide sur différentes parties du corps, ou d'en laver tout le corps (2).

____

(1) Mead recommande de donner, après avoir évacué le malade, la mixture saline de Rivière, comme diurétique. Heberden veut que l'on réitère les émétiques les plus actifs, et que l'on emploie tous les moyens capables de ranimer le malade. On peut, dans ce cas, employer avantageusement l'alcali volatil fluor (ammoniaque liquide); tâcher même d'en introduire dans l'estomac, en le délayant avec de l'eau ; recourir à l'urtication, aux sternutatoires, aux frictions, appliquer enfin les vésicatoires ou les sinapismes sur les parties les plus sensibles.

(2) Des malades, qui étaient depuis long-temps dans un état léthargique, ont été guéris en leur faisant des douches d'eau froide sur la tête, ou en les plongeant dans l'eau. Ce moyen a aussi réussi dans les cas de suffocation produite par la vapeur du charbon. On rappelle à la vie les chiens qui ont été suffoqués par la vapeur de la grotte du Chien, près de Naples, en les plongeant sur-le-champ dans un lac voisin. Dans la Russie et la Sibérie, où l'on voit fréquemment des personnes suffoquées par l'air échauffé et chargé de vapeurs méphitiques qu'elles respirent dans les étuves qui leur servent de dortoirs, on a coutume d'exposer sur-le-

V. Quoique le poison qui produit l'apoplexie soit tellement puissant qu'il occasione très-promptement les apparences de la mort dont nous venons de parler, cependant,
s'il n'y a pas long-temps que cet état dure, souvent le malade peut guérir ; il faut donc tenter de le rétablir en employant les moyens que l'on a recommandés pour rappeler
à la vie les noyés, et qui sont aujourd'hui généralement
connus (1).

---

champ le malade à l'air , de lui arroser tout le corps avec de l'eau
froide , et de le frotter avec la neige, jusqu'à ce qu'elle soit fondue. On a employé ces moyens avec succès chez ceux qui étaient
engourdis par le froid. La saignée est alors rarement nécessaire, à
moins que la circulation ne soit évidemment rétablie , et qu'il ne
reste une gêne considérable de la respiration.

(1) Quoique ces moyens soient très-généralement connus , j'ai
cru devoir les rapporter ici en peu de mots , en donnant l'abrégé
de la lettre de M. Cullen au lord Cathcart.

Il faut employer toutes les précautions possibles pour ne point
blesser les corps tirés de l'eau , éviter de les suspendre par les
pieds , ou de les rouler sur un tonneau , comme on le pratiquait
autrefois. Lorsqu'ils ne sont pas restés long-temps dans l'eau , que
la chaleur animale n'est pas entièrement éteinte , ni l'irritabilité
des fibres motrices considérablement affaiblie , il est possible
qu'une agitation considérable suffise pour rétablir l'action des organes vitaux ; mais, dans les cas où la chaleur et l'irritabilité sont
presque anéanties , il est-très-douteux, comme l'observe M. Cullen,
que ce moyen puisse être mis en usage sans danger , à moins que
la chaleur et l'irritabilité ne soient rétablies jusqu'à un certain
point. Toute commotion violente est dangereuse, et n'est jamais
nécessaire. Il faut éviter toutes les positions qui peuvent exposer à
une compression nuisible , telle que de faire porter la personne
noyée sur les épaules d'un autre homme. Il faut la laisser étendue ,
avec la tête et les parties supérieures un peu élevées, et prendre
garde que le cou ne soit fort penché en avant : le corps étant placé
de cette manière , le moyen le plus convenable de le transporter

est de le mettre sur de la paille dans une charrette, en le couchant sur le côté ; l'agitation qui résulte du mouvement assez vif de la voiture ne produira, en général, aucun mal.

La première chose que l'on doit faire pour dissiper les apparences de la mort, est de rétablir la chaleur du corps, qui est absolument nécessaire pour rendre aux fibres motrices leur activité. Pour cet effet, on séchera le corps le plus tôt possible, et on l'enveloppera dans des couvertures sèches, et même chaudes ; si on le peut, on le couvrira même d'une chemise prise de dessus une personne vivante. Si le soleil est fort chaud, on peut l'y exposer tout nu, et faire en même temps usage des autres moyens nécessaires pour le rappeler à la vie.

Si on ne peut exposer le corps du noyé à la chaleur du soleil, on le transportera dans une chambre suffisamment grande, où l'on pourra avoir du feu sur-le-champ, et l'on aura dans la même maison, s'il est possible, une autre chambre à feu, et l'on n'admettra autour du corps que les personnes absolument nécessaires pour le service.

On tentera de rappeler la chaleur par différents moyens, suivant que les circonstances l'indiqueront ; rien ne sera plus convenable que le bain chaud, si l'on peut avoir une suffisante quantité d'eau chaude : mais comme il n'est pas nécessaire que sa chaleur soit d'abord égale à celle du corps humain, on pourra l'appliquer à un degré un peu inférieur, et en augmenter insensiblement la chaleur, jusqu'à ce qu'elle surpasse la température ordinaire du corps. Si le noyé n'est pas fort gros, on le pourra réchauffer en le mettant dans un lit avec des personnes saines qui l'approcheront de leur corps nu, le changeront fréquemment de position, et tâcheront de réchauffer les parties qui ne seront pas immédiatement appliquées à leur corps, en les frottant avec des linges chauds.

Si l'on ne peut faire usage d'aucun des moyens précédents, on couchera le corps du noyé près d'un feu modéré, auquel on en exposera les différentes parties, et on le frottera avec des linges chauds pour ranimer la chaleur ; on appliquera en même temps des linges chauds au-dessous des jarrets et des aisselles, que l'on renouvellera fréquemment, et l'on mettra aux pieds des briques chaudes, ou des bouteilles remplies d'eau chaude.

On a proposé d'humecter les linges dont on se sert pour les frictions, avec de l'eau-de-vie camphrée, ou d'autres substances stimulantes ; mais M. Cullen pense qu'elles gênent dans l'usage des frictions , et il blâme toute espèce d'application , excepté celle de l'esprit-de-vin , dans lequel on a dissous du sel ammoniac (muriate d'ammoniaque), que l'on peut appliquer uniquement aux poignets et aux malléoles.

On peut couvrir le corps de grains , de cendres , de sable ou de sel chauds, si l'on en a une suffisante quantité , pourvu que l'on puisse en même temps faire usage des autres moyens nécessaires : mais comme cela est difficile , on se contentera d'appliquer aux mains et aux pieds des sachets de sel chaud et desséché.

Pendant que l'on tente ces moyens de ranimer la chaleur , il faut s'occuper de rétablir l'action des fibres motrices , en portant des stimulants sur les intestins , qui conservent leur irritabilité beaucoup plus long-temps que toute autre partie ; et on pourra , en rétablissant leur action , contribuer beaucoup à ranimer l'activité de tout le système.

Le moyen le plus convenable de rétablir l'action des intestins , est de recourir à leur stimulus ordinaire , qui est la dilatation ; on obtiendra très-efficacement cette dilatation , en introduisant une certaine quantité d'air par le fondement. L'air froid a même été utile dans ce cas ; mais il vaut mieux employer l'air échauffé et même imprégné de quelque substance capable de stimuler , par son acrimonie , les intestins ; la fumée de tabac est la meilleure de toutes. On se servira , pour cet effet, d'un appareil convenable , qui doit être entre les mains de tous les chirurgiens. Mais il est bon d'observer , quant à l'usage de cette fumée, que quand il n'y a pas encore une grande quantité de tabac d'enflammé , il sort par le tube beaucoup d'air froid ; et comme ce dernier est moins convenable , il faut avoir soin que le tabac soit bien enflammé , et faire sortir la fumée très-doucement, jusqu'à ce qu'il n'y ait plus que celle qui est fort échauffée qui passe. Si l'on n'a point l'appareil nécessaire , on pourra se servir d'une pipe ordinaire de la manière suivante.

On prendra la canule d'une seringue ordinaire , surmontée de son canon, on l'introduira dans le fondement, on approchera l'ou-

verture du canon de la seringue de la petite extrémité de la pipe ;
on allumera du tabac dans le fourneau de la pipe , autour duquel
on appliquera une carte à jouer , roulée en forme de tuyau , ou le
fourneau d'une autre pipe vide ; et , en soufflant à travers , on for-
cera la fumée à pénétrer dans les intestins , et l'on en introduira en
peu de temps une quantité considérable.

Si l'on ne peut faire usage d'aucun des moyens précédents , il
sera utile de donner en lavement trois ou quatre livres d'eau chaude,
dans laquelle on dissoudra une demi-once de sel marin par livre
d'eau ; on pourra y ajouter même un peu de vin ou d'eau-de-vie.

Après avoir tenté pendant quelque temps de rétablir l'activité
des fibres motrices , on s'occupera de rétablir l'action du cœur et
des poumons. Monro a fait quelques expériences sur cet objet,
d'après lesquelles il conclut que le meilleur moyen de dilater les
poumons des noyés, est de leur souffler dans les narines plutôt que
dans la bouche. Il faut, pour cet effet, avoir un tube de bois ,
dont une extrémité pourra remplir une narine , et l'autre sera con-
formée de manière que l'on pourra y appliquer la bouche pour
souffler , ou un soufflet qui remplira le même objet. Le docteur
Monro observe que le souffle d'un homme d'une force ordinaire
suffit dans ce cas pour dilater les poumons à un degré considérable ;
mais, comme il est nécessaire de souffler long-temps , lorsque la
personne qui en est chargée sera fatiguée , on pourra employer un
soufflet assez grand pour contenir à la fois la quantité d'air nécessaire pour dilater les poumons à un degré convenable. Soit que
l'on emploie le souffle d'une personne , comme plus convenable
d'abord , ou que l'on se serve d'un soufflet , le docteur Monro observe que l'air passe facilement par l'œsophage et l'estomac ; mais
on peut éviter cet inconvénient, en pressant la partie inférieure du
larynx en arrière sur l'œsophage , en faisant attention de ne comprimer que le cartilage cricoïde; par ce moyen , on rétrécira l'œsophage , et le conduit du larynx restera libre.

En soufflant dans une narine, on tiendra l'autre exactement
fermée, ainsi que la bouche ; si la poitrine ou le ventre s'élève,
on sera assuré que l'air a pénétré dans les poumons, et on cessera
de souffler ; on pressera alors la poitrine et le ventre pour chasser
l'air des poumons, et on y en introduira de nouveau : on continuera

ainsi pendant quelque temps, de manière à imiter le plus exactement possible les mouvements alternatifs de la respiration.

Si l'on ne peut parvenir à faire passer l'air dans les poumons, le docteur Monro pense qu'il est très-aisé d'introduire directement dans la glotte et dans la trachée-artère un tube courbé, semblable au cathéter dont on se sert pour les adultes. Pour cet effet, il faut que le chirurgien se place à la droite du malade, et, en introduisant l'index de la main gauche par le côté droit de la bouche, il pourra le pousser derrière l'épiglotte, et s'en servir comme de directeur pour faire entrer le cathéter, qu'il tiendra de sa main droite au côté gauche de la bouche du malade, jusqu'à ce qu'il en ait fait passer l'extrémité au delà du bout de son index; alors il laissera tomber le tube dans la glotte, sans l'y pousser. Ce tube étant ainsi introduit, on y adaptera une seringue pour faire pénétrer l'air dans les poumons.

M. Cullen observe que Le Cat a proposé quelque chose de semblable, mais il ne croit pas qu'on l'ait jamais pratiqué; il craint même que cette opération ne soit sujette à beaucoup de difficultés : on doit l'abandonner aux chirurgiens.

On peut recourir à la bronchotomie; mais M. Cullen pense qu'il est très-rare qu'elle puisse être utile lorsque l'on n'a nullement pu introduire l'air par la narine.

On peut, en soufflant dans les poumons, en faire sortir l'eau qui aurait pu s'y introduire, et c'est l'unique moyen efficace de les débarrasser de cette matière écumeuse qui les remplit chez les noyés, et qui paraît être la cause la plus commune de la suffocation mortelle. On doit donc tenter cette pratique sur-le-champ, et la continuer très-assidûment une heure ou deux.

Il est très-utile de faire une saignée de la jugulaire, pour diminuer la congestion des vaisseaux de la tête, qui est probablement une cause fréquente de la mort des noyés : cette saignée est particulièrement indiquée par la couleur pourprée et livide du visage; on pourra même la réitérer suivant qu'elle diminuera cette couleur. Mais lorsque les signes de vie se manifestent, et que le mouvement du sang commence à se rétablir, il faut être très-circonspect sur la saignée.

Un autre moyen de ranimer l'activité du principe vital, est d'appliquer certains stimulants aux parties les plus sensibles du corps ; ainsi on fera respirer l'esprit de sel ammoniac (ammoniaque liquide), ou l'on en introduira un peu dans les narines avec un linge. On a coutume d'introduire quelques liquides dans la bouche ; mais il est dangereux d'en faire passer une certaine quantité avant que la déglutition soit rétablie. S'il y a un chirurgien pourvu d'un appareil convenable , il pourra introduire un tube courbe dans l'œsophage , et faire passer, probablement avec avantage, quelques onces de vin chaud dans l'estomac. Mais , faute de cet appareil , on se contentera , s'il est douteux que la déglutition soit rétablie , de tenter d'introduire une petite quantité d'eau chaude dans la bouche ; et si l'on s'aperçoit alors que la déglutition soit rétablie , on pourra, pour aider le malade à revenir , y verser un peu de vin ou d'eau-de-vie. Enfin , tant qu'il n'y a aucun signe qui annonce le rétablissement de la déglutition ou de la respiration , il est dangereux d'introduire des stimulants dans la bouche ; il suffit d'appliquer sur la langue quelques gouttes d'une substance âcre, et dont le volume ne soit pas assez considérable pour couler au-dessus de la glotte. M. Cullen pense qu'une quantité modérée de fumée de tabac, est le meilleur stimulant que l'on puisse appliquer, sans danger, à la bouche et aux narines.

Dès que la déglutition est rétablie , on peut même , pour ranimer l'action des puissances motrices , tenter un vomitif; donner , par exemple , quelques cuillerées de vin d'ipécacuanha , et irriter doucement le gosier avec une plume huilée , pourvu que cela n'empêche pas l'usage des autres moyens nécessaires dans ce cas.

Quant aux stimulants , M. Cullen observe qu'ils suffisent souvent orsque le corps n'est resté que peu de temps dans l'eau, et que la chaleur et l'irritabilité sont, en conséquence, peu diminuées ; mais lorsqu'au contraire le corps a séjourné long-temps sous l'eau, et que sa chaleur est entièrement éteinte , tout autre stimulant que la fumée de tabac introduite dans les intestins sera très-peu utile , et il ne faut pas que l'usage des autres stimulants suspende les moyens convenables de rétablir la chaleur et la respiration.

On doit employer tous ces moyens pendant plusieurs heures , à moins qu'il ne se manifeste aucun symptôme qui annonce le retour de la vie , et que ceux qui indiquent la mort n'augmentent constam-

CHAPITRE II.

De la Paralysie (1).

1140. La paralysie est une maladie qui consiste dans la perte du pouvoir d'exercer le mouvement volontaire, mais qui n'affecte que certaines parties du corps ; et c'est ce qui

---

ment. Ces mêmes moyens, variés suivant les circonstances, sont applicables à d'autres cas de suffocation, tels que ceux qui sont produits par l'étranglement, les mophètes, les vapeurs du charbon, etc.

(1) Il n'y a dans la paralysie qu'une diminution de quelquesuns des mouvements volontaires, qui est souvent accompagnée d'assoupissement. N. C. Genre XLIII.

Il est difficile de déterminer les limites qui séparent la paralysie de l'apoplexie. Souvent la dernière précède la première, et, lorsque l'assoupissement accompagne la paralysie, on serait tenté de la désigner sous le nom d'apoplexie.

On distingue communément la paralysie en hémiplégie et en paraplégie. Dans l'hémiplégie, il y a perte du mouvement musculaire dans une moitié latérale du corps, sans douleur ni assoupissement. Dans la paraplégie, il y a perte de mouvement dans une moitié transversale du corps ; communément les extrémités inférieures sont affectées, les urines coulent continuellement, etc. On appelle paralysie parfaite celle où il y a perte du sentiment et du mouvement, et imparfaite, celle où il n'y a qu'une de ces deux fonctions de diminuée ou de détruite. M. Cullen comprend sous le même nom ces différentes espèces.

Les différentes espèces de paralysie sont idiopathiques ou symptomatiques.

I Les espèces de paralysie idiopathique sont,

1° La paralysie *partielle*, où il n'y a que quelques muscles d'affectés. On doit rapporter à cette espèce, 1° la paralysie plétho-

la distingue de l'apoplexie (§ 1094). Un des types les plus fréquents de paralysie, est celui où elle attaque tous

---

rique, produite par la compression que les vaisseaux sanguins, gorgés de sang, exercent sur les nerfs. Cette espèce est accompagnée de signes de pléthore ; elle survient à la suite de la suppression des évacuations habituelles, et des excès de boissons spiritueuses : elle a souvent lieu dans les parties comprimées par un anévrysme. 2° La paralysie séreuse, produite par l'excès de sérosité. Sauvages rapporte à cette espèce la paralysie qui affecte ceux qui ont demeuré dans des endroits humides, dans des maisons nouvellement bâties, ceux qui sont continuellement dans l'eau, ou qui ont pris une grande quantité d'eau minérale à contre-temps. 3° La paralysie nerveuse, qui succède au tremblement convulsif chez les vieillards. 4° La paralysie de la langue. 5° L'aphonie paralytique ou la perte totale de la voix, qui succède à l'hémiplégie, et qui souvent annonce une nouvelle attaque d'apoplexie.

2° La paralysie *hémiplégique*, où il y a tout un côté du corps affecté.

Cette espèce varie en raison de la constitution du corps.

L'hémiplégie survient chez les personnes d'une constitution pléthorique, comme on l'observe, 1° dans l'hémiplégie qui succède à l'apoplexie, et 2° dans l'hémiplégie spasmodique, qui remplace quelquefois des maux de tête considérables chez les hypochondriaques, et se guérit par les délayants.

L'hémiplégie s'observe aussi chez ceux qui sont affectés de leucophlegmatie ; telle est l'hémiplégie séreuse, qui attaque les cachectiques, les vieillards, et ceux qui ont abusé des liqueurs aqueuses, ou chez lesquels des écoulements séreux se sont supprimés.

C'est à tort que l'on rapporte à ce genre l'hémiplégie qui est produite par un abcès du cerveau, parce qu'aucun signe externe ne peut la faire connaitre. L'hémiplégie qui succède à l'épilepsie, mérite à peine d'être nommée ici.

3° La paralysie *paraplégique*, qui occupe la moitié du corps pris transversalement. On doit rapporter à cette espèce la para-

les muscles d'un côté du corps , et alors la maladie se nomme
hémiplégie.

---

plexie de Sauvages , ou la paralysie universelle des auteurs , dont
les variétés sont , 1º la paraplexie sanguine de Juncker , qui attaque
les pléthoriques , et ceux qui ont fait usage intérieurement des
stimulants ; on la reconnaît à la chaleur et à la rougeur du visage ,
à la plénitude et à la vélocité du pouls ; 2º la paraplexie produite
par le spina bifida , ou par la tuméfaction de la gaîne qui enveloppe la moelle épinière ; 3º la paraplexie rhumatique , qui est
accompagnée d'un sentiment de formication , et de l'atrophie des
parties paralysées , et que l'on a observée à la suite de la fièvre
tierce.

4º La paralysie *vénéneuse*, produite par des puissances sédatives appliquées extérieurement ou intérieurement ; telles sont ,
1º la paralysie des peintres et des ouvriers qui sont exposés aux
vapeurs de différents métaux. Cette espèce affecte particulièrement
les mains et les bras ; elle commence par l'engourdissement et un
sentiment de formication dans la partie , auxquels succèdent des
douleurs violentes dans l'abdomen , et la constipation : cette paralysie remplace souvent alternativement les douleurs de coliques
et celles des articu'ations ; souvent le sentiment revient périodiquement dans les changements de saisons , avec des douleurs très-
vives, qui cessent lorsque la paralysie est confirmée. 2º L'hémiplégie saturnine, qui affecte ceux qui travaillent dans les mines , et
particulièrement ceux qui manient le plomb.

II. On doit regarder comme symptomatiques , les espèces suivantes de paralysie :

1º L'hémiplégie intermittente , que l'on a vue revenir tous les
jours et se dissiper au bout de quelques heures , avec un accès de
fièvre quotidienne. Les variétés de cette espèce sont, 1º la paraplexie intermittente , qui se manifeste de même que la précédente ,
et n'en diffère qu'en ce que la paralysie affecte les parties inférieures. 2º La paralysie fébrile , qui s'observe fréquemment dans
les maladies aiguës , telles que les exanthèmes et les inflammations ,
mais surtout dans les maladies de la poitrine : elle accompagne sou-

1141. La perte du pouvoir d'exercer le mouvement volontaire, peut être due à une affection morbifique des muscles ou des organes du mouvement, qui les rend incapables d'exécuter cette fonction, ou à l'interruption de l'influence de la puissance nerveuse, qui est toujours nécessaire aux mouvements des organes qui sont soumis à notre volonté. Je rapporte entièrement à la classe des maladies locales, la paralysie produite par la première de ces causes, parce qu'elle consiste en une affection organique et locale. Je ne considérerai ici que celle qui dépend de l'interruption de l'influence de la puissance nerveuse ; et c'est à cette maladie seule que je voudrais donner le nom de *paralysie.* Une maladie qui dépend de l'interruption de l'influence de la puissance nerveuse, peut, il est vrai, se manifester souvent comme une affection purement locale ; mais comme elle dépend d'une affection des puissances les plus générales

---

vent l'empyème. 3° L'hémiplégie exanthématique qui succède aux maladies de la peau, telles que la gale.

2° La paralysie rhumatique, qui est la suite des douleurs de goutte et de rhumatisme. Ses variétés sont, 1° l'hémiplégie arthritique ; 2° et 3° la paralysie et la paraplégie rachialgiques qui succèdent aux douleurs de coliques violentes ; 4° la paralysie bilieuse, que l'on a vue survenir à la suite de la colique hépatique, et qui affecte les extrémités supérieures.

3° L'hémiplégie transversale, qui est une paralysie d'un bras ou d'un pied, que l'on observe assez fréquemment dans les dysenteries épidémiques. Les vices scorbutique, écrouelleux et vénérien, la plique polonaise, ont souvent été suivis de paralysie, que l'on doit rapporter aux variétés précédentes.

4° La paralysie d'un des deux bras, produite par une vomique ou par une autre tumeur des poumons.

5° La paralysie, l'hémiplégie et la paraplégie produites par les plaies ou les chutes.

du système , on ne peut convenablement la séparer des affections générales.

1142. Dans la paralysie , la perte du mouvement est souvent accompagnée de la perte du sentiment : mais comme ce
symptôme n'est pas constant , et qu'en conséquence la perte
du sentiment n'est pas un symptôme essentiel à la paralysie ,
je ne l'ai pas compris dans ma définition (§ 1140); je ne
pense pas même qu'il soit nécessaire d'en parler davantage
dans ce traité , en ce que, quand la perte du sentiment constitue une partie de l'affection paralytique , elle doit dépendre
des mêmes causes , et être traitée par les mêmes remèdes que
la perte du mouvement (1).

1143. On peut donc distinguer la paralysie , ou la perte
du mouvement dont je vais parler, en deux espèces ; l'une
dépend de l'affection de l'origine des nerfs dans le cerveau , et l'autre de l'affection des nerfs dans quelque partie

---

(1) Dans la plupart des paralysies , la partie affectée jouit de
quelque sentiment. Lorsque la perte du sentiment est jointe à celle
du mouvement , cela ne donne qu'un léger degré de plus à la maladie , et paraît être l'effet d'une affection différente. M. Cullen a
vu une personne attaquée de paralysie , chez qui le sentiment était
plus parfait , et même plus exquis, dans le bras paralytique que
dans l'autre. Au bout de quelque temps elle perdit le sentiment
dans le bras sain , et le conserva dans celui qui était paralytique ; la
circulation même , quoique aussi forte qu'avant dans ce dernier ,
était considérablement diminuée dans le bras insensible. On a vu ,
au contraire , des malades exercer les mouvements les plus forts , et
n'avoir nul sentiment dans les organes du mouvement , ne point
sentir les piqûres les plus profondes , ni même l'impression du feu:
Ainsi Galien rapporte que le sophiste Pausanias remuait facilement
ses doigts, quoiqu'ils fussent privés de sensibilité.

Il y a beaucoup d'états intermédiaires entre la débilité et la perte
absolue du mouvement , que M. Cullen comprend sous le nom
d'atonie.

de leur cours entre le cerveau et les organes du mouvement (1). Je ne parlerai pas ici en particulier de la dernière
espèce, parce qu'elle se manifeste comme une affection très-
partielle; je ne traiterai que des affections paralytiques les
plus générales, et spécialement de l'hémiplégie (§ 1140).
Je pense, en même temps, que ce que je dirai sur cet objet, pourra facilement s'appliquer à la pathologie et à la
pratique dans les cas où ces affections seront plus limitées.

1144. L'hémiplégie (§ 1140) commence communément
par une attaque d'apoplexie, ou la suit; et lorsqu'après
avoir duré quelque temps, elle devient mortelle, c'est
communément en passant de nouveau à l'état d'apoplexie :
en conséquence, la relation ou l'affinité qu'il y a entre ces
deux maladies, est suffisamment évidente, et est de plus fortement confirmée, en ce que l'hémiplégie attaque les personnes qui sont de la même constitution que celles qui sont
exposées à l'apoplexie (§ 1095), et est précédée des mêmes
symptômes (§ 1098) dont j'ai parlé en traitant de cette
maladie.

1145. Lorsqu'une attaque d'apoplexie est dissipée, et
qu'il reste un état de paralysie qui ne se manifeste que
comme une affection partielle, on pourrait peut-être supposer que l'origine des nerfs est beaucoup moins comprimée ; mais comme il reste encore communément perte de
mémoire, et un certain degré de stupidité, ces symptômes

---

(1) Telles sont les paralysies produites par la tuméfaction de la
gaîne qui enveloppe les nerfs, par les luxations, l'empyème, les
tumeurs contre nature contenues dans la cavité de la poitrine, l'accroissement considérable des vertèbres, de manière que leur cavité devienne plus étroite, ou que leurs apophyses transverses
s'approchent beaucoup les unes des autres, enfin les paralysies
produites par quelques corps étrangers qui ont pénétré dans une
partie quelconque, et compriment les nerfs qui s'y distribuent.

me paraissent indiquer que les organes de l'entendement,
ou l'origine commune des nerfs, sont encore considérablement affectés.

1146. Ainsi l'hémiplégie peut, en raison de sa connexion
évidente et de ses rapports intimes avec l'apoplexie, être
convenablement considérée comme dépendante de causes
semblables; c'est-à-dire, d'une compression qui empêche
la puissance nerveuse de se porter du cerveau aux organes
du mouvement, ou de l'application des narcotiques ou
d'autres poisons (§ 1115) qui rendent la puissance nerveuse peu propre à couler de la manière ordinaire et convenable (1).

1147. Nous considérerons d'abord les cas qui dépendent
de la compression.

La compression d'où résulte l'hémiplégie, peut être du
même genre et même de tous les différents genres qui produisent l'apoplexie ; elle peut, en conséquence, être l'effet
d'une tumeur, d'une distension extraordinaire, ou de l'é-
panchement. L'existence des tumeurs qui produisent la
compression, est souvent plus aisée à reconnaître dans le
cas de paralysie que dans celui d'apoplexie, en ce que sou-

---

(1) La paralysie est fréquemment produite par les vapeurs du
plâtre, par les liqueurs en fermentation, ou par l'air méphitique.
Alors la maladie ne peut être attribuée à la compression, mais à un
état de collapsus qui est plus marqué que dans l'apoplexie, quoique les causes soient les mêmes ; quand ces causes sont internes,
elles sont difficiles à connaître : on peut cependant les soupçonner
quand il n'y a aucun signe de pléthore, et qu'il n'y a ni hydropisie, ni ischurie, ni d'autres symptômes capables de favoriser les
épanchements séreux. Néanmoins, le collapsus survient même à
la suite de ces causes, lorsque la maladie est longue, parce que
l'épanchement ne peut subsister long-temps sans détruire l'action
du principe vital.

vent ses effets se manifestent d'abord par une affection très-partielle (1).

1148. Les autres espèces de compression, c'est-à-dire, la distension extraordinaire et l'épanchement, peuvent avoir lieu, comme il arrive communément, dans l'hémiplégie; mais alors elles agissent autrement que dans l'apoplexie, en ce que leurs effets sont partiels, et n'affectent qu'un côté du corps.

Il paraît difficile de concevoir que la distension extraordinaire puisse avoir uniquement lieu dans les vaisseaux d'un côté du cerveau : cependant, on peut en rendre raison; et cet état des vaisseaux du cerveau est peut-être le seul que l'on puisse supposer dans le cas de paralysie partielle et passagère. Il est vrai que quand l'hémiplégie subsiste un certain temps, il y a probablement toujours un épanchement sanguin ou séreux ; mais il est vraisemblable que le dernier même doit être entretenu par un reste de congestion dans les vaisseaux sanguins.

1149. Il peut aussi paraître douteux qu'un épanchement sanguin puisse se faire sans devenir très-promptement général, et sans occasioner, en conséquence, l'apoplexie et la mort ; mais l'ouverture des cadavres prouve qu'il a réellement lieu, et qu'il peut ne produire que la paralysie : il est vrai cependant que, le plus communément, cette dernière dépend d'un épanchement de fluide séreux, qui en est même l'unique cause.

---

(1) On ne peut nier qu'il n'y ait des cas où la paralysie est produite par des tumeurs ; mais le diagnostic de ces dernières est incertain ; leurs caractères sont quelquefois des symptômes de manie, des maux de tête, l'épilepsie, la perte de quelques sens. Alors on peut soupçonner une affection locale, surtout si la paralysie et l'apoplexie surviennent sans symptômes de turgescence, en conséquence de la chaleur, ou après avoir pris un bain chaud.

1150. La paralysie produite par la compression, peut-elle subsister, quoique la compression n'existe plus (1) ?

(1) Il est prouvé que la paralysie produite par la ligature d'un nerf subsiste lorsqu'on a ôté cette ligature ; et il est très-probable, comme l'observe M. Chandler, qu'il arrive quelque chose d'analogue dans les cas où la paralysie succède à l'apoplexie. M. Cullen avait coutume de dire dans ses leçons, que l'on pouvait croire que la compression était dissipée, lorsque les facultés intellectuelles étaient affaiblies, et le sentiment rétabli, quoique la paralysie subsistât. Diemerbroeck rapporte l'exemple d'une fille qu'une peur rendit paralytique pendant trente ans, et qui fut guérie par la frayeur que lui occasiona un éclair : on ne peut pas dire que cet éclair ait diminué la compression, et il n'est guère possible d'admettre, dans ce cas, d'autres causes que le collapsus.

Il est essentiel de bien distinguer, dans le traitement, la paralysie qui vient de collapsus, de celle qui est entretenue par la congestion, en ce qu'elles exigent des remèdes différents : dans le premier cas, les stimulants conviennent, et ils nuisent dans le second.

Le pronostic de la paralysie varie aussi, en raison des causes qui y donnent lieu.

La paralysie produite par congestion est généralement incurable, comme on l'observe quand cette maladie succède à l'apoplexie.

La paralysie est plus ou moins difficile à guérir, suivant que le sentiment et le mouvement sont plus ou moins diminués ; mais l'hémiplégie est un peu moins fâcheuse que la paraplégie.

Les paralysies partielles, produites par les nerfs coupés, froissés ou rongés, sont incurables, ainsi que celles qui sont produites par le gonflement des vertèbres : celles qui sont l'effet des luxations se guérissent par la réduction de la luxation, pourvu qu'on la fasse promptement, autrement elles sont très-difficiles à guérir.

La paralysie qui dépend de quelque cause externe qui comprime les nerfs, se guérit dès que cette cause est dissipée, pourvu qu'ils n'aient pas été froissés, ou qu'ils n'aient pas été long-temps comprimés.

1151. D'après ce qui a été dit § 1144, il est évident
que l'on peut prévenir l'hémiplégie par tous les différents
moyens proposés § 1125 et suivants, pour prévenir l'apoplexie.

1152. La *cure* de la paralysie doit, par les mêmes raisons, ressembler beaucoup à celle de l'apoplexie (§ 1130
et suivants) ; et lorsque la paralysie a commencé comme une
apoplexie, il est à présumer que l'on a employé tous les
différents remèdes indiqués § 1130 et suivants, avant que
de la considérer comme une paralysie. Lorsqu'il arrive qu'à
la première attaque de la maladie, l'état apoplectique n'est

Plus la paralysie est ancienne, plus elle se guérit difficilement.

La paralysie partielle de l'extrémité inférieure se guérit moins
rarement que celle de l'extrémité supérieure.

Le froid de la partie paralytique est d'un mauvais augure ; si, au
contraire, elle conserve encore de la chaleur, c'est un signe favorable.

La paralysie est communément incurable, lorsque la partie qui
en est affectée est d'une maigreur extrême, ou fort œdématiée ;
mais le tremblement qui y survient, est communément un signe
favorable ; il indique que la compression commence à diminuer.

La paralysie qui attaque les vieillards est ordinairement incurable.

La paralysie est plus difficile à guérir l'hiver que l'été ; souvent
la chaleur produit un soulagement sensible, mais de peu de durée, aux paralytiques. Il est, en conséquence, aisé de voir pourquoi les pays chauds leur sont souvent plus convenables que les
pays froids.

Une fièvre vive survenant dans le commencement de la paralysie, la guérit fréquemment, lorsqu'il n'y a pas de pléthore, surtout si cette fièvre prend le caractère d'intermittente ou de rémittente, et est suivie de sueurs.

La diarrhée et les hémorrhagies ont été quelquefois utiles dans
les paralysies récentes, chez les jeunes gens qui n'étaient pas affaiblis par les maladies qui avaient précédé.

pas entièrement complet, et qu'elle se manifeste d'abord
comme une hémiplégie, l'affinité entre les deux maladies
(§ 1144) est telle, qu'elle conduit à l'usage des mêmes remèdes dans les deux cas. Ils conviennent certainement
toutes les fois qu'on peut, avec beaucoup de probabilité,
attribuer la maladie à la compression ; et il est rare que
l'hémiplégie produite par des causes internes, ne se manifeste par une affection considérable des sens internes et
même externes, avec d'autres marques qui indiquent la compression de l'origine des nerfs.

1153. Néanmoins on doit, d'après ce que nous avons dit
§ 1131 à 1139, traiter de la même manière que l'apoplexie,
la paralysie qui commence par les apparences indiquées
dans le dernier paragraphe, non-seulement quand on peut
l'attribuer à la compression, mais même quand elle est l'effet des poisons narcotiques.

1154. Le traitement d'une première attaque d'hémiplégie est, en conséquence, le même, ou presque le même
que celui de l'apoplexie : il paraît qu'il doit uniquement
en différer, 1° quand la maladie a subsisté quelque temps ;
2° quand les symptômes apoplectiques, ou ceux qui indiquent une compression considérable de l'origine des nerfs,
sont dissipés ; 3° et particulièrement lorsqu'il n'y a pas de
marques évidentes de compression, et que l'on sait en même
temps que l'application des poisons narcotiques a précédé la
maladie.

1155. On demande, dans tous ces cas, si l'on peut faire
usage des stimulants, ou jusqu'à quel point on peut entièrement se fier, pour la guérison, à ces sortes de remèdes ?
J'ai exposé mon opinion, § 1136, sur cette question, relativement à l'apoplexie ; et, quant à l'hémiplégie, je pense
que les stimulants y sont presque toujours aussi dangereux
que dans les cas d'apoplexie complète, et particulièrement,
1° dans tous les cas où l'hémiplégie succède à un pa-

roxysme d'apoplexie complète ; 2° dans tous ceux où la paralysie attaque des personnes du tempérament indiqué § 1095 , et paraît après les mêmes symptômes que ceux qui précèdent l'apoplexie (§ 1096); 3° et toutes les fois que la paralysie se manifeste avec les symptômes de l'apoplexie produite par compression.

1156. En conséquence, c'est uniquement dans les cas indiqués § 1154, que les stimulants sont véritablement admissibles ; et même, dans les deux premiers , où l'état de pléthore des vaisseaux sanguins du cerveau peut avoir produit la maladie , où la disposition à cet état peut encore continuer, et où il peut même encore subsister un certain degré de congestion, l'usage des stimulants doit être un remède douteux ; de manière qu'il n'y a peut-être que dans le troisième de ces cas , que les stimulants sont évidemment indiqués et admissibles.

1157. Ces doutes, relativement à l'usage des stimulants , seront peut-être négligés ou méprisés par ceux qui prétendent qu'on les a employés avec avantage dans les cas même (§ 1155) où j'ai dit qu'on devait les éviter.

1158. Afin de concilier ces opinions différentes , je dois observer que, même dans le cas d'hémiplégie qui dépend de compression, quoique l'origine des nerfs soit comprimée au point d'empêcher la puissance nerveuse de couler aussi librement qu'il est nécessaire pour l'exécution du mouvement musculaire , néanmoins il paraît par le sentiment qui subsiste, que les nerfs sont encore perméables jusqu'à un certain point ; il est par conséquent possible que l'application des stimulants puisse exciter l'énergie du cerveau , tellement qu'elle force en quelque sorte les nerfs comprimés de se dilater, et de faire reparaître quelque mouvement dans les muscles paralysés. Bien plus , on peut accorder qu'il est possible de mettre ces stimulants en usage sans aucune suite fort fâcheuse , s'ils sont de nature à agir plus sur le système nerveux que sur le système sanguin.

1159. Mais quoique certains stimulants agissent particulièrement sur le système nerveux , il est cependant évident que leur action s'étend toujours en même temps, jusqu'à un certain point , sur le système sanguin , de manière que quand ce dernier effet est porté à un degré considérable , ils peuvent certainement nuire beaucoup ; et, dans une maladie que ces remèdes ne guérissent pas entièrement , il est possible qu'on ne puisse pas distinguer le mal qu'ils produisent (1).

---

(1) Ces remarques sur l'usage des stimulants sont très-justes. On ne peut douter que ces remèdes , auxquels on a communément recours, n'aient été plus souvent nuisibles qu'utiles. Ainsi les eaux thermales, prises intérieurement et appliquées extérieurement , ont souvent augmenté les congestions du cerveau , et produit des apoplexies mortelles : dans le cas même où la paralysie avait succédé à la goutte , ces eaux ont paru d'abord modérer la maladie ; mais elle a reparu ensuite avec plus de force. Les liniments irritants ont souvent aggravé les symptômes dans les cas de pléthore. Il faut donc examiner avec soin s'il n'y a aucun signe de congestion , avant que d'avoir recours à ces remèdes ; ils ne conviennent que dans les cas où la tension et la plénitude des vaisseaux sanguins sont diminués au point que l'énergie du système nerveux est fort affaiblie et la circulation ralentie. Quoique ces cas soient fort rares, M. Chandler propose de diviser la paralysie en deux genres : il nomme l'une , qui attaque les personnes disposées à l'apoplexie , paralysie apoplectique , et pense qu'elle doit appartenir à la classe des affections soporeuses ; il désigne l'autre sous le nom de paralysie atonique, et croit qu'on doit la ranger dans la classe des adynamies ou des *debilitates*. Mais je pense que les préceptes que M. Cullen a donnés § 1154 , suffisent pour indiquer aux praticiens les cas où la paralysie exige les stimulants : l'expérience pourra un jour dissiper les doutes qui restent sur cet objet ; les objections de

1160. Quoique l'usage des stimulants soit si souvent douteux dans la pratique, il est peut-être possible de déterminer, jusqu'à un certain point, les cas où ils conviennent, en considérant la nature des différents remèdes de ce genre que l'on peut employer, et quelques-unes des circonstances où on les administre. Je vais donc indiquer, dans cette vue, les différents stimulants que l'on a communément employés, et offrir quelques remarques sur leur nature et leur usage.

1161. On doit d'abord distinguer les stimulants en externes et en internes. Ceux du premier genre se distinguent de nouveau, suivant qu'ils sont appliqués sur certaines parties du corps seulement, ou bien d'une manière plus générale sur tout le système. Les stimulants du premier genre sont,

I. Les acides vitriolique et nitreux concentrés (acides sulfurique et nitrique), enveloppés néanmoins dans des substances huileuses ou onctueuses, capables d'arrêter leur action corrosive sans détruire leur vertu stimulante.

II. Les esprits volatils alcalins (ammoniaque), surtout dans leur état de causticité, mais enveloppés aussi dans des huiles, pour la raison que je viens de donner.

III. On emploie fréquemment les mêmes esprits volatils, en les tenant sous le nez; ils agissent alors comme un stimulant puissant sur le système nerveux; mais il est en même temps probable qu'ils peuvent aussi devenir un fort stimulant pour les vaisseaux sanguins du cerveau.

IV. La saumure, ou une forte dissolution de sel marin (muriate de soude).

V. Les huiles essentielles des plantes aromatiques, ou de quelques-unes de leurs parties.

M. Chandler, loin d'affaiblir la doctrine de notre auteur, ne me paraissent que confirmer ou éclaircir ce qu'il a avancé dans le § 1154.

VI. L'huile essentielle de térébenthine, ou celle des autres substances résineuses de ce genre.

VII. L'huile distillée du succin ou des autres fossiles bitumineux.

VIII. Les huiles empyreumatiques rectifiées, extraites des substances animales ou végétales.

IX. Différents végétaux âcres, particulièrement la moutarde (1).

X. La matière âcre qui se trouve dans plusieurs insectes, et en particulier dans les cantharides.

Quelques-uns de ces stimulants peuvent être employés en substance ou dissous dans les esprits ardents, afin d'augmenter leur vertu stimulante ou de les appliquer plus convenablement.

1162. La plus grande partie des substances dont je viens de faire l'énumération, donnent des marques de leur puissance stimulante en enflammant la peau de la partie sur laquelle on les applique ; mais quand leur application est assez

---

(1) La moutarde est le meilleur des remèdes âcres que l'on emploie à l'extérieur ; car son stimulus se répand facilement dans tout le système. L'ancienne moutarde est préférable à celle qui est récente, parce qu'elle a subi une espèce de fermentation qui la rend plus irritante. Elle est plus puissante que les cantharides, en ce que l'effet stimulant de ces dernières est de peu de durée. Il ne faut pas joindre la farine à la moutarde, ni la laisser long-temps, parce qu'elle formerait des vessies qui empêcheraient de réitérer son application. On a proposé, dans la même vue, d'exciter de la rougeur sur la partie, avec un mélange de farine et d'alun de plume.

L'écorce de raifort sauvage, recommandée par quelques médecins, agit de la même manière que la moutarde : on l'a employée pour les sétons et les cautères. Les anciens avaient recours à la brûlure, et ne regardaient la paralysie comme incurable, que quand elle avait résisté à ce remède.

23.

long-temps continuée pour produire cet effet, on doit interrompre leur usage ; car l'inflammation de la partie ne paraît pas produire autant de bien que l'application souvent
réitérée d'un stimulant plus modéré.

1163. L'urtication, ou la piqûre des orties, que l'on a
fréquemment recommandée, est analogue à ces stimulants.

On met, avec raison, au rang des stimulants externes,
le stimulant mécanique des frictions avec la main nue,
avec les brosses pour la peau, et la flanelle. Peut-on retirer
quelque utilité de la flanelle imprégnée de la fumée du mas-
tic enflammé, de l'oliban, etc. ?

1164. Il faut observer, relativement à tous ces stimulants externes, qu'ils affectent beaucoup plus la partie sur
laquelle on les applique que tout le système ; c'est pourquoi il y a moins à craindre de leur usage dans les cas douteux ; mais ils sont, par la même raison, moins efficaces
pour guérir une affection générale (1).

1165. Les applications externes auxquelles on peut recourir pour affecter tout le système, sont la chaleur et le
froid, et l'électricité.

On a souvent employé dans la paralysie la chaleur, surtout sous la forme de bain chaud, comme un des stimulants
les plus puissants de l'économie animale. Mais comme ce
remède, en stimulant les solides, et en raréfiant les fluides,
devient un stimulus puissant pour le système sanguin, ses
effets sont souvent douteux, et fréquemment il a été évidemment nuisible dans les paralysies qui dépendaient de la
congestion du sang dans les vaisseaux du cerveau (2). L'usage

---

(1) Ces stimulants ne réussissent ordinairement que quand la maladie est locale.

(2) Il est certain que les médecins ont employé trop indiscrètement la chaleur chez ceux qui étaient pléthoriques. Souvent le
bain chaud a empêché de recouvrer les facultés intellectuelles ;

le plus certain , et, en conséquence, le plus convenable du bain chaud, paraît être dans les cas où la paralysie a été occasionée par les narcotiques. Les bains naturels sont-ils plus utiles en raison des matières dont les eaux minérales peuvent être naturellement imprégnées ?..

1166. Le froid appliqué sur le corps pendant quelque temps, nuit toujours aux paralytiques ; néanmoins , lorsqu'il n'est pas fort considérable , que son action n'est pas long-temps continuée , et que le corps est capable de produire une réaction vive , il devient un stimulant puissant de tout le système, et il a souvent été utile, mis en usage de cette manière, pour guérir la paralysie : mais, si la puissance de la réaction dans le corps est faible, toute application du froid peut être très-nuisible.

1167. L'électricité, appliquée d'une certaine manière , est sûrement un des stimulants les plus puissants que l'on puisse employer pour agir sur le système nerveux des animaux ; c'est pourquoi on a compté beaucoup sur ce remède pour la cure de la paralysie. Mais , comme il stimule le système sanguin de même que le système nerveux , il a souvent été nuisible dans les paralysies qui dépendaient de la compression du cerveau , spécialement lorsqu'on l'a appliqué de manière à agir sur les vaisseaux de la tête. L'électricité est moins dangereuse lorsqu'on limite son opération aux parties qui sont un peu éloignées de la tête ; mais comme son action peut encore, quand elle est très-forte , détruire la mobilité de la puissance nerveuse , je pense que l'on doit tou-

---

d'autres fois il a changé, en peu de minutes, la paralysie en apoplexie, comme M. Cullen l'a vu chez une jeune fille. Il y a cependant une espèce de paralysie fort commune dans les climats chauds , comme les Indes orientales , qui est produite par la suppression de la transpiration et par l'inhalation de la rosée. M. Raymond, de Marseille , qui a décrit cette maladie , dit que les bains chauds en sont le principal remède.

jours en faire usage avec précaution, et qu'elle n'est sans danger que quand on l'applique avec une force modérée, et qu'on la borne à certaines parties du corps éloignées de la tête. On doit aussi, à ce que je crois, en espérer plutôt de bons effets, en la réitérant fréquemment, qu'en l'administrant avec force, et elle convient particulièrement dans la cure des paralysies produites par l'action des poisons narcotiques (1).

1168. Parmi les remèdes propres à la paralysie, il ne faut pas omettre l'usage de l'exercice. On ne peut, dans l'hémiplégie, employer l'exercice du corps ; et, dans une affection plus limitée, il pourrait être un remède douteux, si la maladie dépendait de la compression de quelque partie du cerveau : mais les exercices de la gestation, quand on peut les employer, sont convenables, même dans les cas de compression, en ce que le stimulus de ces exercices est modéré, et, en conséquence, sans danger : ce remède convient même dans tous les cas de congestions internes, parce qu'il occasione toujours une détermination vers la surface du corps.

1169. Les stimulants internes que l'on emploie dans la

---

(1) Deux moyens fort actifs, dont s'est récemment enrichie la thérapeutique, et que réclame la paralysie essentielle lorsqu'elle n'est liée à aucun état d'irritation du système nerveux, sont le galvanisme et la noix vomique. Nous nous bornons à les signaler, parce que leur application est délicate, et exigerait, pour être convenablement précisée, des détails dont nous devons nous abstenir dans ces notes. Par la même raison, nous avons supprimé une très-longue note, où M. Bosquillon parlait de l'emploi de l'électricité. Nous pensons d'ailleurs que, dans l'état actuel des connaissances, on prendra de ce moyen une idée plus exacte, et surtout plus complète, en consultant l'article *Electricité* du Dictionnaire des sciences médicales. (D. L.)

paralysie, sont de différentes espèces ; mais les suivants sont particulièrement en usage.

I. Les sels alcalins volatils, ou les esprits volatils (ammoniaque et carbonate d'ammoniaque), comme on les appelle communément, sont des stimulants très-puissants, qui s'étendent beaucoup, et agissent spécialement sur le système nerveux ; leur action se porte aussi sur le système sanguin ; mais si on les donne fréquemment à petites doses souvent réitérées, plutôt qu'à grande dose, on peut en faire usage sans beaucoup d'inconvénients, parce que leur action n'est que passagère.

II. Les végétaux tirés de la classe appelée tétradynamie (famille des crucifères) (1), sont la plupart de puissants stimulants, qui se répandent facilement dans tout le système : on peut aussi les employer souvent sans danger, en ce qu'ils s'échappent promptement du corps, et qu'en conséquence leur action est passagère. En outre, ils sont communément diurétiques, et comme tels, ils peuvent encore être utiles dans quelques cas de paralysie séreuse.

III. Les différents aromates, employés en substance, en teinture, ou sous forme d'huiles essentielles, sont souvent des stimulants puissants ; mais comme ils sont plus adhérents et plus inflammatoires que les remèdes dont je viens de parler, leur usage est, en conséquence, sujet à plus d'inconvénients dans tous les cas douteux.

IV. On a recommandé quelques autres végétaux âcres ; mais nous ne connaissons pas encore bien leur vertu particulière, ou leur véritable usage.

V. Plusieurs substances résineuses, telles que le gaïac et les substances térébenthinées, ou leurs huiles essentielles, ont été employées avec quelque fondement ; toutefois ces

---

(1) Le cochléaria, le raifort sauvage et la moutarde, sont les plantes de ce genre que l'on emploie le plus communément.

remèdes sont capables de produire l'inflammation. On a recommandé les décoctions de gaïac et quelques autres sudorifiques pour exciter les sueurs, en exposant dans une étuve le corps à la vapeur de l'esprit-de-vin enflammé ; et on a remarqué que ces remèdes, donnés de cette manière, avaient été utiles (1).

VI. On a fréquemment employé, dans la paralysie, un grand nombre de médicaments antispasmodiques fétides ; mais je ne vois pas de quelle manière ils peuvent être adaptés à la guérison de cette maladie, et je n'ai observé leurs effets salutaires dans aucun cas de paralysie.

VII. On a aussi mis en usage les amers et l'écorce du Pérou ; mais je ne leur ai reconnu aucune propriété ou aucun avantage dans ce cas.

1170. Il faut observer, à l'égard de tous ces stimulants internes, qu'ils sont rarement fort actifs ; et lorsqu'il y a quelque doute sur la nature ou l'état de la maladie, ils peuvent facilement nuire ; c'est pourquoi leur usage est souvent douteux (2).

---

(1) Boërhaave a guéri quelques paralytiques en les exposant aux vapeurs de la flamme de l'esprit-de-vin. On peut tenter ce remède ; mais il serait dangereux de le continuer, s'il ne produisait aucun effet avantageux après quelques tentatives.

(2) La paralysie dont M. Cullen vient de traiter dans ce chapitre, est souvent précédée, accompagnée ou suivie de tremblement. C'était donc ici le lieu de parler de ce phénomène ; mais comme il est communément symptomatique, il n'a pas cru devoir le mettre au rang des genres : il a, en conséquence, rassemblé dans son synopsis de nosologie, les différentes espèces de tremblement, qu'il a rangées en trois classes, suivant qu'elles sont des symptômes de faiblesse, de paralysie ou de convulsion : je vais, par conséquent, suivre la nomenclature qu'il a adoptée.

Du Tremblement.

Le tremblement est un mouvement alternatif et involontaire

d'une partie qui change rapidement de situation, tantôt s'élève ou s'abaisse, ou se porte sur les côtés successivement.

I. Les espèces de tremblement que l'on doit regarder comme des symptômes de faiblesse, sont,

1° Le tremblement produit par l'excès des plaisirs de Vénus, par l'abstinence, par les maladies où il y a eu des évacuations considérables, ou par des travaux forcés; cette espèce est familière aux convalescents : elle se distingue des autres, en ce que le tremblement cesse dès que le membre qui en est affecté est soutenu; elle se guérit par le repos, le sommeil, de bons aliments et un exercice modéré.

2° Le tremblement qui survient aux vieillards, dans lequel, outre la faiblesse, il y a une dureté extraordinaire des muscles et des tendons : cette espèce est incurable.

3° Le tremblement produit par l'usage immodéré du café, qui affecte particulièrement ceux qui sont d'un tempérament sec, mélancolique, et qui se livrent à l'étude. Ce tremblement affecte particulièrement les mains ; on le guérit en s'abstenant du café et des aliments salés ou épicés, et en se mettant pendant long-temps à l'usage du lait.

4° Le tremblement produit par les vives affections de l'ame. Ainsi, la terreur, la joie, un accès violent de colère, donnent lieu à des tremblements qui, quelquefois, reviennent périodiquement.

5° Le tremblement qui s'observe au commencement de la fièvre lente nerveuse, et qui affecte les extrémités supérieures : ce tremblement sert à distinguer cette fièvre des fièvres inflammatoires, surtout si le délire et une faiblesse extrême se manifestent après la saignée.

II. Les espèces de tremblement que l'on doit rapporter à la paralysie, sont,

1° Le tremblement paralytique occasioné par une congestion du cerveau ou de la moelle épinière : on le regarde comme d'un bon augure lorsqu'il succède à la paralysie.

2° Le tremblement accompagné de vertige. Cette maladie, dont parle Bonnet dans son *Sepulcretum anatomicum*, a régné épidémiquement dans la Marche d'Ancône en 1571 ; les malades qui en étaient affectés éprouvaient une douleur semblable à celle qu'ils auraient ressentie si on leur avait percé la tête ; cette douleur, le tremblement convulsif et le vertige revenaient par paroxysmes, et étaient mortels au bout de peu de jours : tous les remèdes furent inutiles. A l'ouverture des cadavres on trouva, dans les sinus du cerveau, un insecte vermiforme, rouge, plus long que le doigt, couvert de poil, et vivant.

3° Le tremblement produit par la pléthore. Il se reconnaît à la rougeur du visage, à la plénitude des artères ; à la suppression des hémorrhagies habituelles, et au genre de vie du malade.

4° Le tremblement produit par la saburre contenue dans l'estomac, dans lequel la langue est chargée, et qui se guérit par le vomitif et les purgatifs.

5° Le tremblement occasioné par un épanchement de sérosité dans le cerveau.

6° Le tremblement scorbutique de Sennert., qui affecte les ouvriers qui travaillent aux métaux.

7° Le tremblement rhumatismal, qui affecte les extrémités supérieures ou inférieures en même temps que les douleurs de rhumatisme. L'électricité a réussi dans cette maladie, comme le prouvent les observations de de Haen.

8° Le tremblement des ivrognes. Les narcotiques, tels que l'opium, le tabac, la jusquiame, produisent un tremblement semblable. L'orgeat et le vinaigre modèrent cette espèce de tremblement.

9° Le tremblement de ceux qui travaillent dans les mines de plomb, de mercure ou autres, et de ceux qui sont exposés aux vapeurs des métaux. L'électricité, les sudorifiques et l'usage du lait, ont été employés avec succès dans cette espèce de tremblement.

10° Le tremblement produit par une contusion de la tête. Il se guérit en faisant une incision cruciale dans l'endroit où a porté le coup.

III. Les espèces de tremblement que l'on doit rapporter aux convulsions, sont, 1° le *tremor coactus* de Sauvages, dans lequel les parties sont affectées d'une espèce de vibration continuelle, quoiqu'elles soient soutenues ; ce tremblement précède ou suit quelquefois les convulsions : il affecte les mélancoliques et les hypo-

LIVRE II.

Des Adynamies , ou maladies qui consistent dans la faiblesse ou dans la perte des fonctions vitales ou naturelles (1).

CHAPITRE PREMIER.

De la Syncope, ou défaillance.

1171. La syncope est une maladie dans laquelle l'action du cœur et de la respiration devient beaucoup plus faible que de coutume, ou dans laquelle ces fonctions cessent entièrement pour un certain temps.

1172. Les médecins ayant observé que cette affection

---

chondriaques. 2° Le soubresaut des tendons, qui est un symptôme des fièvres lentes nerveuses, de la phrénésie et d'autres maladies aiguës. 3° Le *tremor palpitans* de Preysinger, ou la palpitation. Dans les tremblements ordinaires, c'est la partie affectée de tremblement, et non le muscle, qui s'élève et s'abaisse dans des temps égaux ; dans la palpitation, au contraire, le muscle d'une partie tressaille tout à coup, et n'a point de mouvement régulier ni continuel ; le tressaillement se réitère, tantôt plusieurs fois, tantôt une seule, dans le même temps donné.

Il est aisé de voir que la curation des différentes espèces de tremblement doit varier en raison de la nature de la maladie primitive, dont chaque espèce est le symptôme.

(1) Les adynamies forment le second ordre de la classe des névroses ou des maladies nerveuses. Cet ordre comprend les maladies dans lesquelles il y a diminution des mouvements volontaires, tant vitaux que naturels, et contient les *leiposychiæ* de Sauvages.

avait différents degrés, ont tâché de les distinguer par différents noms ; mais comme il n'est pas possible de déterminer
ces différents degrés avec quelque précision , on ne peut
pas définir strictement la signification de ces différents noms :
c'est pourquoi je comprendrai ici toutes les affections de ce
genre sous le titre de syncope (1).

(1) M. Cullen comprend, sous le nom de syncope , la lipothymie et l'asphyxie de Sauvages. La diminution ou la suspension du
mouvement du cœur caractérisent ce genre.

La syncope est idiopathique ou symptomatique.

Des Syncopes idiopathiques.

Il y a deux espèces de syncopes idiopathiques ; savoir :

I. La syncope *cardiaque*, qui revient souvent sans aucune cause
évidente, et dans les intervalles de laquelle il y a des palpitations
de cœur violentes : elle est produite par quelque affection du cœur
ou des vaisseaux voisins.

On doit rapporter à cette espèce ,

1° La syncope pléthorique, qui est produite par la surabondance de sang , dont le cœur est surchargé. Elle se connaît par les
changements fréquents du pouls , qui tantôt est à peine sensible et
enfoncé, tantôt plein et élevé, d'autres fois plein et intermittent,
quelquefois rare et irrégulier ; le visage est en même temps livide
peu de temps avant la syncope. Cette maladie attaque les grands
mangeurs, et ceux chez lesquels quelque évacuation habituelle a
été supprimée.

2° La syncope produite par la dilatation anévrismale du cœur,
soit que cette dilatation ait lieu dans les ventricules , les oreillettes
ou le commencement de l'aorte. Elle se reconnaît à l'oppression
de la poitrine, à un sentiment de pesanteur que l'on éprouve dans
la région du cœur , aux palpitations violentes ; quelquefois le pouls
est inégal et petit, d'autres fois plein , fort et palpitant.

3° La syncope produite par des concrétions polypeuses du cœur.
On peut la soupçonner, lorsque les malades se plaignent d'éprouver
un sentiment de pesanteur dans la région du cœur, lorsqu'ils ont

1173. Cette maladie se manifeste quelquefois tout à coup à un degré considérable ; mais d'autres fois elle ne survient

---

une palpitation habituelle qui se termine par un tremblement du cœur et par des secousses fréquentes. Mais le signe le plus certain est le pouls inégal et variable.

4° La syncope occasionée par l'hydropisie du péricarde. Les signes qu'én donne Schreiber, sont, 1° un poids dans la région du cœur ; 2° une oppression de la poitrine, qui augmente lorsque le malade est couché sur le dos, et qui diminue quand il se penche en avant ; 3° les lipothymies, les syncopes, les palpitations fréquentes ; 4° le malade se réveille tout à coup en sursaut, et paraît être sur le point d'être suffoqué ; 5° les signes généraux de l'hydrothorax sont réunis aux précédents ; 6° le pouls est faible, mou, inégal. Il faut ajouter à tous ces signes le visage d'un rouge livide et comme plombé.

5° La syncope observée par Lauzoni, produite par des pierres renfermées dans le cœur.

6° L'asphyxie dont parle Valsalva, qui dépend de l'adhérence de la surface externe du cœur aux parties voisines : dans ce cas, les malades tombent en syncope toutes les fois qu'ils veulent se retourner sur les côtés ; leur pouls n'est nullement sensible.

II. La syncope *occasionelle* produite par une cause évidente : cette espèce est due à l'affection de tout le système. On doit y rapporter,

1° La lipothymie produite par les affections de l'ame, telles que la frayeur. On éprouve, dans ce cas, un sentiment de malaise vers le cœur, accompagné tout à coup d'une faiblesse considérable des extrémités, tant supérieures qu'inférieures. On sent une chaleur, et comme une vapeur qui gagne les parties supérieures ; il y a tintement d'oreille et pâleur du visage : le pouls conserve sa force.

2° La syncope pathétique, produite par la terreur, la joie et les autres affections de l'ame. Dans ce cas, les malades sont comme morts, et sont souvent affectés de convulsions violentes quand ils sortent de cet état. Cette syncope est fréquente chez les femmes hystériques.

3° La syncope produite par l'antipathie ; telle est celle que pro-

que graduellement; dans le dernier cas , elle s'annonce
d'ordinaire par un sentiment de langueur et d'anxiété autour

duit la vue , ou même le voisinage d'un chat, du fromage et d'autres objets que l'on a en horreur sans en pouvoir rendre raison.

4° La syncope occasionée par les poisons, tels que les vapeurs putrides qu'exhalent les malades, les plaies , les cadavres, et
celles qui s'élèvent des souterrains qui ont été long-temps fermés.
L'arsenic , appliqué sur les ulcères , produit le même effet.

5° La syncope produite par l'ouverture des abcès tant internes
qu'externes. Ainsi les abcès du foie, du pancréas, des poumons,
se reconnaissent aux syncopes fréquentes. Dans l'ascite , la para-
centèse est souvent suivie de syncope.

6° La syncope qui survient quand une partie, et particulièrement une partie interne, est affectée de sphacèle, ou quand une matière putride réside dans quelque endroit.

7° La syncope produite par l'inanition; telle est celle qui survient tout à coup dans les maladies où il y a eu des évacuations
considérables , après de longues anorexies.

8° La syncope qui succède à la saignée, et qui est produite par
la crainte, ou par le relàchement que produit cette évacuation.

9° La syncope occasionée par les douleurs violentes, et particulièrement par les coliques.

10° L'asphyxie traumatique, produite par les chutes, les plaies,
les violentes commotions du corps ou de la tête , et les coups qui
sont portés sur le bas-ventre ou sur la tête.

11° L'asphyxie ou la faiblesse des enfants nouveau-nés, qui
s'observe dans les cas d'accouchements difficiles ou prématurés.

Des Syncopes symptomatiques.

Telles sont les espèces suivantes :

1° La syncope fébrile qui s'observe dans le commencement,
ou dans l'augment des maladies aiguës ou inflammatoires, telle est
celle qui survient au commencement de la pleurésie ou dans l'inflammation du foie ; et qui est toujours un symptôme très-fàcheux.

2° La syncope qui s'observe dans la fièvre tierce, appelée *fièvre
syncopale*, à raison de ce symptôme, qui est toujours pernicieux

du cœur, qui est en même temps accompagné ou suivi immédiatement après de quelque vertige, d'un obscurcissement de la vue, et d'un tintement d'oreilles (1). A ces symptômes se joint une faiblesse de la respiration et du pouls, qui est souvent telle, que l'on aperçoit à peine le pouls ou le mouvement de la respiration ; il arrive même quelquefois que ces mouvements cessent entièrement un certain temps. Pendant que ces symptômes se manifestent, le visage et toute la surface du corps deviennent pâles, et

---

quand il est réuni à d'autres signes de faiblesse, tels que le froid des extrémités, les vomissements violents, un pouls petit et irrégulier, etc.

3° La syncope exanthématique qui succède à la gale, à l'érythème, à la petite-vérole, et autres maladies de la peau, répercutées.

4° La syncope métastatique, produite par la suppression d'écoulements habituels, tels que ceux des ulcères, des fistules, des flueurs blanches, etc.

5° La lipothymie stomachique, telle que celle que produisent fréquemment le malaise de l'estomac et la cardialgie.

6° La syncope stomachique, qui est souvent la suite de la cardialgie, et qui survient aussi sans douleur à l'estomac, comme on l'observe dans les cas d'inanition ou de plénitude, ou lorsque ce viscère est rempli d'une saburre âcre, putride, ou d'aliments difficiles à digérer.

7° La syncope hystérique, produite par des affections légères de l'ame, ou par des odeurs que l'on regarde communément comme agréables, telles que celles du musc, de l'ambre, de la rose.

8° La syncope arthritique, que l'on observe chez ceux qui sont depuis long-temps affectés de la goutte, lorsque la douleur des pieds cesse, ou après quelque excès dans le boire ou le manger.

9° La syncope scorbutique, qui survient chez les scorbutiques affaiblis par la violence de la maladie.

(1) Les lèvres sont souvent tremblotantes, ou tirées de côté et d'autre, par des mouvements irréguliers : il y a quelquefois des borborygmes dans le ventre.

plus ou moins froids , suivant le degré et la durée du paroxysme. Il paraît très-communément au commencement
de ce paroxysme, et pendant sa durée, une sueur froide,
qui s'étend quelquefois sur le front et sur quelques autres
parties du corps. Pendant le paroxysme , les fonctions animales , tant du sentiment que du mouvement, sont toujours
affaiblies jusqu'à un certain point, et sont très-fréquemment entièrement suspendues. Souvent le paroxysme de
syncope se dissipe spontanément au bout de quelque temps,
et cette convalescence est généralement accompagnée d'un
sentiment d'anxiété considérable vers la région du cœur.

Il arrive fréquemment que le vomissement et quelquefois
des convulsions , ou une attaque d'épilepsie , terminent ou
accompagnent les accès de syncope.

1174. Tels sont les phénomènes que présente cette maladie. En examinant attentivement la plupart d'entre eux,
on ne peut douter que la cause prochaine de la syncope ne
consiste dans une faiblesse considérable, ou dans une cessation totale de l'action du cœur ; mais il est très-difficile
d'expliquer de quelle manière les différentes causes éloignées engendrent la cause prochaine. Néanmoins je vais
tenter de le faire, avec la méfiance qui me convient, en
entreprenant de m'occuper d'un objet que l'on n'a pas encore traité avec beaucoup de succès. Les causes éloignées
de la syncope peuvent, en premier lieu, se rapporter à
deux chefs généraux. Le premier comprend les causes qui
résident et agissent dans le cerveau , ou dans des parties du
corps éloignées du cœur , mais qui agissent sur cet organe
par l'intervention du cerveau. Le second chef général des
causes éloignées de syncope, comprend celles qui existent
dans le cœur même, ou dans des parties qui lui sont très-
immédiatement unies, et qui de là agissent plus directement
sur ce viscère , lorsqu'elles produisent cette maladie.

1175. En commençant à examiner le premier ordre de

ces causes (§ 1174), je dois admettre une proposition que
je suppose avoir été suffisamment démontrée dans ma physiologie ; savoir, que les fibres musculaires du cœur, quoique douées d'un certain degré de puissance qui leur est in-
hérente, dépendent cependant encore très-constamment,
dans l'exercice de l'action nécessaire au mouvement du sang,
d'une puissance nerveuse qu'elles reçoivent du cerveau.
Enfin, il est évident qu'il y a certaines puissances qui agissent primitivement, et peut-être uniquement sur le cerveau, lesquelles influent diversement sur l'action du cœur
et la modifient de différentes manières. Je suppose donc qu'il
y a une force qui, tant que la vie subsiste, réside très-constamment dans le cerveau, s'étend sur les fibres motrices du
cœur et de chaque partie du corps. J'appelle cette force
l'énergie du cerveau ; et je pense qu'elle peut, suivant les
différentes circonstances, agir avec plus ou moins d'activité
sur le cœur.

1176. En admettant ces propositions, il est évident que
si je puis expliquer de quelle manière le premier ordre de
causes éloignées (§ 1174) diminue l'énergie du cerveau,
j'expliquerai en même temps comment ces causes produisent la syncope.

1177. J'observerai pour y parvenir que l'une des causes
éloignées la plus évidente de la syncope est l'hémorrhagie,
ou une évacuation sanguine, spontanée ou artificielle. Or
il est très-manifeste que l'énergie du cerveau dépend d'une
certaine plénitude et d'une certaine tension de ses vaisseaux
sanguins, que la nature paraît avoir favorisées avec art, en
donnant une conformation aux vaisseaux sanguins, capable
de retarder le mouvement du sang dans les veines et dans
les artères du cerveau ; d'où il est facile d'apercevoir que
les hémorrhagies peuvent produire la syncope en détruisant
la plénitude et la tension des vaisseaux sanguins du cerveau, et en diminuant, en conséquence, la force avec

2. 24

laquelle il agit sur le cœur. Chez beaucoup de personnes, une petite évacuation de sang produit cet effet ; mais ce qui prouve évidemment, dans ces cas, la manière dont cette cause agit, c'est que l'on peut prévenir la syncope en mettant le corps dans une position horizontale, qui, en favorisant l'écoulement du sang dans les artères, et en retardant son retour dans les veines, conserve la plénitude nécessaire des vaisseaux du cerveau.

Il faut de plus remarquer ici, que non-seulement la syncope est occasionée par l'évacuation du sang, mais qu'elle peut même être produite par le changement qui arrive dans sa distribution, et d'où il résulte qu'une portion plus considérable coule dans une partie des vaisseaux sanguins du système, tandis que les autres en reçoivent, en conséquence, moins. J'explique ainsi la syncope qui survient facilement chez les hydropiques, après l'évacuation de l'eau qui remplissait la cavité de l'abdomen ou du thorax, et celle qui arrive quelquefois pendant la saignée, mais qui ne paraît que quand la ligature est relâchée, et permet à une plus grande quantité de sang de se porter dans les vaisseaux sanguins du bras. Ces deux espèces de syncope prouvent qu'une évacuation de sang n'occasione pas toujours la maladie, en produisant un effet général sur tout le système ; mais souvent il suffit qu'elle détruise la plénitude requise des vaisseaux sanguins du cerveau (1).

1178. La manière d'agir de quelques autres causes éloignées de la syncope, peut s'expliquer d'après les principes suivants. L'énergie du cerveau étant évidemment dans différentes occasions, plus forte ou plus faible, il semble que son action ne peut pas augmenter sans être nécessairement

____

(1) M. Cullen a vu la rupture d'une petite pustule causer une syncope qui n'était pas, selon lui, l'effet de la peur, mais d'un léger relâchement ; ce qui n'est pas admissible.

suivie d'un état de faiblesse. C'est, à ce qu'il paraît, en raison de cette loi de la constitution de la puissance nerveuse, que la contraction ordinaire d'un muscle est toujours suivie d'un relâchement alternatif du même muscle, et que l'état de contraction ne peut durer long-temps, à moins que la contraction ne soit portée au degré du spasme; et il paraît que c'est par la même cause que les mouvements volontaires, qui exigent toujours une augmentation extraordinaire de force, occasionent la fatigue, la faiblesse, et enfin un sommeil irrésistible.

Nous pouvons, en conséquence, comprendre, d'après cette loi de la puissance nerveuse, comment l'action subite et violente de l'énergie du cerveau est quelquefois suivie d'une telle diminution de force de cette énergie, qu'elle produit la syncope : je crois que c'est de cette manière qu'un accès violent de joie occasione la syncope, et même la mort. C'est aussi, je le suppose, d'après le même principe, qu'une douleur aiguë peut quelquefois augmenter l'énergie du cerveau à un degré plus considérable qu'il n'est capable de le supporter, d'où il s'ensuit une diminution de force qui doit occasioner la défaillance. Mais la conséquence de ce principe paraît plus évidemment, par la défaillance qui survient facilement lorsqu'une douleur considérable cesse tout à coup ; ainsi j'ai vu la syncope succéder à la réduction d'une luxation douloureuse.

1179. Il paraît que c'est d'une manière entièrement analogue que la syncope succède sur-le-champ à un effort violent et long-temps continué, soit que cet effort dépende de la volonté, ou d'une disposition particulière : c'est aussi de même que la syncope survient quelquefois aux femmes pendant l'accouchement. Ceci peut encore être fort éclairci d'après ce que l'on observe chez les personnes déjà très-affaiblies, où un effort même très-modéré occasione parfois la syncope.

24.

1180. Pour expliquer la manière d'agir de quelques au-tres causes de syncope, on peut observer que, comme les efforts de l'énergie du cerveau dépendent spécialement de l'influence de la volonté, les modifications de la volonté, que l'on nomme passions et émotions, ont, ainsi que tout le monde le sait, une puissante influence sur l'énergie du cerveau relativement à son action sur le cœur, soit en di-minuant ou en augmentant la force de cette énergie. Ainsi, la colère produit le premier de ces effets, et la crainte le second ; de-là on peut comprendre comment la terreur oc-casione souvent une syncope quelquefois des plus violentes, que l'on nomme asphyxie, et même la mort.

1181. Comme il paraît, d'après ce que je viens de dire, que les émotions de désir augmentent et celles d'aversion diminuent l'énergie du cerveau, on peut, en conséquence, concevoir comment une aversion considérable, l'horreur, ou la sensation que produit là vue d'un objet très-désagréa-ble, peuvent occasioner la syncope. Je pourrais donner pour preuve de ce que j'avance, les exemples fréquents de personnes que j'ai vues tomber en syncope à l'aspect d'un ulcère que portait une autre personne.

1182. Je rapporte à l'horreur et au dégoût l'action des odeurs, qui, chez certaines personnes, occasionent la syn-cope. On peut supposer que ces odeurs sont douées d'une puissance directement sédative, capable de produire, en conséquence, la syncope ; mais il y en a un grand nombre qui ont une qualité évidemment opposée, relativement à d'autres personnes ; et il me paraît que ces odeurs n'occa-sionent la syncope que chez ceux à qui elles sont extrême-ment désagréables.

1183. Néanmoins, il est très-probable qu'entre les causes de syncope, il y en a quelques-unes qui, de même que toutes celles dont nous venons de faire mention, agissent par une puissance directement sédative : ces causes peuvent être répandues dans la masse du sang , et de là se communiquer au cerveau , ou être uniquement introduites dans l'estomac , dont les affections se communiquent si facilement et si fré-quemment au cerveau.

1184. Après avoir ainsi fait l'énumération , et déve-loppé , à ce que je crois , la plupart des causes éloignées de syncope qui agissent immédiatement sur le cerveau , ou dont l'action sur d'autres parties du corps se communique au cerveau , il est bon d'observer que la plupart de ces causes agissent sur certaines personnes plus facilement et plus puissamment que sur d'autres ; et cette circonstance , qui peut être considérée comme la cause prédisposante de la syncope , mérite d'être examinée particulièrement.

En premier lieu , il est évident que l'action de quelques-unes de ces causes dépend entièrement de l'idiosyncrasie , ou du tempérament particulier des personnes sur lesquelles elles agissent ; idiosyncrasie que je ne prétends cependant pas pouvoir expliquer. Mais , en second lieu , quant à la majeure partie des autres causes , leurs effets semblent dé-pendre d'un tempérament commun , à un degré plus ou moins considérable , à un grand nombre de personnes. Ce tempérament paraît consister dans un degré extrême de sensibilité et de mobilité , dû à un état de faiblesse qui , quelquefois, dépend d'une conformation originelle , et d'au-tres fois de causes accidentelles survenues dans le cours de la vie.

1185. Le second ordre de causes éloignées de syncope (§ 1174), ou les causes qui agissent directement sur le cœur même , sont certaines affections organiques du cœur, ou des parties qui ont une connexion immédiate avec ce viscère , et particulièrement les affections des gros vaisseaux qui ver-sent immédiatement le sang dans les cavités du cœur , ou qui le reçoivent. Ainsi la dilatation ou l'anévrysme du cœur , un polype contenu dans ses cavités , les abcès ou les ulcères de la substance de ce viscère, l'adhérence étroite du péricarde à la surface du cœur, les anévrysmes des gros vaisseaux voisins du cœur, les polypes contenus dans ces mêmes vaisseaux, leur ossification ou celle des valvules du cœur, sont autant de causes de la syncope, dont l'une ou l'autre a été reconnue par l'ouverture des cadavres, chez ceux qui avaient été sujets à de fréquentes syncopes.

1186. Il est évident que toutes ces causes sont telles qu'elles peuvent, quand elles existent, troubler l'entrée libre et régulière du sang dans les cavités du cœur, ou s'opposer à sa sortie, ou même troubler d'une autre manière son action régulière, tantôt en l'interrompant, et tantôt en y excitant une action plus violente et convulsive. Le dernier cas s'appelle palpitation de cœur, et s'observe communément chez les mêmes personnes qui sont sujettes à la syncope.

1187. Il est aisé, d'après ceci, autant que je puis en juger, d'apercevoir de quelle manière ces affections organiques du cœur et des gros vaisseaux peuvent occasioner la syncope; car on peut supposer que les efforts violents que l'on fait dans les palpitations, peuvent donner lieu à un grand relâchement alternatif (§ 1178), ou à une contraction spasmodique, suspendre d'une manière ou d'une autre l'action du cœur, et occasioner la syncope. Il me paraît probable que c'est une contraction spasmodique du cœur qui occasione l'intermission du pouls, dont la palpitation et la syncope sont si souvent accompagnées.

1188. Quoiqu'il arrive fréquemment que la palpitation et la syncope soient produites, comme nous l'avons dit, par les affections organiques dont nous venons de parler, il est bon d'observer que ces maladies, lors même qu'elles sont à un violent degré, ne dépendent pas toujours de causes qui agissent directement sur le cœur, mais qu'elles sont souvent dues à quelques-unes de celles que nous avons indiquées plus haut, comme agissant primitivement sur le cerveau.

1189. J'ai ainsi tenté de donner la pathologie de la syncope, et je parlerai très-brièvement de sa cure.

Je regarde comme généralement incurables, les cas de syncope qui dépendent du second ordre de causes (§ 1174), et que j'ai exposés au long § 1185 ; car notre art, d'après les connaissances que j'en ai, ne nous a pas encore appris à guérir aucune de ces différentes causes de syncope (§ 1185).

Les cas de syncope qui dépendent du premier ordre de causes (§ 1174), et dont j'ai tâché d'expliquer la manière d'agir (§ 1177 et suivants), peuvent, à ce que je crois, généralement se guérir, en évitant les différentes causes occasionelles que j'ai indiquées, ou en corrigeant les causes prédisposantes (§ 1184). Je pense que l'on peut, en général, remplir la dernière indication en corrigeant la faiblesse ou la mobilité du système, par les moyens que j'ai déjà eu occasion d'indiquer dans un autre endroit (1).

---

(1) Comme la syncope est rarement idiopathique, son traitement est toujours incertain ; néanmoins je vais parler ici des remèdes généraux que l'on peut employer dans le temps de l'accès.

La saignée n'est utile que dans la syncope qui vient d'une pléthore capable de produire la suffocation ; mais dans les cas où la maladie est due à une cause indirecte, la saignée est toujours nuisible ou incertaine.

Les remèdes les plus convenables dans la syncope actuelle, sont ceux qui raniment l'énergie du cerveau. Telle est l'aspersion d'eau froide sur le visage, qui, dans divers cas, a produit des espèces de résurrection. Un verre d'eau froide est un puissant analeptique dans les faiblesses produites par la chaleur. Néanmoins, ces moyens seraient dangereux dans les cas où la syncope serait occasionée par l'air froid, ou par la suppression de la transpiration. On doit employer l'eau froide, et même la glace, dans les syncopes qui surviennent pendant les grandes chaleurs de l'été, et ne pas oublier que ce n'est que par ses premières impressions que le froid est si efficace, et que son usage ne doit pas être continué long-temps lorsque les syncopes sont fort longues. Le grand air suffit souvent pour dissiper la syncope, et offre une ressource moins suspecte.

On a proposé différents remèdes irritants pour dissiper la syncope. Dans les attaques légères, le vinaigre suffit ; ce n'est que dans celles qui sont très-violentes, que l'on peut recourir à l'alcali volatil (ammoniaque), et aux stimulants : mais il ne faut pas insister long-temps sur leur usage ; car, quoiqu'ils paraissent soulager pour le moment, ils sont souvent pernicieux à raison de la chaleur interne qu'ils excitent. Il en est de même des sternutatoires trop violents. La vapeur seule des sels volatils a quelquefois causé une véritable suffocation.

Tous ces remèdes sont particulièrement pernicieux dans les syncopes produites par la pléthore. Ils en ont quelquefois rendu les accès beaucoup plus vifs et plus fréquents ; l'irritation qu'ils ont produite dans les syncopes qui surviennent pendant les douleurs de l'accouchement, n'a pas eu de suites moins fâcheuses : ces moyens sont sujets aux mêmes inconvénients chez les personnes cachectiques, délicates ou épuisées ; on ne doit donc y recourir qu'avec beaucoup de réserve. C'est pourquoi un grand nombre d'auteurs ont recommandé des remèdes moins actifs et plus simples. Ainsi Horstius mettait sur les lèvres et dans la bouche du sel marin (muriate de soude) ; d'autres se sont contentés de prescrire la fumée âcre du karabé (succin) ou son huile ; on a aussi employé les odeurs fétides, telles que celle de la plume brûlée, ce qui est connu même du vulgaire.

Dans les syncopes hystériques accompagnées de convulsions, les frictions aux extrémités et les bains d'eau tiède continués long-temps, ont été quelquefois fort efficaces.

L'irritation des intestins est un moyen plus sûr de dissiper la syncope. On a donné, en conséquence, des lavements âcres ; j'ai vu même employer avec succès la décoction de tabac.

On a recommandé d'appliquer sur la région du cœur des épithèmes stimulants où entraient la thériaque, l'eau-de-vie et autres spiritueux ; mais je pense que ces remèdes sont de faibles secours.

CHAPITRE II.

De la Dyspepsie, ou de l'Indigestion (1).

1190. Le défaut d'appétit, le dégoût, le vomissement qui survient quelquefois, les distensions subites et passagères de l'estomac, les rapports de différents genres, une chaleur brûlante vers le cœur, des douleurs dans la région de l'estomac, et la constipation, sont des symptômes qui se rencontrent fréquemment chez la même personne, et que l'on peut, en conséquence, présumer dépendre d'une seule et même cause prochaine. C'est pourquoi on peut les considérer sous ces deux points de vue, comme une seule et même maladie, à laquelle nous avons donné le nom de *dyspepsie*, que nous avons mis à la tête de ce chapitre (2).

Dans les syncopes fort violentes et de longue durée, où les moyens précédents ont été employés sans succès, il faut recourir aux vésicatoires et aux ventouses.

Tous les moyens que nous venons d'indiquer ne conviennent que dans la syncope actuelle ; mais on ne pourra parvenir à la prévenir qu'en s'occupant de détruire, s'il est possible, la maladie primitive dont elle n'est que le symptôme.

(1) L'auteur entend, par ce terme, le séjour trop long des aliments dans l'estomac.

(2) Les symptômes qui caractérisent la dyspepsie, sont l'anorexie, la nausée, le vomissement, les rots, la rumination, la cardialgie, la gastrodynie, dont quelques-uns ou la plus grande partie se trouvent réunis, et sont communément joints à la constipation, sans qu'il existe aucune autre maladie du ventricule même ou des autres parties. N. C. Genre XLV.

Le terme de dyspepsie est de Vogel : M. Cullen en a cependant

1191. Mais comme cette maladie est d'ailleurs fréquemment une affection secondaire et symptomatique , les phé-

----

étendu davantage la signification, et il est aisé de voir, d'après le caractère qu'il donne de ce genre dans sa nosologie, qu'il y rapporte l'anorexie, la cardialgie, la gastrodynie, la nausée, le vomissement et la flatulence, dont Sauvages a fait autant de genres, quoiqu'ils ne soient que des symptômes variés de la même maladie, comme on pourra en juger par la définition de chacun de ces termes.

L'anorexie est la diminution ou la perte d'appétit, pour les solides : elle diffère en cela de l'adypsie, qui est le défaut d'appétit pour les liquides.

La cardialgie ou le mal de cœur est une sensation incommode de chaleur ou d'acrimonie qui se porte du cardia, ou orifice supérieur de l'estomac, vers l'œsophage, et qui menace de syncope.

La gastrodynie est une douleur aiguë et fixe dans la région de l'estomac, qui n'est pas accompagnée d'une syncope continuelle comme la cardialgie, ni de pyrexie comme le gastritis.

La nausée est une affection de l'estomac, dans laquelle le malade fait des efforts inutiles pour vomir : on peut la regarder comme un degré plus considérable d'anorexie ; quand elle est augmentée, les matières contenues dans l'estomac sont rejetées, ce qui constitue le vomissement.

La flatulence ou le gonflement est un symptôme d'anorexie qui consiste dans la distension de l'estomac ou des intestins par une grande quantité d'air que les malades rejettent par haut ou par bas.

La dyspepsie est idiopathique ou symptomatique.

I. *Des espèces de Dyspepsies idiopathiques.*

La dyspepsie idiopathique est rare : on en a admis un grand nombre d'espèces, que je crois pouvoir rapporter à quatre principales, savoir : 1° la dyspepsie pituiteuse ; 2° la dyspepsie flatulente ; 3° la dyspepsie occasionée par la faiblesse habituelle de l'estomac ; 4° la dyspepsie produite par l'excès des aliments.

1. On doit regarder comme des variétés de la dyspepsie pi-

nomènes dont nous venons de faire l'énumération se trouvent souvent joints à beaucoup d'autres ; c'est ce qui a

---

tuiteuse, toutes celles où il y a dans l'estomac une matière gluante,
insipide ou âcre, qui produit l'anorexie, la nausée, le vomissement, la cardialgie, etc.

Tels sont, 1° l'anorexie pituiteuse qui est indiquée par un sentiment de pesanteur dans le ventricule, par des rapports insi-
pides, par le vomissement d'une matière insipide, gluante ; 2° lé
vomissement pituiteux, où les malades rendent le matin, à jeun,
une matière glaireuse, comme il arrive particulièrement aux vieillards qui mangent avec excès ; 3° la nausée que Sennert appelle
nausea ex cacochylia, où l'estomac est rempli d'une matière
âcre, visqueuse et amère ; elle se reconnaît par un poids que les
malades sentent dans l'épigastre ; ils se plaignent en même temps
de ressentir comme un morceau d'aliment qui veut pénétrer l'orifice du cardia ; il y a une lourdeur de tête accompagnée de vertige, amertume de la bouche, borborygmes, dégoût pour les aliments, sans fièvre.

2. Les variétés de la dyspepsie flatulente, sont celles où il y a
une grande quantité d'air contenu dans l'estomac et les intestins.
On doit y rapporter, 1° la cardialgie flatulente, qui se reconnaît
à une tumeur de la grosseur d'un œuf de poule, que l'on aperçoit
à la partie droite de l'épigastre où est situé le pylore ; la respiration est en même temps difficile, en raison du gonflement du
ventricule ; 2° la colique venteuse de l'estomac, ou la gastrodynie
flatulente de Sauvages, qui est accompagnée d'une douleur considérable au-dessous du scrobicule du cœur, laquelle se fait particulièrement sentir, lorsque l'on veut fléchir le tronc en avant :
cette douleur diminue, lorsque les vents sortent ou que l'on comprime l'épigastre ; ce qui distingue cette maladie de l'inflammation
de l'estomac et de la gastrodynie hystérique. Lorsque la douleur
est violente, le pouls est petit et enfoncé, les extrémités sont
froides, et il y a une anxiété considérable. 3° La flatulence des
enfants à la mamelle, qui est accompagnée de tranchées, de vents,
de gonflement du ventricule et des intestin. 4° La cardialgie des
enfants : elle diffère de la précédente par la difficulté de respirer,

donné lieu à une description très-confuse et très-indéter-
minée de cette affection, sous le titre général de maladies

qui est considérable, par l'anxiété et la douleur que les malades
éprouvent vers la région du cardia; par l'anorexie, la nausée et le
vomissement qui se trouvent réunis aux symptômes précédents :
quelquefois il y a une fièvre assez vive et même des convulsions;
lorsqu'il y a, outre ces symptômes, une sécrétion abondante de
salive, on doit soupçonner que la maladie est entretenue par des
vers.

3. Les variétés de la dyspepsie produite par la faiblesse habituelle de l'estomac, sont, 1° la cardialgie que Sauvages appelle
bradypepsia; dans cette affection l'appétit manque, les malades
se plaignent d'avoir l'estomac comprimé et distendu ; ils ressentent
des douleurs rongeantes qui augmentent par la moindre erreur
dans le régime, par des aliments un peu difficiles à digérer, par
le froid de l'épigastre ou un exercice un peu considérable; 2° la
gastrodynia periodynia de Sauvages : elle diffère de la précédente, en ce que les douleurs sont plus violentes pendant tout
le temps de la digestion, et qu'il y a souvent des mouvements
convulsifs de l'estomac et des intestins; la langue est sèche, sans
soif; le ventre est resserré, les forces sont abattues, le pouls est
rare; 3° la *gastrodynia astringens :* dans cette espèce la digestion
est accompagnée de malaise; il y a constipation, une chaleur
générale, qui est particulièrement sensible aux extrémités; le
visage est rouge, le pouls fréquent, et quelquefois il y a un mouvement fébrile; 4° la *gastrodynia atterens :* elle diffère de la précédente par le froid des extrémités et par la difficulté de respirer;
5° la gastrodynie produite par le froid. J'observerai ici que chez tous
ceux qui ont l'estomac faible, le froid trouble la digestion; 6° l'a-
norexie qui affecte ceux qui sont épuisés par les plaisirs de Vénus :
elle est accompagnée de vents, de différents symptômes de l'affection hypochondriaque, d'un état de langueur et de faiblesse
considérable; 7° le vomissement qui est occasioné par une espèce
de rumination semblable à celle qui caractérise quelques animaux :
chez ceux qui sont affectés de cette maladie, les aliments re-
montent dans l'œsophage, sans produire de malaise considérable,

nerveuses. Néanmoins il est bon d'en faire une distinction , et je pense que les symptômes que nous avons énumérés

---

une heure ou deux après le repas , et sont rejetés à demi digérés; cela arrive particulièrement à ceux qui ont mangé avec excès : cette maladie paraît dépendre d'un embarras du pylore, qui peut subsister long-temps sans prendre d'accroissement. J'ai vu un homme qui, dans sa jeunesse, faisait revenir à son gré, dans l'œsophage, les aliments contenus dans son estomac; il eut, à soixante-six ans, des nausées fréquentes, auxquelles ont succédé des vomissements considérables, qui se sont terminés par un vomissement énorme de sang; il a survécu quelque temps dans un état de langueur extrême, digérant avec peine les aliments les plus légers, sans cependant ressentir d'envie de vomir; 8° le vomissement *à saburra*, produit par les restes des matières animales en putréfaction dont on a fait usage. Les malades ont, dans ce cas, outre les autres symptômes de dyspepsie, de la répugnance pour les boissons ou la viande; ils désirent des boissons acides et rafraîchissantes, l'haleine est fétide, ainsi que la matière des vomissements; on ressent un poids dans l'épigastre, qui n'est cependant pas accompagné d'une douleur aiguë. Il y a quelquefois un peu de fièvre; 9° la flatulence nidoreuse où les rots ont une odeur putride ou d'œufs couvis; ils sont produits par les nourritures animales dures et difficiles à digérer ; 10° la flatulence acide, que l'on désigne vulgairement sous le nom de rots aigres, qui est occasionée par le séjour des plantes acescentes ou des sucreries dans le ventricule.

On pourrait regarder ces deux dernières espèces, ainsi que les suivantes, comme symptomatiques.

4. La dyspepsie produite par l'excès des aliments, comprend, 1° l'anorexie occasionée par la saburre ou les restes d'aliments pris en trop grande quantité ou difficiles à digérer; 2° le vomissement *à crapulá* qui est la suite de l'excès de la boisson ou de la nourriture; 3° le vomissement laiteux auquel sont sujets les enfants à la mamelle, qui ont pris une trop grande quantité de lait, ou qui ont approché du sein de leurs nourrices peu de temps après qu'elles ont été troublées par quelque affection vive de l'esprit;

plus haut, sont ceux qui sont essentiels à l'affection idiopathique dont je parle présentement.

4° la cardialgie *saburrale*, qui affecte ceux qui ont surchargé leur
estomac de nourriture. Il y a, dans ce cas, un sentiment de pesanteur à l'épigastre, anxiété, nausées, rots, mauvais goût dans
la bouche, la langue est chargée, et le malade est tourmenté de
borborygmes; 5° la gastrodynie *saburrale*, appelée *colique* d'indigestion. Cette maladie est produite par des aliments pris en trop
grande quantité, ou difficiles à digérer. Souvent l'estomac se débarrasse par le vomissement ou la diarrhée; mais quelquefois ses
deux orifices sont tellement contractés, que les matières qui y sont
contenues ne peuvent sortir : alors il y a une douleur considérable,
accompagnée d'un sentiment de pesanteur qui gêne la respiration;
le pouls est dur, fébrile, d'autres fois petit et lent.

II. *Des espèces de Dyspepsies symptomatiques.*

La dyspepsie symptomatique dépend, 1° d'une affection organique du ventricule même ; 2° de l'affection de quelque partie éloignée ou de tout le corps, et alors on peut la nommer dyspepsie
sympathique.

Des espèces de Dyspepsies qui dépendent de l'affection du ventricule.

Ces espèces de dyspepsies sont produites, 1° par les squirrhes;
2° les ulcères; 3° des corps étrangers; 4° la compression; 5° les
hernies de l'estomac; 6° l'inflammation.

I. Les espèces de dyspepsies produites par les squirrhes, sont,
1° la cardialgie squirrheuse, entretenue par le squirrhe ou une ex-
croissance quelconque du ventricule même, ou du foie, de la rate,
du pancréas. 2° Le vomissement produit par un squirrhe ou un
stéatome du pylore : dans le commencement de la maladie, il y a
cardialgie et des vomissements fréquents ; lorsque le terme fatal
approche, l'estomac étant considérablement distendu, les aliments
y restent quelquefois plusieurs jours, et sont revomis en entier
tout à coup ; le ventre est habituellement resserré, on sent quelquefois une dureté à la région du pylore, d'autres fois à la fin du

1192. Il faut particulièrement observer que ces symptômes sont souvent réellement accompagnés d'un certain

---

duodénum et dans d'autres endroits. Pour juger de ces sortes de tumeurs, il faut examiner le malade à jeun, le faire coucher sur le
dos, les genoux légèrement fléchis, de manière que les muscles de
l'abdomen soient dans l'état de relâchement. 3° Le vomissement
produit par le squirrhe de l'œsophage.

II. On doit rapporter à la dyspepsie produite par des ulcères,
1° la nausée chronique entretenue par un abcès au cardia; 2° et 3° la
gastrodynie et le vomissement produits par l'ulcère du ventricule
ou du pylore. Ces affections succèdent fréquemment à l'inflammation de ce viscère, ou sont occasionées par des corps pointus qui
ont irrité le ventricule. La douleur diminue communément lorsque
l'abcès est ouvert; mais le vomissement continue souvent long-
temps, la fièvre hectique survient, le malade tombe dans un état
de dépérissement considérable; on attribue quelquefois ces effets
au poison : il n'y a que l'ouverture du cadavre qui puisse déterminer la nature de la maladie; car le pus est en si petite quantité,
qu'on ne peut pas le reconnaître dans les matières rejetées par le
vomissement.

III. Les espèces de dyspepsies produites par les corps étrangers
introduits dans l'estomac, sont 1° la cardialgie, la gastrodynie et
le vomissement produits par les poisons, tels que l'arsenic, différentes préparations d'antimoine, et même les purgatifs résineux :
lorsque ces affections sont très-violentes, il y a céphalalgie, vertige, insomnie, délire, convulsion, une oppression de poitrine
extrême, palpitation de cœur et syncope; le pouls est petit, faible, quelquefois dur et inégal ou intermittent; il y a des tranchées
et de la constipation, les urines sont supprimées; à ces signes se
réunissent le frisson, le refroidissement des extrémités, une sueur
froide, la lividité du visage. Lorsque le poison que le malade a pris
est corrosif, comme l'arsenic, la langue et la gorge sont affectées
avant le ventricule. On trouve communément à l'ouverture des cadavres, les intestins extraordinairement distendus, le ventricule
corrodé et parsemé de taches noires; les poumons sont noirâtres
et remplis d'écume. Si on donne à un chien un morceau de pain

état de l'esprit que l'on peut regarder comme une partie de
l'affection idiopathique : mais je ne parlerai pas davantage

---

trempé dans la liqueur contenue dans l'estomac , il est affecté de coliques et d'autres symptômes qui prouvent l'existence du poison.
2° La flatulence accidentelle , qui est produite par des causes légères , telles que les liqueurs en fermentation , comme le vin doux,
la bière qui n'a pas fermenté , les légumes , le froid , la constipation. Cette espèce diffère de la gastrodynie flatulente , en ce qu'il
n'y a pas de douleur fixe et violente. 3° La gastrodynie produite par
les corps étrangers , tels que des pièces de monnaie , des clous ,
des épingles , etc. 4° L'anorexie bilieuse , où la bile reflue dans
l'estomac : elle se reconnaît à l'amertume de la bouche , à la nausée
et au vomissement de bile accompagné de soif et de chaleur ; cette
maladie affecte souvent les jeunes gens pendant les grandes chaleurs
de la canicule. 5° La nausée bilieuse , qui est produite par la même
cause que la précédente , et qui succède à la jaunisse. Cette affection se dissipe après avoir mangé , et revient quand le malade est
à jeun. 6° La gastrodynie bilieuse ou la colique bilieuse de l'estomac : elle diffère de la précédente par la douleur qui est très-vive ,
et quelquefois accompagnée de convulsions , au point qu'on l'a
fréquemment regardée comme l'effet d'un poison. Souvent même on
a trouvé , après la mort , le ventricule rouge et presque excorié ,
comme l'observent Bartholin et Bonnet , dans le *sepulcretum*, *observ.* 1 , *de ventriculi dolore.* Cette maladie affecte ceux qui sont
d'un tempérament bilieux , qui ont abusé des liqueurs spiritueuses ,
et qui sont accoutumés à un genre de vie échauffant. 7°. La gastrodynie et le vomissement produits par des pierres , tels que des bé-
zoards ou des égagropiles qui ont pris naissance dans l'estomac ou
dans les parties voisines. 8° La cardialgie , la nausée et le vomissement vermineux. Le ténia produit des nausées , des rapports , du dégoût pour les aliments , des douleurs de ventre ; il
rend la digestion difficile , et excite souvent la cardialgie le matin
lorsque le malade est à jeun ; il y a en même temps un appétit dé-
vorant, accompagné de salivation : ces symptômes se dissipent
immédiatement après avoir mangé. Quelquefois on rend des vers
cucurbitains qui ne sont que des fragments du ténia. Les vers des

de ce symptôme dans ce chapitre, parce que je le considérerai dans un plus grand détail et plus convenablement dans

---

enfants se manifestent par quelques symptômes différents : ils ont
une démangeaison continuelle des narines ; ils sont tourmentés
d'une toux gutturale ; leur visage rougit et pâlit alternativement ;
ils sont dans un état d'assoupissement accompagné d'une fièvre
légère ; les déjections sont liquides, grisâtres ; la sueur a une
odeur vermineuse particulière ; ils vomissent un mucus limpide,
et sont affectés, quelquefois pendant le sommeil même, de convulsions des bras, de la tête et de la bouche ; enfin, lorsque la
mort approche, ils dorment les yeux à demi-fermés, de manière
qu'on n'en aperçoit que le blanc.

IV. Les dyspepsies produites par la compression de l'estomac,
sont, 1º la gastrodynie et le vomissement produits par la dépression du cartilage xiphoïde, vulgairement appelée la *palette démise*.
Il y a une douleur constante du ventricule, accompagnée de vomissement, d'anorexie et d'autres symptômes qui sont l'effet de la
contraction et de la dilatation alternatives du ventricule. Les chutes, les corps baleinés, donnent quelquefois lieu à cette maladie.
2º La gastrodynie américaine est la même maladie produite sans
aucune cause externe.

V. Les dyspepsies occasionées par les hernies de l'estomac,
ont été nommées gastrodynie, nausée ou vomissement, en raison
des symptômes que produit la maladie primitive. Non-seulement
on a vu l'estomac sortir à l'extérieur, mais quelquefois il a pénétré dans la poitrine après avoir déchiré le diaphragme.

VI. Les espèces de dyspepsies produites par l'inflammation,
sont la cardialgie, la nausée et le vomissement, qui accompagnent
le gastritis : dans ce cas, l'épigastre est gonflé, et tellement douloureux, qu'il ne peut supporter le poids des couvertures les plus
légères ; le pouls est faible ; il y a des cardialgies fréquentes et
prostration de forces. On peut rapporter à cette espèce la cardialgie sputatoire de Linné, qui est tellement endémique dans la
Suède, que la moitié des habitants en sont affectés. Les malades
se plaignent d'un sentiment douloureux de compression au-dessous
du scrobicule du cœur, qui s'étend jusqu'au dos et à la poitrine ;

2.

le chapitre suivant, sous le titre d'affection hypochon-driaque.

la douleur reparaît à différentes reprises, et est accompagnée d'une anxiété considérable, qui dure jusqu'à ce que le malade rende une grande quantité de salive; cet écoulement est accompagné de nausées, et quelquefois de vomissement; il sort une livre et demie de salive très-chaude et limpide comme de l'eau, et la maladie se dissipe au bout d'un jour ou deux.

Des Dyspepsies sympathiques.

On peut admettre dix espèces de dyspepsies sympathiques; savoir : 1º la dyspepsie fébrile; 2º la paralytique; 3' l'hypochondriaque; 4º l'hystérique; 5º la chlorotique; 6º la cataméniale; 7º l'hémorrhoïdale; 8' la cachectique; 9º l'arthritique; 10º la néphrétique.

I. La dyspepsie fébrile se distingue de l'idiopathique, en ce qu'elle survient dans les fièvres et dans les maladies inflammatoires. Mais il faut observer que souvent cette maladie subsiste opiniâtrément après les intermittentes, et qu'elle donne lieu à la rechute. Alors le quinquina est le souverain remède : le retour même de l'intermittente guérit cette dyspepsie. On doit regarder comme des variétés de cette espèce, 1º l'anorexie fébrile, qui est un symptôme de toutes les maladies inflammatoires et fébriles. 2º Le vomissement fébrile, qui survient à la fin de l'accès de froid des fièvres intermittentes. 3º Le vomissement que Sauvages désigne par l'épithète de *rabiosus*, vulgairement appelé *la chappetonade*. Ceux qui vont chercher fortune à Carthagène, en Amérique, qui sont obligés de vivre d'aliments de mauvaise qualité et de s'exposer la nuit au froid de l'air, qui est très-pernicieux dans les pays chauds, sont sujets, au bout de quelque temps de séjour, à cette maladie, qui consiste dans un vomissement mortel, souvent accompagné d'un délire si furieux, que le malade se déchire avec les dents et les ongles, si on ne le retient par des liens, et périt au milieu de ces tourments. 4º Le vomissement hémorrhagique, qui survient quelquefois dans le cours de la fièvre inflammatoire, lorsque l'hémorrhagie du nez n'a pas produit une crise complète, et qui précède

1193. Il est très-probable qu'il y a une maladie distincte qui est toujours accompagnée en grande partie des symp-

---

le retour de l'hémorrhagie. Ce vomissement est annoncé par le pouls dicrote, et n'est pas accompagné d'un mauvais goût dans la bouche, ni d'autre signe qui indique le séjour de la saburre dans l'estomac. 5° Le vomissement iliaque qui accompagne les hernies. 6° Le vomissement produit par la dentition. On l'observe chez les enfants qui approchent du septième mois de leur naissance, lorsque les dents incisives veulent percer ; la membrane qui s'étend de la bouche jusqu'au ventricule est alors irritée et s'enflamme, l'intérieur de la bouche est brûlant, les gencives sont affectées de démangeaison, la fièvre survient, et est accompagnée de vomissements fréquents ; souvent la diarrhée calme ces accidents ; néanmoins les dents ne paraissent que le mois suivant. 7° et 8° La cardialgie et la gastrodynie fébriles. Elles sont des symptômes qui paraissent fréquemment, et augmentent en même temps que le paroxysme des fièvres intermittentes ou rémittentes, et qui se dissipent avec l'accès de fièvre. Ainsi il survient fréquemment dans la fièvre tierce, vers la fin du frisson, une cardialgie considérable, accompagnée d'envies de vomir, de syncope, etc.

II. La dyspepsie paralytique est symptomatique, parce que la paralysie s'étend sur tout le système. M. Cullen a observé que ce symptôme précédait souvent de loin la paralysie. Il a vu cette dernière succéder si immédiatement à l'indigestion, qu'on aurait pu l'en regarder comme l'effet. Il y a communément dyspepsie dans la paralysie ; souvent les narcotiques y donnent lieu. Ainsi on doit rapporter à cette espèce, 1° l'anorexie paralytique occasionée par un état de faiblesse de l'estomac, tel qu'on l'observe chez ceux qui ont abusé des narcotiques ou des liqueurs spiritueuses ; 2° la cardialgie paralytique ou la paralysie de l'estomac, qui ne diffère de la précédente que par le degré. Elle se reconnaît à un sentiment de pesanteur et de plénitude, accompagné de nausées qui ne sont pas suivies de vomissement.

III. La dyspepsie hypochondriaque. Cette espèce est une des plus embarrassantes ; on l'observe chez ceux qui sont d'un tempérament mélancolique, et elle en est fréquemment le symptôme.

25.

tômes indiqués ci-dessus ; en ce que tous ces différents
symptômes peuvent être produits par une seule et même

Quoique le corps et l'esprit soient toujours affectés chez les hypochondriaques , les principaux symptômes se manifestent dans les or-
ganés de la digestion. Cependant ces derniers font quelquefois convenablement leurs fonctions , quoique les autres symptômes d'affection hypochondriaque existent. On ne peut distinguer l'hypochondriacisme de la dyspepsie que par l'affection de l'esprit. On peut
rapporter à cette espèce , 1° l'anorexie mélancolique. Cette variété
s'observe particulièrement chez ceux qui ont l'ame agitée par des
passions vives , telles que l'amour , l'intérêt , etc. Les gens de let-
trés y sont aussi fort sujets. 2° L'anorexie admirable , ou l'abstinence de plusieurs mois , que l'on a observé quelquefois chez les
maniaques , chez les femmes affectées de la nymphomanie , et autres. Mais souvent cette maladie a été simulée. 3° Le vomissement
hypochondriaque. 4° Le vomissement céphalalgique qui accompagne les migraines. 5° La flatulence qui s'observe chez les hypochondriaques : on a vu quelquefois ce symptôme être accompagné
de convulsions de l'abdomen et du thorax ; de la difficulté de respirer , de l'aliénation de l'esprit, et de l'excrétion involontaire de
semence. On a donné à cette affection le nom de flatulence convulsive ; mais elle paraît se rapprocher beaucoup de l'épilepsie ,
comme l'observe Sauvages. 6° La gastrodynie hypochondriaque ,
qui est une colique qui attaque fréquemment les hypochondriaques
et les femmes hystériques.

IV. La dyspepsie hystérique. L'hystéricisme doit être proprement considéré comme une affection spasmodique du canal alimentaire. Les mouvements convulsifs de l'estomac souvent réitérés ,
affaiblissent tellement cet organe , qu'ils disposent aux indigestions.
Néanmoins , les causes de dyspepsie et d'hystéricisme peuvent être
singulièrement combinées. La faiblesse de l'estomac peut, en dis-
posant aux affections spasmodiques , produire l'hystéricisme. Les
causes de cette dernière maladie semblent, il est vrai, agir particulièrement sur les intestins ; mais ces mêmes causes peuvent ,
quand elles sont à un degré plus modéré , produire la dyspepsie
au lieu de l'hystéricisme. On doit regarder comme des variétés de

cause ; c'est-à-dire, par la faiblesse, la perte de ton, et une
action plus faible des fibres musculaires de l'estomac ; d'où

---

cette espèce, 1° la gastrodynie hystérique. Les femmes affectées de
ce symptôme ressentent une douleur très-vive vers le scrobicule du
cœur , ce qui le distingue de la colique bilieuse, où la douleur réside dans les intestins. La gastrodynie hystérique est communément accompagnée d'un vomissement d'humeurs verdâtres, d'une
prostration de forces considérable ; la douleur se calme souvent
pendant quelques jours , et revient ensuite avec autant de violence
qu'avant. Lorsque la maladie est dissipée , il reste une telle sensibilité de l'épigastre , que l'on peut à peine le toucher : il survient
fréquemment une jaunisse qui dure quelques jours. 2° La gastrodynie pulsatile, dans laquelle il y a un sentiment incommode dans
l'épigastre, accompagné d'une pulsation. Cette maladie s'observe
fréquemment chez les hypochondriaques et chez les femmes hystériques : on l'attribue communément à la pulsation de l'artère cœ-
liaque , qui quelquefois se dilate extraordinairement ; néanmoins
il est certain que les artères gastriques et l'aorte , produisent quelquefois cette pulsation désagréable chez les personnes très-sensibles , quoiqu'il n'y ait pas d'anévrysme. Le spasme des fibres musculaires donne quelquefois lieu à une pulsation semblable.

V. La dyspepsie chlorotique. La chlorose est communément
accompagnée d'une atonie universelle ; mais ses effets se portent
particulièrement sur l'estomac et la matrice. La dyspepsie chlorotique dépend de l'atonie de l'utérus , qui se communique à l'estomac. Quelquefois cependant l'appétit est très-vif dans cette maladie ; ce dont on peut rendre raison en considérant que l'appétit
peut être produit par un sens intime particulier, qui dépend du
manque de ton de l'estomac : plus les fibres de ce viscère sont
fortes, plus elles sont exposées à ce défaut de ton ; souvent les
malades désirent uniquement des aliments salés et épicés ; ce qui
vient de ce que, dans la chlorose, le suc gastrique, qui est un stimulant nécessaire pour la digestion , manque ou est dépravé : c'est
ce qui arrive à la suite de l'usage habituel des stimulants ; c'est
pourquoi les grands buveurs ressentent une faiblesse générale quand
ils sont privés de boisson.

je conclus que cette faiblesse peut être considérée comme la cause prochaine de la maladie dont je vais traiter sous le nom de dyspepsie.

On voit facilement comment l'appétit peut être excité quand le stimulus convenable manque. L'habitude peut y avoir beaucoup de part ; car il y a un désir naturel pour certains aliments qui dépend de l'éducation. Ainsi l'Anglais, le Français, l'Allemand, l'Eco sais, désirent différents mets. Il n'est pas plus aisé d'expliquer comment sont produits certains appétits, à moins qu'ils ne viennent d'un état de débilité, que de rendre raison du désir vénérien excité par la plénitude des vésicules séminales.

Mais on demandera comment le manque d'appétit peut être produit par l'action augmentée de l'estomac ? De même que les congestions et l'augmentation d'action peuvent dépendre du spasme : ainsi les mouvements irréguliers de l'estomac, qui produisent le défaut d'appétit, le *morsus ventriculi* et les rapports, sont dus à des constrictions spasmodiques qui se terminent par la gastrodynie. Le *morsus ventriculi* est, en général, accompagné d'appétit pour certains aliments, on peut même le dissiper en mangeant du pain : alors il ressemble à l'appétit naturel, mais il dépend d'une cause opposée ; car l'appétit naturel est dû à l'action et au ton propre des petits vaisseaux ; l'autre dépend du spasme et de l'action augmentée par atonie.

La dyspepsie chlorotique est désignée par Sauvages sous le nom de gastrodynie chlorotique. Cette maladie succède à la suppression des règles ou des hémorrhoïdes ; elle consiste dans une douleur supportable, mais presque continuelle. Cette douleur commence à l'épigastre et s'étend au dos jusqu'au-dessous des omoplates ; il y a un gonflement sensible de l'épigastre, auquel se réunit quelquefois la dyspnée : dès que la malade fait le moindre mouvement, elle se plaint de lassitude et d'un sentiment de pesanteur dans les cuisses ; le visage est pâle et les jambes œdématiées. La nausée produite par l'excès de continence, pourrait se rapporter à cette espèce.

On pourrait également rappeler ici la nausée et le vomissement des femmes grosses, pour prouver la sympathie qui existe entre l'utérus et l'estomac.

1194. La faiblesse de l'estomac, et les symptômes qui en sont la suite (§ 1190), peuvent néanmoins dépendre fré-

---

VI. La dyspepsie cataméniale. Les symptômes produits par la suppression des règles, ne s'étendent pas aussi loin que ceux qui sont la conséquence de l'*emansio mensium* ou de la rétention des règles, qui produit la chlorose. Cependant l'interruption de cette évacuation est toujours suivie d'une faiblesse particulière et de dyspepsie.

La suppression des lochies produit des symptômes analogues. On doit donc rapporter ici la flatulence lochiale de Sauvages, caractérisée par les borborygmes et les rots qui surviennent aux nouvelles accouchées.

La dyspepsie qui accompagne les flueurs blanches, sera aisée à reconnaître, d'après ce qui a été dit § 989 et suivants.

VII. La dyspepsie hémorrhoïdale. Le flux hémorrhoïdal supprimé, produit sur l'estomac les mêmes effets que la suppression des règles. On doit, en conséquence, rapporter à cette espèce, l'anorexie pléthorique, qui est l'effet de la pléthore. Elle s'observe non-seulement chez ceux où une évacuation habituelle s'est supprimée, mais même chez un grand nombre de personnes qui mangent beaucoup et font peu d'exercice.

VIII. La dyspepsie cachectique. Quelques auteurs ont trop limité le terme de cachexie, d'autres l'ont trop étendu. On pourrait le borner à signifier le commencement de cette espèce d'anasarque qui dépend de la perte de ton des vaisseaux exhalants, et en particulier d'un état de faiblesse des vaisseaux absorbants. Ces effets sont communément compliqués avec les squirrhosités des viscères de l'abdomen, qui produisent la stagnation du sang veineux, et de là l'anasarque.

Les éruptions répercutées, les ulcères desséchés peuvent encore produire la dyspepsie et les autres symptômes qui l'accompagnent fréquemment, tels que la cachexie et l'hydropisie. On croit communément que cela est dû à la matière âcre des ulcères qui se porte vers l'estomac ; mais ceci ne suffit pas pour expliquer comment tout le système peut alors être affaibli. M. Cullen croit que cette acrimonie est purement imaginaire, et que ces phénomènes

quemment de quelque affection organique de l'estomac
même, telle qu'une tumeur, un ulcère, ou un squirrhe ; ou

---

peuvent s'expliquer en disant que l'atonie qui suit la suppression
des anciens ulcères est due à ce que leur écoulement était devenu,
par sa continuité, nécessaire pour conserver l'équilibre de tout
le système. Lorsqu'une fois l'atonie est chassée d'une partie, il est
nécessaire qu'elle se porte vers une autre, et qu'elle se communique à tout le système. M. Cullen en donnait un exemple dans
ses leçons : il a observé sur la région de l'estomac d'une femme
un ancien ulcère de mauvais genre, qu'on aurait pu regarder
comme l'effet d'une acrimonie particulière ; mais il était joint à
la suppression des règles ; dès que ces dernières revenaient, l'ulcère disparaissait.

D'après ce qui vient d'être dit, on doit rapporter à la dyspepsie
cachectique les variétés suivantes : 1º l'anorexie des cachectiques,
qui accompagne les squirrhes et les obstructions des viscères du
bas-ventre, tels que ceux du foie, de la rate, du ventricule.
Dans toutes les maladies, et en particulier dans la cachexie, le
défaut d'appétit est toujours un symptôme fâcheux ; s'il subsiste
après la guérison, il annonce la récidive. 2º L'anorexie observée
par Stwart, qui était produite par une plaie de la vésicule du fiel ;
ce qui donnait lieu à la bile de refluer dans la cavité de l'abdomen,
d'où résultaient le défaut d'appétit, la constipation, une tuméfaction douloureuse de l'abdomen, des borborygmes, l'insomnie, sans
fièvre. 3º L'anorexie des nouveau-nés, qui est produite par la faiblesse de l'estomac et de tout le canal intestinal. 4º et 5º La nausée et le vomissement occasionés par le squirrhe ou l'ulcère du
pancréas. 6º Le vomissement qui est dû à l'obstruction du foie, ou
à des abcès de ce viscère ; ce symptôme est souvent précédé de
coliques violentes et de jaunisse, surtout lorsque la vésicule du fiel
est remplie de calculs. 7º Le vomissement atrabilaire, ou la maladie noire d'Hippocrate, dans laquelle on a fréquemment observé
que le duodénum était bouché, ou que quelques-uns des viscères
de l'abdomen étaient obstrués. 8º La cardialgie que Sauvages appelle *à cardiogmo*, parce qu'elle était occasionée par une tuméfaction extraordinaire du cœur : cette cardialgie était accompagnée

de quelque affection des autres parties du corps qui s'est communiquée à l'estomac, comme il arrive dans la goutte, l'aménorrhée, et quelques autres maladies. Cependant, dans tous ces cas, les symptômes de dyspepsie doivent être considérés comme des affections secondaires ou sympathiques, qu'on ne peut guérir qu'en détruisant la maladie primitive. Je ne puis parler ici de ces cas secondaires et sympathiques : mais comme je présume que la faiblesse de l'estomac peut souvent avoir lieu sans aucune affection organique de ce viscère, ou sans qu'il existe aucune affection primitive dans quelque autre partie du corps, je suppose et j'espère que l'on verra, d'après la considération des causes éloignées, que la dyspepsie peut être souvent une affection idiopathique, et que c'est en conséquence avec fondement qu'elle est placée

---

de difficulté de respirer, de la cessation du pouls et d'autres symptômes graves. 9° La gastrodynie métastatique, qui succède à la goutte, aux ulcères, aux hémorrhoïdes et à différentes éruptions répercutées.

IX. La dyspepsie arthritique, qui est l'effet de la goutte. L'anorexie et la cardialgie arthritiques sont des variétés de cette espèce de dyspepsie. Ce qui a été dit en parlant de la goutte, prouve que l'atonie peut passer d'un lieu à un autre.

X. La dyspepsie néphrétique occasionée par les affections des reins. On peut lui appliquer ce qui vient d'être dit de la dyspepsie arthritique. Ses variétés sont, 1° et 2° la nausée et le vomissement néphrétiques produits par le calcul des reins ; 3° le vomissement urineux qui survient dans les cas où la sécrétion de l'urine est interrompue.

Telles sont les différentes espèces de dyspepsie symptomatique : il est quelquefois très-difficile de les distinguer de la dyspepsie idiopathique, surtout dans les cas où l'estomac même est affecté. Néanmoins on doit toujours conclure que la dyspepsie est symptomatique lorsque la maladie résiste à tous les remèdes et est de longue durée ; car les causes accidentelles qui agissent sur l'estomac et qui en occasionent la débilité, ne sont que passagères.

dans le système de nosologie méthodique, et que nous en parlons ici.

1195. On ne peut guère douter que, dans la plupart des cas, la faiblesse de l'action des fibres musculaires de l'estomac soit la cause la plus fréquente et principale des symptômes indiqués § 1190 ; mais je n'ose assurer que ce soit l'unique cause de la dyspepsie idiopathique. Il est très-certain qu'il y a un fluide particulier dans l'estomac des animaux, ou au moins que les fluides, que nous savons y -être contenus, ont une qualité particulière de laquelle dépend principalement la solution des aliments qui sont reçus dans l'estomac ; il est en même temps probable, que la qualité particulière des fluides qui servent à la dissolution des aliments ou à la digestion, peut être altérée de différentes manières, ou que leur quantité peut être dans certains cas diminuée. En conséquence, il est suffisamment probable qu'un changement dans la qualité ou dans la quantité de ces fluides peut produire une différence considérable dans les phénomènes de la digestion, et en particulier donner lieu à la plupart des apparences morbifiques dont j'ai parlé § 1190.

1196. Ceci paraît très-bien fondé, et indique une autre cause prochaine de dyspepsie, outre celle que nous venons d'assigner ; néanmoins la nature particulière du fluide digestif, ou les causes qui peuvent y produire des changements, sont des matières si peu connues, que je ne puis établir aucun précepte de médecine-pratique fondé sur une supposition quelconque qui leur soit relative ; d'ailleurs la faiblesse de l'estomac, soit qu'elle produise un changement dans le fluide digestif, ou qu'elle soi occasionée par ce changement même, paraît toujours exister en même temps, et contribuer beaucoup à produire les symptômes de l'indigestion ; c'est pourquoi je considérerai toujours cette faiblesse comme la cause prochaine, et presque comme l'unique cause de la dyspepsie. J'adopte d'autant plus facilement cette manière de procéder, qu'à mon sens, cette doctrine sert à expliquer parfaitement et d'une manière très-claire, l'ensemble de la pratique que l'expérience a démontrée être la plus heureuse dans cette maladie.

1197. En admettant que cette faiblesse de l'estomac est la cause prochaine de la dyspepsie, je vais parler des diverses causes éloignées de cette maladie, qui, dans différentes occasions, semblent produire une perte de ton dans les fibres musculaires de l'estomac. On peut, à ce que je crois, les rapporter à deux chefs. Le premier comprend les causes qui agissent directement et immédiatement sur l'estomac même. Le second, celles qui agissent sur tout le corps, ou sur quelques-unes de ses parties, mais en conséquence desquelles l'estomac est particulièrement ou presque uniquement affecté.

1198. Les causes du premier genre sont :

I. Certaines substances sédatives ou narcotiques introduites dans l'estomac, telles que le thé (1), le café, le

---

(1) Le thé est une des substances qui affaiblit le plus l'estomac. On a attribué cet effet à l'action de l'eau chaude, que l'on considère comme un relâchant. Mais le thé est un émétique, et tous les émétiques sont plus ou moins narcotiques ; par conséquent le thé peut affaiblir indépendamment de l'eau chaude. Cette opinion est même confirmée par l'analogie botanique, car le thé appartient à un ordre de plantes narcotiques. Ces effets sont si remarquables, que les habitants de l'Asie ne font usage du thé qu'au bout d'un an. Celui qu'on nous apporte a toujours cet âge, et son acrimonie est en quelque sorte dissipée ; néanmoins elle ne l'est pas entièrement, comme le prouve la vertu émétique qu'il conserve. On prétend que le thé aide la digestion, qu'il diminue le malaise produit par le poids des aliments et les crudités dont l'estomac est surchargé, et qu'il dissipe les maux de tête qui en sont la suite ; on croit qu'il favorise la sécrétion de l'urine et même la transpiration ; mais on peut attribuer également tous ces effets à l'eau chaude. Car il est certain que l'usage fréquent du thé affaiblit le ton de l'estomac, et

tabac (1), les liqueurs spiritueuses (2), l'opium (3), les
amers (4), les aromatiques, les substances putrides et acescentes.

---

en conséquence de tout le système, produit des tremblements et
des affecions spasmodiques : l'eau chaude peut, il est vrai, occasioner une partie de ces effets, mais on doit les attribuer particulièrement au thé. On objectera que certaines personnes prennent
impunément beaucoup de thé ; mais cela prouve que ses effets peuvent devenir insensibles par l'habitude, ou que quelques estomacs
résistent à son action sédative. M. Cullen dit, dans sa matière médicale, que le thé lui faisant mal à l'estomac, qu'il a très-sensible,
il attribuait d'abord cet effet à l'eau chaude ; mais qu'ayant fait
usage de quelques plan'es indigènes, infusées également dans l'eau
chaude, il n'en éprouva pas le même effet. Quand il prend une
infusion de thé plus forte que de coutume, il sent un tremblement et un accablement d'esprit. Quand l'infusion est légère, il
ne peut en prendre plus d'une tasse ou deux. Il a répété plus de
cinquante fois cette expérience, et il a vu plusieurs personnes chez
lesquelles le thé agissait de la même manière. Cependant, à mesure
qu'il a avancé en âge, ces effets sont devenus moins sensibles, peut-
être à cause de l'habitude.

(1) Le café produit à peu près les mêmes effets que le thé ;
M. Cullen a éprouvé que son usage lui produisait une affection
arthritique de l'estomac, sans tremblement.

Le tabac mâché diminue l'irritabilité, et occasione une sécrétion excessive de salive.

(2) Lorsqu'on réitère souvent l'usage des spiritueux et des stimulants, leur action diminue, ce qui doit nous faire soupçonner
qu'ils détruisent l'irritabilité des fibres nerveuses et musculaires ;
d'ailleurs toute irritation est suivie d'un état de collapsus.

(3) Tous les narcotiques affaiblissent le ton de l'estomac. On dit
que les Turcs supportent long-temps la faim par l'usage de l'opium :
cette substance affaiblit le ton et l'irritabilité des fibres de l'estomac, et quand on en prend souvent, elle diminue l'appétit, comme
le font les liqueurs spiritueuses.

(4) Les amers paraissent avoir une vertu narcotique. Ils agis-

II. L'usage fréquent de l'eau chaude bue en grande quantité, ou des liquides chauds aqueux.

III. Les excès fréquents dans le boire et le manger, ou la réplétion immodérée de l'estomac.

IV. Les vomissements fréquents, soit spontanés, soit excités par l'art (1).

V. Le crachement très-fréquent, ou l'habitude de rejeter la salive.

1199. Les causes qui agissent sur tout le corps, ou sur quelques-unes de ses parties et de ses fonctions, sont :

I. Une vie indolente et sédentaire.

II. Les peines d'esprit, et les passions désordonnées de toute espèce.

III. L'étude portée à l'excès, ou une grande application trop long-temps continuée aux affaires (2).

IV. L'excès des femmes.

V. L'ivresse fréquente, qui appartient en partie à ce chef, et en partie au précédent.

VI. L'air froid et humide, quand on y reste long-temps exposé sans faire d'exercice.

1200. La dyspepsie qui est produite par le dernier ordre

---

sent d'abord comme toniques, mais quand ils sont long-temps continués, ils affaiblissent le ton de tout le système.

(1) L'usage fréquent des vomitifs affaiblit considérablement l'estomac ; c'est pourquoi il ne faut pas insister sur les vomitifs quand l'estomac rejette tout. M. Cullen a vu dans ce cas la camomille même, prise à grande dose, produire la débilité de l'estomac.

(2) L'estomac peut être affecté, en conséquence du cerveau ; ainsi la paralysie, l'apoplexie, les passions vives, le chagrin, détruisent la faim et ôtent à l'estomac la faculté de digérer. C'est pourquoi les mélancoliques et les hypochondriaques digèrent mal.

de causes, peut n'être considérée que comme une affection symptomatique; néanmoins, comme l'affection de l'estomac est généralement le premier, toujours le principal, et souvent le seul effet que ces causes produisent ou manifestent, je pense que cette affection doit être considérée comme la maladie à laquelle il faut faire attention dans la pratique; avec d'autant plus de raison, que dans beaucoup de cas la faiblesse générale ne peut se guérir qu'en rétablissant le ton de l'estomac, et en portant d'abord les remèdes sur cet organe (1).

---

(1) Tout ce qui vient d'être dit doit principalement se rapporter à l'anorexie, qui est le premier symptôme de dyspepsie; mais je crois essentiel de joindre ici les idées de M. Cullen, relativement aux autres symptômes principaux de cette maladie, qui sont, 1° la nausée; 2° le vomissement; 3° le dégoût; 4° la flatulence; 5° la cardialgie; 6° la gastrodynie; 7° la constipation.

I. La nausée peut être considérée comme un degré plus considérable d'anorexie : quand elle est augmentée, elle produit le vomissement. Elle peut venir d'une sensation occasionée par la faiblesse qui donne lieu à une réaction déterminée vers l'estomac. La nausée et le vomissement sont aisés à expliquer quand on connaît bien les causes de l'anorexie.

II. Le vomissement dépend, suivant l'opinion commune, d'un stimulus direct appliqué à l'estomac. Cela peut être vrai dans beaucoup de cas : mais il ne faut pas oublier les autres causes, telles que les sensations particulières produites par le défaut de stimulus. Il faut aussi faire attention à la réaction du sensorium commun dirigée vers l'estomac, pour dissiper la faiblesse et produire un malaise. Boërhaave, en tentant d'expliquer la nausée et le vomissement, n'a considéré que le stimulus direct appliqué à l'estomac. Il n'a pu, d'après cela, connaître le véritable état de la fièvre qui y donnait lieu. Le vomissement, par exemple, qui accompagne la syncope, ne peut être attribué à l'action d'un stimulus direct sur l'estomac et tout le système; en outre, le vomissement est souvent l'effet d'une saignée qui ne peut agir qu'en affaiblissant l'estomac et

1201. Nous établirons pour la curation de cette maladie, trois indications différentes ; l'une préservative, l'autre palliative, et la troisième curative.

---

le système. En général, tout ce qui affaiblit ce dernier donne lieu au vomissement ; ce qui prouve que la faiblesse peut l'exciter. Les substances désagréables, celles qui n'ont aucun stimulus, telles que l'eau, la graisse, les huiles, occasionent le vomissement. Les narcotiques dont l'action est diamétralement opposée aux stimulants, produisent le même effet, ainsi que certaines odeurs. Il est presque impossible d'empoisonner avec l'opium pris en substance, parce qu'il est rejeté par le vomissement : de petites doses d'opium, et même son odeur seule, produisent souvent le vomissement. Quand l'estomac est disposé d'une certaine manière, presque tout fait vomir. Ainsi, quoiqu'on ne puisse douter que quelques émétiques n'agissent par leur stimulus, il est très-probable que l'effet du plus grand nombre est dû à la sensation désagréable qu'ils occasionent ; car le souvenir seul de ce qui a fait vomir, suffit souvent pour exciter le vomissement chez quelques personnes ; ce qui ne peut se concilier avec la supposition du stimulus.

III. Le dégoût peut être mis dans la même classe que le vomissement. On peut dire, en général, que l'anorexie, la nausée, le vomissement sont produits par la même cause. Quelquefois ils dépendent de la faiblesse de l'estomac, et concourent à en affaiblir les fibres.

IV. La flatulence ou le gonflement est un symptôme de dyspepsie qui consiste dans la distension de l'estomac, qui survient peu de temps après avoir mangé, et qui est produite par le développement de l'air que contiennent les aliments. Ce phénomène est dû à la qualité de certains aliments qui donnent plus d'air que d'autres, ou qui sont disposés à la fermentation ; mais, le plus souvent, il est l'effet d'un vice même de l'estomac ; car, dans l'état de santé, ce viscère contient quelque chose qui enveloppe cet air, et la distension est insensible.

Le chyle contient beaucoup d'air ; mais il y est tellement enveloppé, qu'il ne devient visible que sous la machine pneumatique. Cette inviscation de l'air dans l'estomac dépend beaucoup de la

La première consiste à éviter ou détruire les causes éloignées dont je viens de parler.

---

vigueur, et du ton de ses fibres musculaires : il est nécessaire que l'air soit sous cette forme, pour que les diverses parties des aliments puissent être triturées et mêlées ensemble. Ainsi l'atonie de l'estomac fait que cet air se développe plus que de coutume.

Cette puissance d'absorber l'air paraît due au suc gastrique, qui ne peut être exprimé des glandes qui le contiennent quand l'action des fibres musculaires est trop faible. Quand l'air se développe en grande quantité, une partie se porte vers l'orifice supérieur de l'estomac ; les fibres musculaires du sphincter et la pression du diaphragme lui opposant une résistance, il agit comme stimulant, d'où résulte une sensation désagréable, qui augmente l'action de l'estomac et le mouvement péristaltique ; enfin le cardia s'ouvre, et il survient une éructation qui ne diffère du vomissement, qu'en ce que le changement du mouvement péristaltique est moins considérable. Ce phénomène survient indépendamment de l'action des muscles de l'abdomen et du diaphragme. Quelquefois ces éructations font rendre les parties solides des aliments contenus dans l'estomac, parce qu'étant plus légères que les fluides, elles sont poussées vers l'orifice supérieur de ce viscère ; ce qui prouve qu'elles se dissolvent lentement, comme il arrive quand l'estomac est faible et qu'il contient des végétaux difficiles à digérer.

V. La cardialgie ou le sentiment incommode de chaleur que l'on ressent vers l'orifice supérieur de l'estomac, peut être dû à une matière âcre qui agit particulièrement sur le cardia, parce qu'il est plus sensible.

Les végétaux produisent toujours, en se digérant, un acide ; et souvent l'on rend beaucoup d'acide sans cardialgie. Il y a donc, dans l'état de santé, quelque chose qui absorbe cet acide, et la cardialgie indique un degré de faiblesse. Boërhaave pense que cet acide est enveloppé par les matières animales. Mais il y a apparence que cette inviscation dépend des sucs gastrique et salivaire : ceux qui crachent beaucoup et qui mâchent du tabac, sont sujets à cette acidité ; elle a lieu aussi toutes les fois que la faiblesse de l'estomac empêche que le suc gastrique ne soit exprimé en suffisante quantité.

La seconde à dissiper les symptômes qui contribuent spécialement à aggraver et à entretenir la maladie ; et

---

Comme l'acide est le produit de la fermentation, il doit être accompagné du développement de l'air. C'est pourquoi une plus grande quantité d'air et d'acide est un signe qui indique la faiblesse de l'estomac et le défaut des sucs capables d'envelopper l'air. La réabsorption de l'acide est aidée par la bile, qui excite davantage l'action de l'estomac, et l'aide à se débarrasser des matières qui y sont contenues. Tout ce qui retarde le séjour des aliments dans l'estomac favorise l'acidité ; on l'a vue même quelquefois devenir telle, que les matières rendues par le vomissement corrodaient le linge. Le squirrhe du pylore a produit cet effet. Il y a des végétaux si indigestes, qu'ils produisent un acide lorsqu'ils sont retenus long-temps dans l'estomac. Les melons, les concombres donnent lieu pour cette raison à la cardialgie, d'où l'on doit conclure que l'acidité de l'estomac indique l'atonie de cet organe.

La cardialgie peut aussi dépendre d'un état particulier de l'estomac ou des substances qui l'irritent : mais le plus souvent elle est produite par l'acidité, ou y est jointe.

VI. La gastrodynie est une douleur aiguë de l'estomac, qui peut être produite, 1° par tout ce qui peut faire quelque impression sur l'estomac ; 2° par la distension, comme dans le cas d'inflammation ; 3° par le spasme ; 4° par les oscillations propagées d'une partie de l'estomac à l'autre, et qui agissent principalement sur le cardia, parce qu'elles y trouvent p us de résistance.

La gastrodynie peut dépendre de matières âcres appliquées sur le cardia ; mais le spasme paraît en être la cause la plus générale. Ce spasme dépend de l'état d'atonie de l'estomac ; la grande faiblesse le favorise, surtout quand il y a d'autres symptômes de débilité.

VII. La constipation est le dernier symptôme de dyspepsie. Le mouvement péristaltique se fait avec différents degrés de vélocité ; quelquefois le chyle sort de l'anus avant que d'être absorbé par les vaisseaux lymphatiques : c'est ce qui constitue la lienterie.

Dans l'état de santé, on va communément une fois à la selle

La troisième, à rétablir le ton de l'estomac, c'est-à-dire à corriger ou à détruire la cause prochaine de la maladie.

1202. La propriété et la nécessité de la première indication sont suffisamment évidentes, en ce que l'application continuée, ou la répétition fréquente de ces causes, doit non-seulement entretenir la maladie, mais peut même détruire l'effet des remèdes, ou donner lieu à des rechutes, malgré leur usage. C'est communément parce que l'on néglige cette indication, que la dyspepsie est si fréquemment rebelle. Il sera aisé de voir comment on doit remplir cette indication, en considérant les différentes causes d'atonie. Mais il est bon que le praticien fasse attention que l'exécution en est souvent extraordinairement difficile, parce qu'il n'est pas aisé

---

tous les jours ; mais la constipation a lieu toutes les fois que les matières contenues dans le colon sont desséchées par une cause quelconque ; ainsi l'augmentation de la transpiration, en diminuant la sécrétion du suc intestinal, produit cet effet. La constipation peut venir aussi de la faiblesse du mouvement péristaltique des petits intestins ; car, dans la dysenterie, le moyen le plus efficace d'évacuer le colon, est d'augmenter l'action des petits intestins, et de favoriser la sécrétion des glandes qui y sont contenues. Comme ce mouvement dépend du ton de l'estomac, il est aisé de voir pourquoi la constipation est si commune chez les femmes et les atrabilaires qui sont affectés d'une espèce de torpeur universelle qui paraît y donner lieu.

Il faut distinguer, dans la pratique, la constipation produite par unefaiblesse ou perte de ton permanente, de celle qui est l'effet de toute espèce de débilité passagère.

Il y a aussi quelques affections organiques qui interceptent l'évacuation de l'estomac et donnent lieu à la dyspepsie, telles que le squirrhe du pylore, de l'estomac, et autres dont on peut voir le détail dans l'énumération des différentes espèces de dyspepsie ; alors il est difficile de la distinguer de celle qui est produite par une cause générale.

d'engager les malades à rompre les habitudes qu'ils ont contractées, ou à renoncer à leurs plaisirs ; il est surtout difficile de leur persuader que ce qu'ils ont souvent pratiqué impunément en apparence, leur est véritablement pernicieux.

1203. Les symptômes de cette maladie, qui contribuent particulièrement à l'aggraver et à la prolonger, et qui, en conséquence, demandent à être corrigés ou dissipés plus immédiatement, sont, en premier lieu, les crudités contenues dans l'estomac, qui ont été déjà produites par la maladie, et qui se manifestent par la perte de l'appétit, par un sentiment de pesanteur et de malaise dans l'estomac, et particulièrement par des rapports de matières mal digérées.

Un autre symptôme que l'on doit corriger sur-le-champ, est une quantité extraordinaire, ou un degré plus considérable que de coutume, d'acidité contenue dans l'estomac, qui se manifeste par différents désordres de la digestion, et par d'autres effets dont je parlerai par la suite.

Le troisième symptôme qui aggrave la maladie, et qui d'ailleurs est urgent par lui-même, est la constipation, qui, en conséquence, exige constamment d'être modérée.

1204. On modère le premier de ces symptômes, en excitant le vomissement; c'est, en conséquence, avec raison que l'on a coutume de commencer par ce remède la cure de cette maladie. On peut exciter le vomissement par différents moyens, dont les uns sont doux et les autres violents. Les premiers peuvent convenir dans le cas où l'indication est d'évacuer les matières contenues dans l'estomac ; mais les émétiques et le vomissement peuvent encore exciter l'action ordinaire de ce viscère, et contribuer à détruire les causes de la maladie, en agitant diversement le système, et en particulier en produisant une détermination vers la surface du corps. Mais ces derniers effets ne peuvent s'obtenir que par l'usage des émétiques les plus puissants ; tels sont surtout les émétiques antimoniaux (1).

1205. Le second symptôme que l'on doit pallier , est l'excès d'acidité des matières contenues dans l'estomac : cette acidité peut pécher ou par sa quantité , ou par sa qualité. L'homme prend presque constamment une certaine quantité d'aliments acescents; et comme ces aliments subissent toujours, à ce que je crois, dans l'estomac, une fermentation acéteuse, on trouve constamment pour cette raison un acide dans l'estomac de l'homme, et dans celui de tous les animaux qui se nourrissent de végétaux : néanmoins cet acide est généralement innocent , et ne produit aucun désordre , à moins qu'il ne soit en très-grande quantité, ou que l'acidité ne soit portée à un degré plus considérable que de coutume. Mais dans ces deux cas , l'acide occasione différents désordres , tels que la flatulence, les rapports, un sentiment de chaleur vers le cœur, des douleurs rongeantes de l'estomac, un appétit irrégulier et insatiable, le dévoiement, les coliques , l'émaciation et la faiblesse (2). Pour prévenir et dissiper ces effets qui aggravent et entretiennent la maladie , il n'est pas seulement nécessaire de corriger l'acide qui existe dans l'estomac ; mais comme cet acide devient particulièrement un ferment qui détermine et augmente l'acescence des nouveaux aliments que l'on prend, il est encore convenable de corriger le plus tôt possible la disposition à l'acidité excessive.

---

(1) M. Cullen a observé que la camomille romaine dissipait pour un jour ou deux la dyspepsie , mais qu'on était obligé d'y revenir ; et qu'au contraire une dose de tartre stibié soulageait pour quinze jours.

(2) On peut ajouter à ces symptômes la pâleur et la crispation des lèvres, et les rapports acides.

1206. On peut corriger l'acidité qui existe dans l'estomac par l'usage des sels alcalins ou des terres absorbantes, ou par les substances qui en contiennent et qui peuvent être décomposées par l'acide de l'estomac. Parmi les alcalis, le caustique est plus efficace que l'alcali doux; et ceci sert à expliquer les effets de l'eau de chaux. En faisant usage des absorbants, on évite l'excès d'alcali, qui peut quelquefois avoir lieu. Les absorbants diffèrent en ce qu'ils forment un sel neutre plus ou moins laxatif : de là procède la différence qui existe entre la magnésie blanche et les autres absorbants. Il faut songer à éviter l'excès des absorbants et des alcalis, car si l'on en donne une grande quantité, ils peuvent priver nos fluides de l'acide qui entre nécessairement dans leur composition.

1207. On peut prévenir la disposition à l'acidité en évitant les aliments acescents, et en usant de nourritures animales (1) peu susceptibles d'acescence. Néanmoins on ne

----

(1) L'auteur recommande les nourritures animales dans les cas où il y a surabondance d'acide, parce que les végétaux sont sujets à s'aigrir. Ainsi il a connu une femme qui fut guérie pendant un an, en quittant le thé et toutes les liqueurs spiritueuses; mais, au bout de ce temps, elle prit un morceau d'orange qui rappela la dyspepsie avec tous ses symptômes. On a donc été trop loin en rejetant entièrement toutes les nourritures animales dans la dyspepsie; elles sont même avantageuses dans le scorbut de mer, dont elles modèrent généralement les symptômes. M. Cullen a vu une femme attaquée de ce scorbut, qui guérit de la dyspepsie en faisant usage de nourritures animales.

Il faut observer que l'estomac des personnes attaquées de dyspepsie varie en différents temps. Ainsi il y en a qui ne ressentent d'acidité que quand quelques causes de faiblesse, telles que l'excès des femmes, y ont donné lieu. M. Cullen a connu une personne qui, quand elle avait usé des plaisirs vénériens, ne pouvait manger de végétaux sans ressentir des symptômes de dyspepsie.

peut continuer long-temps ce régime sans corrompre l'état du sang ; et comme il n'est pas possible de se priver entièrement de la nourriture végétale, on peut éviter, jusqu'à un certain point, leur acescence, en choisissant les végétaux qui sont le moins disposés à la fermentation vineuse, tels que le pain bien levé et les liqueurs bien fermentées, et faire usage du vinaigre, au lieu d'acides récents natifs.

1208. L'acide qui se développe des matières acescentes dans l'estomac d'un homme sain, n'est jamais porté à un degré considérable, ou bien il est bientôt enveloppé de nouveau de manière qu'il disparaît : mais cela n'arrive pas toujours ; et il peut naître une acidité peut-être plus abondante, ou portée à un degré plus considérable, quand il survient un changement dans les fluides digestifs, qui les rend moins propres à modérer la fermentation et à envelopper l'acidité, ou quand ils ne se trouvent pas dans une quantité convenable. Nous ne concevons pas bien comment le premier effet peut avoir lieu ; mais il est facile de voir que le second, et peut-être même le premier, sont dus à la faiblesse de l'action des fibres musculaires de l'estomac. Dans certains cas, les potions sédatives développent tout à coup l'acidité de l'estomac, qui n'existait pas avant leur action ; et souvent l'usage des stimulants corrige ou arrête l'acidité qui aurait pu d'ailleurs se manifester. Je conclus de ces considérations que l'on peut particulièrement empêcher l'acidité de naître et de subsister dans l'estomac, en rétablissant et en ranimant l'action particulière de ce viscère, par les différents moyens que j'indiquerai par la suite.

1209. Il faut aussi observer que, quoiqu'il y ait certaines puissances dans l'estomac capables d'empêcher que l'acidité ne devienne trop abondante, ou qu'elle ne soit portée à un degré trop considérable, ces puissances ne sont pas toujours suffisantes pour prévenir l'acescence, ou envelopper l'acidité qui y prend naissance ; c'est pourquoi, tant qu'il reste des substances végétales dans l'estomac , leur acescence peut se développer et augmenter. D'après cela , nous voyons que la cause principale de l'excès d'acidité peut être le séjour trop long des matières acescentes dans l'estomac ; ce qui a lieu quand ces matières sont difficiles à dissoudre , ou que l'estomac , en raison de sa faiblesse , pousse trop lentement les substances qu'il contient dans le duodénum , ou quand quelque embarras du pylore s'oppose à leur libre passage ; on sait parfaitement que la dernière de ces causes produit communément le degré le plus considérable d'acidité dans le cas où le pylore est squirrheux. J'ai eu occasion d'observer plusieurs fois cette squirrhosité et je l'ai toujours trouvée incurable : mais on doit prévenir la première de ces causes , en évitant les aliments qui sont de difficile digestion ; et corriger la seconde par les différents remèdes dont je parlerai par la suite , qui sont capables d'exciter l'action de l'estomac.

1210. Le troisième symptôme qui accompagne communément la dyspepsie , et qui exige d'être promptement dissipé , est la constipation. Il y a une telle connexion entre les différentes portions du canal alimentaire relativement au mouvement péristaltique , que quand ce mouvement est accéléré ou retardé dans une partie de ce canal , les autres sont communément affectées de la même manière. Ainsi, de même que l'action plus vive de l'estomac doit accélérer celle des intestins , l'action plus lente de ces derniers doit , jusqu'à un certain point, retarder celle de l'estomac. Il est donc essentiel, pour que l'action de ce viscère s'exécute convenablement, que le mouvement péristaltique des intestins, qui détermine les matières qui y sont contenues à se porter en bas , continue à se faire régulièrement ; c'est pourquoi il faut absolument éviter la constipation, ou tout ce qui interrompt cette détermination. On peut y parvenir par les différents moyens capables d'exciter l'action des intestins.

Mais il faut observer que toute évacuation considérable affaiblit cette action, et est en conséquence sujette à produire la constipation quand l'évacuation a cessé ; de manière que les purgatifs qui procurent une grande évacuation, ne conviennent pas pour corriger la constipation habituelle : il faut donc tenter de détruire cette dernière par les médicaments qui ne font qu'exciter les intestins à se débarrasser plus facilement des matières qui y sont contenues, sans précipiter leur action, ou augmenter les excrétions qui se font dans leurs cavités ; les purgatifs peuvent produire ces deux effets. Cependant je pense qu'il y a certains médicaments qui conviennent particulièrement dans ce cas, en ce qu'ils paraissent stimuler spécialement les gros intestins, et agir peu sur les parties supérieures du canal intestinal.

1211. Après avoir ainsi exposé les différents moyens de remplir la seconde indication, je vais passer à la troisième, qui est, comme je l'ai dit, proprement l'indication curative, et qui consiste à rétablir le ton de l'estomac, dont je considère la perte comme la cause prochaine de la maladie, ou au moins comme sa partie principale. Je rapporterai les moyens de remplir cette indication à deux chefs, dont l'un renfermera les moyens dont l'action s'exerce directement et particulièrement sur l'estomac même ; et le second ceux qui en agissant sur tout le système, communiquent de-là leurs effets toniques à l'estomac.

1212. Les médicaments qui agissent directement sur l'estomac, sont ou stimulants ou toniques.

Les stimulants sont salins ou aromatiques.

Les salins sont les acides ou les sels neutres.

Toutes les espèces d'acides semblent avoir la puissance de stimuler l'estomac, et en conséquence d'augmenter souvent l'appétit ; mais les acides natifs peuvent d'ailleurs nuire, et devenir douteux dans la pratique, en ce qu'ils sont sujets à la fermentation. C'est pourquoi les acides que l'on a employés particulièrement avec succès, sont l'acide vitriolique (acide sulfurique) (1), l'acide marin (acide muriatique), et l'acide distillé des végétaux, tel que celui que donne l'eau de goudron (acide acétique) ; tous ces acides sont antizymiques ou capables d'arrêter la fermentation.

Les sels neutres propres à remplir cette indication, sont spécialement ceux dans la composition desquels entre l'acide marin ; cependant il y a lieu de présumer que toutes les espèces de sels neutres jouissent plus ou moins de la même vertu.

1213. Les aromatiques, et peut-être quelques autres substances âcres, stimulent certainement l'estomac, puisqu'ils préviennent l'acescence et la flatulence que les aliments ti-

---

(1) On a recommandé l'acide vitriolique combiné avec les aromates, tel qu'il se trouve dans l'élixir de vitriol ; mais il s'en faut beaucoup que cette combinaison rende ce remède plus agréable ou plus efficace. L'acide marin était autrefois plus en usage.

L'acide végétal distillé a été aussi fort recommandé au commencement de ce siècle avec l'eau de goudron ; mais il est aujourd'hui très-négligé. Sa vertu paraît bornée à la dyspepsie. L'eau de goudron agit sur l'estomac comme stimulant, en raison de l'acide végétal qu'elle contient ; car la manière dont on prépare le goudron est une espèce de distillation. Celui de Norwège est le meilleur ; celui d'Angleterre ne contient point d'acide, parce que le gouvernement a observé qu'il était nuisible dans l'usage général du goudron. Mais on peut obtenir cet acide par la distillation; et, en l'affaiblissant avec de l'eau, on fait une eau de goudron extemporanée. Cependant, malgré les soins que l'on prend, il passe toujours un peu d'huile empyreumatique, qui rend ce remède désagréable : c'est pourquoi M. Cullen a obtenu cet acide, en distillant des morceaux de sapin ; il l'a concentré par la rectification, et entièrement privé du goût d'empyreume. Il a trouvé dans cet acide tout ce que l'on peut attendre de l'eau de goudron ; et, délayé dans l'eau, il le regarde comme un puissant stimulant dans la dyspepsie.

rés des végétaux sont capables de produire ; mais leur stimulus n'est que passager ; d'ailleurs quand on les réitère fréquemment, et que l'on en prend une grande quantité, ils peuvent affaiblir le ton de l'estomac.

1214. Les toniques que l'on emploie pour fortifier le ton de l'estomac sont les amers, seuls ou combinés avec les astringents et les ferrugineux.

Les amers sont certainement des médicaments toniques relativement à l'estomac et à tout le système ; mais on a remarqué que leur usage long-temps continué détruisait le ton de l'estomac et de tout le système ; je ne puis déterminer si cela dépend uniquement de leur action tonique réitérée, ou de quelque puissance narcotique qui est réunie à la vertu tonique dont ils jouissent.

1215. Il est probable que les amers et les astringents combinés ensemble, ont plus d'efficacité comme toniques que chacun d'eux pris séparément ; et je pense que cette combinaison se trouve dans l'écorce du Pérou, qui est par conséquent un tonique puissant, tant pour l'estomac que pour tout le système. Mais j'ai quelque raison de soupçonner que son usage long-temps continué, peut détruire, de même que les amers, le ton de l'estomac et de tout le système.

1216. On peut employer les ferrugineux comme toniques, sous différentes formes, et en donner une grande quantité sans danger. On les a souvent prescrits sous la forme d'eaux minérales, avec un succès apparent. Je n'ose cependant déterminer d'une manière positive si cela est dû au fer qui entre dans la composition de ces eaux, ou à quelques autres circonstances qui accompagnent leur usage ; mais la dernière opinion me paraît la plus probable.

1217. Les remèdes qui fortifient l'estomac, en agissant sur tout le corps, sont l'exercice et le froid.

Comme l'exercice fortifie tout le corps, il doit également fortifier l'estomac (1); mais il le fait d'une manière particulière , en favorisant la transpiration , et en excitant l'action des vaisseaux de la surface du corps , qui ont une sympathie particulière avec les fibres musculaires de l'estomac : ceci explique principalement pourquoi les exercices de gestation , qui ne sont pas des plus puissants pour fortifier le système, contribuent cependant beaucoup à fortifier l'estomac ; et nous en avons une preuve remarquable dans les effets de la navigation. Lorsque l'on veut fortifier le système général, il faut éviter la fatigue ; l'usage de l'exercice du corps est, en conséquence, douteux ; c'est peut-être pour cette raison , que l'on a fréquemment observé que l'exercice du cheval était un des moyens les plus puissants de fortifier l'estomac , et de guérir la dyspepsie.

1218. Le second remède général de la dyspepsie , est le froid, que l'on peut employer de deux manières différentes ; savoir, en exposant le malade à l'air froid, ou en appliquant de l'eau froide sur tout son corps. Il est probable qu'il est nécessaire, pour que l'homme conserve la santé , que l'atmosphère qui l'environne soit constamment à un certain degré de froid , beaucoup au-dessous de celui de la température de son corps même. Ce degré de froid paraît fortifier les vaisseaux de la surface du corps, et par conséquent les fibres musculaires de l'estomac. Mais de plus , on sait parfaitement que quand l'exercice du corps est suffisant pour

---

(1) L'action des muscles fortifie toutes les fibres musculaires et agit même sur l'estomac. C'est pourquoi l'on voit rarement ceux qui travaillent être attaqués de dyspepsie. La promenade à l'air frais est un bon exercice quand les malades ne sont pas trop affaiblis. Celui du cheval est un souverain remède , parce qu'il occupe l'esprit et dissipe les idées tristes qui tourmentent communément ceux qui vont en voiture. Il faut cependant éviter de se livrer à cet exercice immédiatement après avoir mangé , parce qu'il troublerait la digestion.

entretenir une détermination vers la surface, capable d'empêcher le froid de produire une constriction totale des pores, un certain degré de froid de l'atmosphère, réuni à un tel exercice, augmente la transpiration. On ne peut douter, d'après l'appétit vif qui survient communément dans ces circonstances, que le ton de l'estomac ne soit considérablement fortifié par l'action d'un pareil froid. C'est pourquoi l'air froid, réuni à l'exercice, est un des plus puissants toniques pour l'estomac : ceci explique pourquoi l'exercice que l'on fait dans l'intérieur des maisons, ou dans des voitures fermées, n'est pas aussi utile pour remplir cette indication, que celui que l'on fait en plein air.

1219. On peut concevoir, d'après le même raisonnement, que l'application de l'eau froide, ou le bain froid (1), doit être un puissant moyen de fortifier le ton de l'estomac, parce qu'il agit comme tonique sur tout le système en général, et spécialement parce qu'il excite en même temps l'action des petits vaisseaux de la surface du corps.

1220. Tels sont les remèdes que l'on doit employer pour obtenir la cure radicale de la dyspepsie idiopathique. On pourrait peut-être croire que je devrais aussi parler dans ce chapitre des différents cas où cette maladie est sympathique ; mais on s'apercevra facilement que cela ne peut se

---

(1) On a fréquemment vu des personnes sujettes au rhume, recouvrer par le bain froid la force des petits vaisseaux, de manière à soutenir impunément les vicissitudes du froid et du chaud. Le bain froid, de même que les autres remèdes, doit être continué long-temps. On peut en faire usage toute l'année, excepté l'hiver. Les personnes grasses peuvent se baigner tous les jours ; mais celles qui sont maigres ne se baigneront que deux ou trois fois par semaine. Il faut aussi remarquer que, quand les viscères du bas-ventre sont fort engorgés, le bain froid, loin de convenir, augmente les symptômes de dyspepsie, en déterminant une trop grande quantité de sang vers ces parties,

faire convenablement sans traiter de toutes les maladies dont la dyspepsie est le symptôme, ce qui serait déplacé ici. J'ai déjà rempli cet objet en partie, et j'en traiterai plus complétement dans le cours de cet ouvrage. Il peut être en même temps convenable d'observer qu'il est moins essentiel de faire des distinctions entre la dyspepsie idiopathique et symptomatique, qu'entre beaucoup d'autres cas de maladies idiopathiques et sympathiques. Car les différentes espèces de dyspepsies sympathiques étant dues à une perte de ton dans quelque autre partie du système, qui de là se communique à l'estomac, quand le ton de ce viscère est rétabli, il peut se communiquer de la même manière à la partie primitivement affectée ; c'est pourquoi les remèdes qui conviennent dans la dyspepsie idiopathique, peuvent souvent être mis en usage utilement dans la dyspepsie sympathique, et sont même fréquemment ceux que l'on emploie principalement dans ce cas.

1221. Il me reste encore à exposer ici, pour compléter cet objet, comment on doit pallier quelques autres symptômes urgents, différents de ceux dont j'ai parlé plus haut. Mais je pense qu'il suffit de dire à ce sujet, que les symptômes qui exigent particulièrement d'être dissipés sur-le-champ, sont la flatulence, la chaleur vers la région du cœur, d'autres espèces de douleurs dans la région de l'estomac, et le vomissement.

Les dyspeptiques, ou ceux dont la digestion se fait difficilement, supposent communément que toute leur maladie consiste dans la flatulence. Il est évident qu'ils se trompent en cela ; néanmoins, quoique la flatulence ne puisse entièrement se guérir qu'en corrigeant la faiblesse de l'estomac par les moyens indiqués ci-dessus, la distension de l'estomac produite par les vents, peut cependant être modérée par les remèdes que l'on nomme carminatifs, ou par les médicaments qui font sortir des vents de l'estomac ; tels sont les différents antispasmodiques, dont le plus efficace est l'éther vitriolique (éther sulfurique).

On peut modérer la chaleur que ressent le malade vers la région du cardia par les absorbants, les antispasmodiques ou les adoucissants (1).

Les autres douleurs de l'estomac peuvent quelquefois être modérées par les carminatifs ; mais on obtiendra cet effet avec encore plus de certitude des narcotiques (2).

Le moyen le plus efficace de guérir le vomissement, est de donner les narcotiques en lavements.

CHAPITRE III.

De l'Hypochondrie, ou de l'affection hypochondriaque, communément appelée vapeurs.

1222. IL y a, chez certaines personnes, un état de l'ame qui se reconnaît par le concours des circonstances suivantes : une langueur, une indifférence, ou un défaut de résolution

---

(1) Ces remèdes conviennent particulièrement lorsque ce symptôme dépend de l'acidité. M. Cullen a remarqué que l'extrait de réglisse produisait dans ce cas de très-bons effets. On peut l'unir à la gomme arabique, qui est aussi très-avantageuse dans la cardialgie.

Le lait est encore très-convenable : je l'ai souvent prescrit avec succès en même temps que le quinquina, dans des cas de cardialgie accompagnée de rapports acides et de vomissements fréquents, contre lesquels on avait employé inutilement tous les autres remèdes.

(2) Ces douleurs d'estomac constituent la gastrodynie, que l'on peut regarder comme une affection spasmodique ; c'est pourquoi l'éther, l'alcali volatil (ammoniaque liquide) et le musc, sont les remèdes qui conviennent le mieux.

ou d'activité pour toute espèce d'entreprise ; une disposition au sérieux, à la tristesse et à la timidité ; la crainte que tous les événements à venir ne se terminent malheureusement ou de la manière la plus fâcheuse ; c'est pourquoi les soupçons les plus légers donnent souvent lieu, dans ce cas, de redouter un mal considérable. Ces sortes de personnes sont particulièrement attentives à l'état de leur santé ; le moindre changement de sensation qu'elles éprouvent dans leur corps suffit pour les occuper sérieusement, et toute sensation extraordinaire, quelquefois la plus légère, leur fait redouter un grand danger, et la mort même. Leur croyance et leur persuasion sont communément des plus opiniâtres relativement à ces sensations et à ces craintes (1).

____

(1) Cette maladie est toujours réunie à la dyspepsie ; les symptômes qui constituent son caractère particulier et qui la distinguent de la dyspepsie, sont la langueur, la tristesse et la crainte, dont sont affectées des personnes d'un tempérament mélancolique, sans aucune cause raisonnable. N. C.

M. Cullen ne reconnaît qu'une espèce d'hypochondrie idiopathique, qui est celle que Sauvages désigne par l'épithète de mélancolique, dont le caractère est à peu près le même que celui que nous avons donné plus haut.

Sauvages admet une hypochondrie qu'il appelle *algida*. Ceux qui en sont attaqués se plaignent non-seulement de vents, de constipation, d'hémorrhoïdes, de soubresauts convulsifs aux approches du sommeil, de pulsations, de borborygmes dans les hypochondres, de vertiges, de céphalalgie, de constriction de la poitrine, etc. Ils sont en outre affectés, tant l'été que l'hiver, de catarrhe, et d'un froid continuel, particulièrement sensible à la tête, de manière qu'ils sont obligés de se couvrir l'été comme l'hiver ; et ils ne cessent d'éprouver ce sentiment de froid que quand il survient une sueur légère : ils sont sujets à des sueurs nocturnes qui les font maigrir ; les douches des eaux thermales augmentent la maladie qui est très-rebelle. Sauvages dit l'avoir vue produite par l'abus du mercure donné à contre-temps. Cette maladie paraît être une com-

1223. Cet état de l'esprit constitue l'*hypocondriasis* des auteurs. Voyez *Linnæi genera morborum*, gen. 76 ; *Sagari systema symptomaticum*, class. XIII, gen. V. Le même état se nomme communément *vapeurs*. Quoique ce terme soit fondé sur une fausse théorie, et par conséquent impropre,

---

plication de symptômes qui sont l'effet de l'épuisement ; mais M. Cullen avoue qu'il ne sait à quel genre la rapporter.

Fracassini admet les espèces suivantes d'hypochondrie , que M. Cullen croit avoir été imaginées d'après une théorie peu certaine.

1° L'hypochondrie bilieuse. Cette espèce est la plus rare de toutes, et est réunie au tempérament bilieux ; le malade se plaint fréquemment de douleur et de pesanteur de tête , de vertiges , de tintement d'oreilles , de difficulté de respirer , de palpitations , de douleurs des membres et des reins, de cardialgie, de colique bilieuse , de gastrodynie , d'amertume de la bouche, et de constipation : souvent la tristesse et la morosité augmentent au point de rendre le malade audacieux ; il devient d'une telle pétulance qu'il ne peut rien supporter. La maigreur , la vélocité du pouls , la chaleur et la sécheresse de la peau se réunissent bientôt aux symptômes précédents.

2° L'hypochondrie sanguine , qui est réunie aux signes de pléthore , et qui est l'effet des évacuations habituelles supprimées ou de l'excès de nourriture. Cette espèce est également rare.

3° L'hypochondrie pituiteuse. Cette espèce attaque ceux qui sont d'un tempérament froid et humide ; dont les solides sont mous , peu élastiques , le sang appauvri, la bile peu active , chez lesquels la circulation du sang est lente et les passions sont peu vives ; le pouls est mou chez ces sortes de malades , la chaleur est peu considérable et le sommeil plus long ; ils ont moins d'audace et sont plus faibles de corps et d'esprit ; ils sont facilement abattus par le chagrin , ce qui donne lieu aux différents symptômes de dyspepsie qu'ils éprouvent.

On doit regarder comme symptomatiques les différentes variétés qu'offre l'hypochondrie, quand elle est compliquée avec l'hystéricisme , la phthisie, l'asthme, la pierre, la tympanite.

je demande la permission de m'en servir ici un moment,
pour un motif qu'il sera aisé de connaître.

1224. Les vapeurs ou l'état de l'esprit, dont j'ai donné
la description plus haut, ont, de même que les autres états
de l'ame, une connexion avec un certain état du corps,
que nous devons tâcher de connaître, afin de pouvoir le
traiter comme une maladie par le secours de la médecine.

1225. Cependant cet état du corps n'est pas fort aisé à
déterminer; car l'on peut s'apercevoir qu'il varie beaucoup dans ces différentes occasions ; les vapeurs étant quelquefois combinées avec la dyspepsie, d'autres fois avec
l'affection hystérique et avec la mélancolie, maladies qui
paraissent dépendre d'états du corps très-différents.

1226. Les vapeurs sont fréquemment combinées avec la
dyspepsie, même dans des circonstances très-différentes en
apparence. Je désirerais pouvoir spécialement déterminer
ces différentes circonstances ; j'observerai qu'il y en a évidemment deux genres différents; car, premièrement, la
maladie attaque les jeunes personnes des deux sexes qui
sont d'un tempérament sanguin, et dont l'habitude du corps
est lâche et flasque; secondement, elle se manifeste chez
les personnes des deux sexes avancées en âge, qui sont d'un
tempérament mélancolique, et dont l'habitude du corps
est ferme et rigide.

1227. Je considère ces deux différentes combinaisons de
vapeurs et de dyspepsie, comme deux maladies distinctes,
que l'on doit particulièrement distinguer par le tempérament qui domine chez ceux qui en sont affectés.

La dyspepsie existe souvent sans les vapeurs, chez les
personnes d'un tempérament sanguin ; et quand les vapeurs
se trouvent réunies à la dyspepsie chez de tels tempéraments, on peut les considérer, peut-être toujours, comme
un symptôme de l'affection de l'estomac ; c'est pourquoi je

voudrais conserver encore, à cette combinaison de dyspepsie et de vapeurs, le nom de *dyspepsie*, et la considérer
comme constituant strictement la maladie dont j'ai traité
dans le chapitre précédent.

La combinaison de la dyspepsie et des vapeurs dans les
tempéraments mélancoliques, de même que les vapeurs ou
la tournure d'esprit particulière à ce tempérament, qui
ressemble à celle que j'ai décrite plus haut, § 1222, sont
des circonstances essentielles à cette maladie; mais cette
tournure d'esprit se trouve souvent jointe à un petit nombre
de symptômes de dyspepsie, ou seulement à des symptômes
légers; et même, quand ces derniers existent, ils paraissent
être plutôt les effets du tempérament général, que d'une
affection primitive ou locale de l'estomac : je considère, en
conséquence, cette combinaison comme une maladie fort
différente de la première, et je voudrais lui appliquer
strictement la dénomination d'hypochondrie.

1228. Après avoir ainsi indiqué une distinction entre la
dyspepsie et l'hypochondrie, je vais présentement, en faisant usage de ces termes dans le sens strict dont j'ai parlé
plus haut, donner quelques observations qui pourront, à
ce que je crois, éclaircir ce sujet, et établir plus clairement
et plus parfaitement la distinction que j'ai proposée.

1229. La dyspepsie se manifeste souvent dans les premières années de la vie, et fréquemment elle diminue beaucoup à mesure que l'âge avance; mais l'affection hypochondriaque paraît rarement dans la jeunesse, le plus communément elle ne se manifeste que dans un âge plus avancé;
et ce qui est encore plus certain, c'est que, quand elle
existe une fois, elle augmente toujours à mesure que l'on
approche de la vieillesse.

Ceci paraît être particulièrement éclairci par l'observation des changements qui ont coutume de survenir pendant
le cours de la vie dans l'état de l'esprit. Dans la jeunesse,

l'esprit est gai, actif, inconsidéré et changeant ; mais , à mesure que l'on avance en âge , l'esprit devient, par degrés,
plus sérieux , plus lent, plus circonspect et plus ferme , jusqu'à ce qu'enfin , dans la vieillesse , l'état sombre , timide,
méfiant et opiniâtre des tempéraments mélancoliques, soit
plus parfaitement caractérisé. Les causes morales, il est
vrai , contribuent beaucoup à ces changements ; mais il
est en même temps évident que le tempérament du corps
détermine ces causes morales à produire leurs effets plus
tôt ou plus tard , et à un degré plus ou moins considérable. Le tempérament sanguin retient plus long-temps
le caractère de la jeunesse ; le tempérament mélancolique , au contraire , amène de meilleure heure les manières
de la vieillesse.

1230. Il paraît , d'après tout ce que je viens de dire ,
que l'état de l'esprit qui accompagne et distingue spécialement l'hypochondrie , est l'effet de cette même rigidité des
solides , de l'engourdissement de la puissance nerveuse, et
de l'équilibre particulier entre le système veineux et le système artériel , qui se manifestent dans un âge avancé , et
qui , dans tous les temps de la vie , existent plus ou moins
chez les tempéraments mélancoliques. En conséquence, s'il
y a encore quelque chose qui ressemble à cet état de l'esprit
dans la dyspepsie qui survient dans la jeunesse chez les
tempéraments sanguins , et chez ceux dont l'habitude du
corps est lâche, cela doit dépendre d'un état différent du
corps , et probablement de l'état faible et mobile de la puissance nerveuse.

1231. On voit, d'après tout ce que je viens de dire , que
l'affection spasmodique domine particulièrement dans la dyspepsie , et que souvent l'affection de l'esprit n'y existe pas ,
ou que , quand elle existe , elle est presque toujours très-
légère ; dans l'hypochondrie , au contraire , l'affection de
l'esprit est plus constante , et les symptômes de dyspepsie ,

ou les affections de l'estomac, n'existent souvent pas, ou sont très-légères.

Je pense que l'affection de l'esprit est communément différente dans les deux maladies. Dans la dyspepsie, il n'y a souvent qu'une espèce de langueur et de timidité, qui se dissipe facilement; dans l'hypochondrie, au contraire, il y a généralement une crainte relativement aux événements à venir, qui ne roule que sur des objets très-fâcheux et que rien ne peut détruire.

Ces deux maladies se distinguent encore par quelques autres circonstances. La dyspepsie, comme je l'ai dit, est souvent une affection symptomatique; mais l'hypochondrie est peut-être toujours une maladie primitive et idiopathique.

Comme la faiblesse peut être produite par un grand nombre de causes différentes, la dyspepsie est une maladie fréquente; l'hypochondrie, au contraire, qui dépend d'un tempérament particulier, est plus rare.

1232. Après avoir ainsi tenté de distinguer les deux maladies, je pense qu'il sera aisé de connaître la nature particulière et la cause prochaine de l'*hypochondrie*; je vais, en conséquence, parler du traitement qui lui convient.

Les affections du corps, et en particulier de l'estomac, étant ici les mêmes que dans le cas de dyspepsie, on pourrait supposer que la méthode curative devrait aussi être la même : c'est pourquoi l'on a admis peu de distinction dans la pratique (1); mais je suis persuadé qu'il est souvent nécessaire de la varier.

______

(1) Un grand nombre d'auteurs ont traité, sous le nom d'affection hypochondriaque, des symptômes que produisent les embarras du système de la veine porte, ou les obstructions des viscères du bas-ventre. Ils ont, en conséquence, insisté principalement sur les laxatifs et les apéritifs, et n'ont pas fait attention à l'état particulier

1233. On peut être fondé à suivre ici la même indication préservative (1) qui a été établie la première dans la cure de la dyspepsie (§ 1202); mais je ne puis traiter ce sujet aussi clairement ou aussi complétement que je le désirerais, parce que je n'ai pas encore eu assez d'occasions de faire les observations que je crois nécessaires pour déterminer quelles sont les causes éloignées de l'hypochondrie; et je ne puis guère faire usage des observations des autres médecins, qui n'ont que rarement ou jamais admis de distinction entre les deux maladies. Il est vrai que ce que l'on a dit relativement aux causes éloignées de la mélancolie, pourra souvent s'appliquer à l'hypochondrie dont je parle ici; mais l'objet de la première a été tellement enveloppé d'une théorie douteuse, que je trouve qu'il est difficile de choisir les faits qui pourraient proprement et strictement

____

de l'ame. Le flux hémorrhoïdal, les déjections noires, les sueurs, le retour des accès de goutte, les varices ont quelquefois guéri l'hypochondrie symptomatique; mais ces évacuations sont très-rarement utiles dans celle qui est idiopathique; on doit se conduire en conséquence dans le traitement de cette maladie, et compter peu sur les évacuants.

(1) Cette indication consiste particulièrement à éviter les causes éloignées. On tâchera surtout de dissiper l'esprit; et l'on recommandera un exercice très-modéré; car, s'il est porté trop loin, il peut irriter et devenir, en conséquence, très-pernicieux. On a remarqué que personne ne souffrait plus de l'hypochondrie que les pauvres, quand ils en étaient affectés, parce que leurs travaux les irritent; et l'indolence rend communément les mélancoliques moins sujets à cette maladie, surtout quand ils s'abstiennent des causes éloignées, telles que les narcotiques, le thé *, l'eau-de-vie, l'excès de Vénus, les nourritures abondantes, enfin le froid et l'humidité : car toutes ces causes augmentent l'état d'engourdissement qui existe dans cette maladie.

* Cullen dit au contraire, § 1241, que l'usage du *thé*, toujours nuisible aux dyspeptiques, est communément fort utile aux hypochondriaques. (D. L.)

s'appliquer à la dernière. C'est pourquoi je remets à traiter ce sujet dans une autre occasion ; néanmoins, je suis persuadé que ce que j'ai dit sur la nature de la maladie , et que les remarques que j'aurai occasion de faire en examinant la méthode curative, pourront suppléer, jusqu'à un certain point, à ce que j'ai omis relativement aux causes éloignées.

1234. La seconde indication que j'ai admise pour la cure de la dyspepsie (§ 1201) peut être encore placée convenablement ici ; mais elle exige aussi quelque distinction dans son exécution.

1235. L'anorexie et l'amas de crudités dans l'estomac, ne se rencontrent pas aussi communément dans l'hypochondrie que dans la dyspepsie ; c'est pourquoi le vomissement (§ 1204) n'est pas aussi souvent nécessaire dans la première maladie que dans la dernière (1).

1236. Le symptôme d'excès d'acidité , qui est produit par l'évacuation lente des matières contenues dans l'estomac chez les tempéraments mélancoliques , est souvent porté à un degré très-considérable dans l'hypochondrie ; on doit donc le prévenir et le corriger avec le plus grand soin, pour la raison indiquée § 1205. C'est pourquoi les différents alcalis, et les autres moyens de prévenir l'acidité , doivent être mis en usage dans l'hypochondrie avec les mêmes attentions et les mêmes considérations que dans le § 1206 et suivants : il faut néanmoins ajouter que la manière d'exciter l'action de l'estomac dont il est question dans le paragraphe

____

(1) On peut ajouter que l'hypochondrie dépendant principalement de l'affection du sensorium commun , les vomitifs ne doivent pas y être aussi utiles que dans la dyspepsie. C'est faute d'avoir établi une distinction convenable entre ces deux maladies , ou d'après une fausse théorie , que quelques auteurs , persuadés que le foyer de l'affection hypochondriaque résidait dans l'estomac , ont prétendu que le vomitif était le principal remède que l'on devait employer.

•ité , doit être entendue un peu différemment, comme je l'expliquerai par la suite.

1237. La constipation qui accompagne très-constamment l'hypochondrie , communément même à un degré considérable , y est aussi nuisible que dans la dyspepsie. On peut y remédier par les mêmes moyens , tant dans le premier cas que dans le second , et on doit les employer avec les mêmes restrictions que dans le § 1210.

1238. C'est spécialement à l'égard de la troisième indication que j'ai établie pour la cure de la dyspepsie (§ 1201), qu'il faut admettre une différence dans la pratique pour la guérison de l'hypochondrie , et souvent suivre une méthode directement opposée à celle qui convient dans le cas de dyspepsie.

1239. Les principaux remèdes de la dyspepsie sont les toniques , qui ne me paraissent ni nécessaires ni sûrs dans l'hypochondrie ; car il n'y a pas dans cette dernière de perte de ton , mais un défaut d'activité auquel il faut remédier.

Les eaux minérales ferrugineuses ont été communément employées dans l'hypochondrie , et ont eu un succès apparent ; mais ce succès doit probablement être attribué à l'agrément et à l'exercice qui accompagnent ordinairement l'usage de ces eaux , plutôt qu'à la vertu tonique de la petite quantité de fer qu'elles contiennent. Il est possible cependant que l'eau minérale, en favorisant les excrétions , contribue à modérer la maladie.

1240. Le bain froid est souvent souverainement utile aux dyspeptiques, et il semble que, comme stimulant général , il peut être aussi quelquefois utile aux hypochondriaques ; mais cela n'arrive pas communément : au contraire, le bain chaud , qui est nuisible aux dyspeptiques, est souvent très-avantageux aux hypochondriaques.

1241. Une autre preuve de la nécessité d'admettre une pratique opposée dans les deux maladies, et qui éclaircit leur nature respective, c'est que l'usage du thé et du café, toujours nuisible aux dyspeptiques, est communément fort utile aux hypochondriaques.

1242. L'exercice en fortifiant le système, produit le même effet sur l'estomac ; c'est spécialement parce qu'il augmente la transpiration qu'il ranime l'action de l'estomac, et il est pour cette raison un des remèdes les plus utiles dans la dyspepsie ; mais, de plus, il est également utile dans l'hypochondrie, parce que, en augmentant la transpiration, il excite l'activité de l'estomac ; néanmoins, dans le dernier cas, il est encore plus utile, comme je vais l'expliquer, par l'effet qu'il produit sur l'ame, que par son action sur le corps.

1243. Il est à propos de considérer maintenant l'article le plus important de la pratique dans cette maladie, savoir, le traitement qui convient à l'esprit, dont l'affection accompagne quelquefois la dyspepsie, mais constitue toujours particulièrement la circonstance principale de l'hypochondrie. Ce que je vais proposer ici, peut s'appliquer aux deux maladies ; mais j'aurai plus constamment l'hypochondrie en vue.

1244. L'art de diriger l'esprit, chez les hypochondriaques, est souvent délicat et difficile. L'intime persuasion qui domine généralement chez ces sortes de malades, ne permet pas de traiter leurs sensations comme imaginaires, ni de considérer leurs craintes comme dépourvues de fondement, quoique le médecin en soit persuadé à l'égard des unes et des autres. C'est pourquoi il ne faut pas avoir recours à la raillerie ou au raisonnement envers ces sortes de malades.

C'est, dit-on, l'usage des hypochondriaques de changer fréquemment de médecin ; et, en effet, ils le font souvent conséquemment : car on ne peut pas supposer qu'un médecin qui ne reconnaît pas la réalité de la maladie, prenne beaucoup de peine pour la guérir, ou pour écarter le danger qu'il ne craint nullement.

S'il est jamais permis de donner quelque remède innocent pour plaire au malade, il semble que c'est dans le traitement des hypochondriaques, qui, ne s'occupant que des moyens de trouver du soulagement, sont fous de médicaments, et qui, quoique souvent trompés dans leurs espérances, prennent cependant encore tout remède nouveau qu'on leur propose.

1245. Il est de la nature de l'homme de se laisser aller à toutes les émotions actuelles ; en conséquence, l'hypochondriaque chérit ses craintes, et, attentif à la moindre sensation, il trouve dans des bagatelles aussi légères que l'air, de quoi confirmer fortement ses craintes. La cure consiste donc particulièrement à rompre l'attention du malade, ou à la porter sur d'autres objets que ceuxqui l'occupent.

1246. Quelque aversion que les hypochondriaques paraissent avoir pour toute espèce d'application, il n'y a rien de plus pernicieux pour eux que l'oisiveté absolue, ou le défaut d'une occupation vive quelconque. Si nous voyons aujourd'hui un si grand nombre d'exemples d'hypochondriacisme, on doit l'attribuer à l'opulence, qui permet de mener une vie indolente, et qui ne conduit qu'à la recherche d'amusements passagers et incapables de satisfaire, ou de plaisirs qui ne font qu'épuiser.

On doit toujours permettre aux hypochondriaques de s'occuper, et même de persévérer dans des occupations convenables aux circonstances et à la situation où ils se trouvent dans la vie, pourvu que ces occupations n'entraînent avec elles ni émotion, ni inquiétude, ni fatigue. Mais il faut nécessairement éloigner ces sortes de malades des affaires dont peut dépendre la fortune, en ce qu'elles sont toujours des objets d'inquiétude pour les mélancoliques, surtout lorsqu'elles sont de nature à pouvoir être interrompues accidentellement, à être sujettes à des contre-temps et à manquer.

1247. L'hypochondriaque qui, par les circonstances ou l'habitude, ne se trouve pas nécessairement engagé dans les affaires, doit être détourné de l'attention qu'il apporte à son état, par quelque amusement.

Les différents genres de divertissements de la campagne, et la chasse, qui exigent d'être suivis avec quelque ardeur, et qui sont accompagnés d'exercice, doivent être mis au rang des amusements les plus utiles, pourvu qu'ils ne soient pas trop violents.

Tous les amusements qui se prennent en plein air, qui sont joints à un exercice modéré, et qui exigent quelque dextérité, sont généralement utiles.

Dans l'intérieur de la maison, on retirera toujours beaucoup d'avantage d'une compagnie qui attirera l'attention, à laquelle le malade se prêtera avec plaisir, et qui en même temps sera gaie.

On peut souvent permettre les jeux qui exigent quelque adresse, et où l'enjeu n'est pas un objet fort inquiétant, pourvu qu'ils ne soient pas prolongés trop long-temps.

Néanmoins, chez les dyspeptiques qui sont sujets à éprouver des émotions subites et considérables, le jeu est dangereux; et, continué long-temps, avec les veilles, il affaiblit considérablement; mais chez les mélancoliques, qui communément excellent en adresse, et qui sont moins susceptibles d'émotions violentes, on peut permettre plus facilement le jeu; et souvent c'est l'unique amusement qui puisse leur plaire.

La musique est un amusement dangereux pour une oreille délicate, parce que la longue attention qu'on y apporte est très-fatigante.

1248. Il arrive fréquemment que les hypochondriaques rejettent les amusements de toute espèce; et, dans ce cas,

les moyens mécaniques d'interrompre leurs pensées, sont
les remèdes auxquels il faut recourir.

On trouve un remède de ce genre dans un exercice vif,
qui demande à être dirigé avec quelque attention.

La promenade est rarement de ce genre ; elle a cependant été quelquefois utile, en satisfaisant l'esprit inquiet des
hypochondriaques.

L'interruption des pensées, nécessaire dans cette maladie, ne peut mieux s'obtenir qu'en montant à cheval, ou
en conduisant une voiture, de quelque espèce qu'elle soit.

La navigation, à moins que ce ne soit dans un bateau découvert, qui excite un peu l'attention, est très-peu utile.

L'exercice dans une voiture douce, que le voyageur ne
s'occupe pas de diriger, est peu avantageux, à moins que
ce ne soit dans des chemins raboteux, ou que la voiture ne
soit tirée avec beaucoup de vitesse, et que cet exercice ne
soit long-temps continué.

1249. A quelque genre d'exercice que l'on ait recours, il
n'y en aura jamais de plus efficace que les voyages ; car c'est
premièrement un moyen de soustraire le malade à beaucoup
d'objets disgracieux et chagrinants qui pourraient se présenter à sa vue chez lui ; secondement, cela l'engage dans
un exercice plus constant et plus considérable que celui
qu'il fait communément en prenant l'air dans les environs
de l'endroit qu'il habite ; et, en dernier lieu, un pareil
exercice offre constamment de nouveaux objets qui attirent
l'attention du malade.

1250. J'ai placé la chlorose immédiatement après l'hypochondrie, dans mon système de nosologie, parce que je
pensais alors que l'on pouvait considérer cette maladie
comme un genre qui comprenait, outre la chlorose produite par l'aménorrhée, quelques espèces de cachexies ;
mais comme je ne vois pas que cela soit bien fondé, et que
je ne puis distinctement indiquer aucune maladie qui puisse

s'y rapporter, je ne traiterai pas ici de la chlorose comme d'un genre particulier; elle est fréquemment le symptôme de l'aménorrhée (1); mais, considérée sous ce point de vue,

---

(1) La chlorose est caractérisée par la dyspepsie, ou le désir de choses dont on ne fait pas usage pour aliment; la peau est pâle ou décolorée; les veines sont moins pleines que de coutume; tout le corps est bouffi et mollasse; à ces symptômes se joignent la faiblesse, la palpitation, la rétention des règles. N. C. Genre XLVII.

M. Cullen avait considéré dans les premières éditions de sa nosologie, la chlorose comme un genre de maladie qui accompagnait fréquemment la rétention des règles, et qui pouvait exister quelquefois, quoique les règles parussent régulièrement : il l'avait en conséquence regardé comme une espèce de cachexie particulière au sexe féminin. Mais depuis il a témoigné qu'il doutait beaucoup que l'on pût mettre sous le titre de chlorose une espèce quelconque de cachexie, et il est porté à croire qu'il n'existe de vraie chlorose que celle qui accompagne la rétention des règles et qui en est le symptôme.

Il faut observer qu'il paraît y avoir dans cette maladie un défaut de globules rouges du sang, et même d'une quantité convenable de lymphe coagulable ; c'est pourquoi les parties les plus fluides du sang se séparent facilement et donnent lieu à l'anasarque.

On ne peut attribuer la chlorose à l'estomac ou au canal alimentaire, parce qu'elle n'est pas précédée de défaut d'appétit. Elle paraît exister dans les viscères qui servent à la préparation du chyle; mais l'affection de ces derniers dépend de l'état de l'utérus.

M Cullen n'admet qu'une seule espèce véritable de chlorose qui affecte les vierges, et que l'on nomme vulgairement *pâles couleurs des filles*, en raison de la couleur de la peau; lorsque la maladie est considérable et invétérée, la peau devient jaune; mais les yeux sont très-blancs, ce qui la distingue de la jaunisse. On peut joindre aux signes énoncés plus haut, la petitesse et la fréquence du pouls, ce qui a fait donner à la maladie le nom de fièvre blanche. Celles qui en sont affectées respirent difficilement, surtout

j'ai tâché d'en donner plus haut l'histoire en parlant de cette maladie (§ 1000 et suivants).

---

lorsqu'elles veulent monter ; elles sont tristes, aiment la solitude et la vie sédentaire.

On doit regarder comme une variété de cette espèce, la chlorose érotique qui affecte les jeunes personnes d'un tempérament mélancolique éprises d'amour : une mélancolie considérable, l'amour de la solitude, une tristesse continuelle caractérisent cette affection ; les malades sont d'ailleurs occupées sans cesse de l'objet de leurs désirs. La suppression des règles succède dans ce cas, plus communément à la chlorose, qu'elle ne la précède.

Les autres espèces de chloroses fausses, ou les changements de la peau dont parle Sauvages, sont symptomatiques ; telles sont :

1° Les pâles couleurs qui affectent les femmes qui ont passé quarante ans, dont les règles coulent trop abondamment, ou viennent difficilement. Cette maladie est très-difficile à guérir, et ne cesse que quand le temps où les règles doivent disparaître naturellement est arrivé.

2° La chlorose des femmes grosses qui s'observe pendant les trois premiers mois de la grossesse, dans laquelle les malades désirent des choses absurdes, et ont de la répugnance pour les aliments ordinaires. Dans cette maladie l'esprit est faible, et la tristesse va quelquefois jusqu'à la folie.

3° La chlorose vermineuse, qui est entretenue par la présence d'une grande quantité de vers dans les premières voies.

4° La chlorose des enfants. Il n'est pas absolument rare de voir des jeunes gens d'un tempérament féminin, sujets à cette maladie, et qui mangent des choses désagréables, telles que du plâtre, du charbon, du mortier, de la terre, etc. Souvent elle affecte les enfants dès le premier temps de leur naissance.

5° La chlorose où la peau devient comme verte ou plombée et brunâtre, est un symptôme qui accompagne plusieurs maladies chroniques, telles que l'hydropisie, la mélancolie, l'engorgement des viscères du bas-ventre, etc.

Je ne parlerai pas de la chlorose que Sauvages appelle rachialgique, qui est particulière aux doreurs et aux ouvriers qui travaillent dans les mines; ni de celle qui affecte les habitants de Carthagène en Amérique et ceux du Bengale, qui est l'effet de la grande chaleur long-temps continuée, ou de l'humidité de l'air.

FIN DU TOME SECOND.

De l'imprimerie de CELLOT, rue des Grands-Augustins, n° 9.

www.ingramcontent.com/pod-product-compliance
Lightning Source LLC
LaVergne TN
LVHW020249060726
842525LV00001B/185